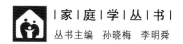

家｜庭｜学｜丛｜书

丛书主编 孙晓梅 李明舜

实用家庭营养学

U0250378

范志红 主编

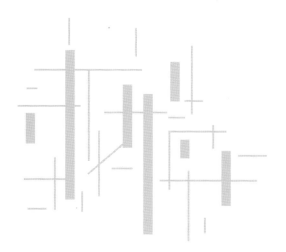

Family Studies

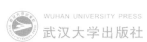

WUHAN UNIVERSITY PRESS

武汉大学出版社

图书在版编目(CIP)数据

实用家庭营养学/范志红主编 . —武汉：武汉大学出版社，2021.5
(2021.7 重印)
家庭学丛书/孙晓梅,李明舜主编
ISBN 978-7-307-22043-0

Ⅰ.实… Ⅱ.范… Ⅲ.营养学 Ⅳ.R151

中国版本图书馆 CIP 数据核字(2020)第 272872 号

责任编辑:田红恩　　　　责任校对:李孟潇　　　　版式设计:马　佳

出版发行：**武汉大学出版社**　　(430072　武昌　珞珈山)
　　　　　(电子邮箱：cbs22@ whu.edu.cn　网址：www.wdp.com.cn)
印刷：武汉市宏达盛印务有限公司
开本:720×1000　1/16　印张:19　字数:329 千字　插页:1
版次:2021 年 5 月第 1 版　　2021 年 7 月第 2 次印刷
ISBN 978-7-307-22043-0　　定价:43.00 元

序

　　家庭学科是研究以家庭为中心的生活方式及其表现形式的交叉学科，融合了家庭育儿、衣食住行、家庭关系和生活技术在内的综合知识，目的是提高国民的家庭生活质量，为家庭全体成员提供科学的生活指引。

　　家庭学科的教学已有四百多年的历史了。近代家政学起源于美国，在美国城市化、工业化以及大量移民涌入的背景下，受过高等教育的专家开始将目光转向家庭生活领域。日本二战后在大学设立家政学或生活科学系，规定从小学到大学的男女生都必须学习家庭学科，开设家庭管理、房屋布置、家庭关系、婚姻教育、家庭卫生、婴儿教育、食物营养、园艺、家庭工艺、饲养等课程。1923 年美国在中国燕京大学设立了家政系，强调家事教育是高等教育中一部分。1940 年金陵女子大学家政教育专业成立，注重家庭管理与家庭经济，注重食物营养与卫生。1949 年以后中国的家政学消失，改革开放开始恢复。目前我国有关家庭学科研究的成果主要体现在家庭教育和家庭服务领域。

　　家庭学科的特点：典型的交叉学科，围绕着家庭生活质量的提高，将多种学科知识聚焦于家庭这个领域，跨学科的视角有助于带动新知识的发现和推广应用。从多个相关学科汲取知识，如教育学、心理学、社会学、营养学、经济学、医学、金融学、工学、艺术、文学等，分析夫妻的生活与健康、老年人的身心发展特点、儿童的保育方法与安全事项、家庭的权利与福利保护；探讨当前家庭面临的问题，如推迟结婚、生育率下降、离婚率提高、儿童受虐待、独生子女、留守儿童、妇幼保健、失独家庭和家庭暴力等，形成以家庭为中心的多学科交叉知识体系。这种知识建构方式带来的是原有知识融合和新知识生成，而非简单的知识罗列，这也是家庭学科存在的独特价值。建设我国的家庭学科，提高家庭学科的社会认知程度。

　　相对于许多西方国家我国家庭学科教育起步晚，出版《家庭学丛书》可建立一个比较完整的家庭学科体系，弥补我国在家庭生活理念、思维方式与科学知识传递的缺位状态。为了中国家庭学科的建设与发展，2013 年中华女子学院成立了"中国高校家庭学科的建立与发展研究"重点课题组，以家庭学科课程建设研究为重点，探索各种课程体系。2014年组建了全校范围内跨学科的科研团队，老师的学术背景涵盖女性学、学前教育、金融、法律、社会工作、音乐、服装、传播学、艺术、体育和建筑等领域，全校各教学领域的老师以性别发展模块博雅课程的方式向学生们讲授家庭学科的知识。2015年成立中华女子学院家庭学科研究中心，围绕"中国家庭学科的建立与发展"课题，举办了首届中国家庭学科研讨会；撰写中国家庭教育专业简明教程、大纲和教案、课程进度表等。2017年召开了第二届家庭学科研讨会，联合全国各大学研究家庭学科的专家和教师，对家庭学科的主要内容进行了科学分析，开始准备出版《家庭学丛书》。2017年中华女子学院家庭学科研究中心启动北京市社会科学基金的"基于国民家庭生活指导的家庭学科建设研究"项目（编号：17JYB010）。2018年开始论证家庭学专业在中华女子学院建立的必要性，建立家庭学科网络体系，召开第三届中国家庭学科研讨会。2019年1月成立中华女子学院家庭建设研究院，12月召开首届新时代家庭建设论坛暨第四届中国家庭学科研讨会。对家庭文明、家庭教育、家庭服务、家庭研究等与家庭相关的重点社会议题进行深入探讨。2020年3月家庭建设研究院针对新冠疫情，进行"从SARS到COVID-19，家庭建设的对策研究"，涉及家庭伦理、家庭教育、家庭卫生、家庭健康、家庭消费、家庭养老、家庭营养和食育、家庭工作等诸多领域。

目前参与《家庭学丛书》编写的有三十多名学者和专家，计划出版的家庭学科专著有25部，这些书籍将向读者展现关于家庭学科的崭新的思维构想。《家庭学丛书》的内容：婚姻的基础、家庭关系、家庭伦理道德、家庭中的儿童成长、家庭中的性教育、家庭与法律、家庭的礼仪、家庭的健康管理、家庭居住与环境、家庭服饰文化、家庭食品营养、家庭理财与消费、家庭中的老年人照顾、家庭中的男性角色等。

《家庭学丛书》是促进家庭和睦构建和谐社会的需要。人的一生有三分之二的时间是在家里度过，家庭是生活幸福的关键，人们掌握了家庭学科的知识，会促进社会有序和谐地发展。从家庭科学兴起和发展的历史来看，男女两性掌握家庭学科的知识，男女平等基本国策方能落实到实处。丛书为家庭工作理论收集了丰富的资料。

《家庭学丛书》将深刻的道德教育寓于熟悉的现实生活，以最具体的方式教学做人，学做事。一个人一辈子离不开家庭，家庭知识伴随人们的一生。进行各个家庭发展阶段的教育指导，使人民树立正确的家庭责任观，培养家庭成员良好的生活习惯，指导儿童合理规划生活和学习，使家庭生活健康发展。丛书为社区家长学校提供良好的教材。

《家庭学丛书》有利于完善中华优秀传统文化。研究家庭美德：尊老爱幼、男女平等，夫妻和睦、勤俭持家、邻里团结；研究家庭文明：建设良好的家教、家风、家训。家庭知识贯穿每个人的一生，家庭是育人的起点，是德育教育的第一课堂，家庭学科的传播是最重要的教育之一，也是立德树人的标志。家庭和睦则社会安定，家庭幸福则社会祥和，家庭文明则社会文明。丛书为创建中国家庭学科专业奠定了坚实的基础。

孙晓梅

2020 年 4 月 6 日

目　录

绪　论

一、做家庭营养的掌门人

随着我国社会经济的发展，我国居民对生活质量的要求越来越高。缺衣少食的时代已经过去，面对着市场上丰富多样的食物，很多家庭都感到眼花缭乱，不知所措。同时，全家老小每日三餐吃什么，怎么吃，吃多少，也成为让每个主妇主夫烦恼的事情。

在关注食品安全多年之后，越来越多的家庭认识到，虽然食品安全的标准必须严格落实，但食品安全并不能解决一切健康问题。人类饮食的根本目标是获取充足的营养成分和保健成分，供给人体生长发育、组织修复、生活工作所需，并通过合理营养来提升体能、保持对感染性疾病的抵抗能力，并帮助预防癌症和多种与衰老有关的慢性疾病。获得合理营养是每一个人的基本人权之一，也是全生命周期健康的基石。

在 2016 年的全国卫生与健康大会当中，习总书记把我国政府对健康问题的重视提升到了前所未有的高度，他指出，健康是人全面发展的必然要求，是经济社会发展的基础条件，是民族昌盛和国家富强的重要标志，是人民群众的共同追求。政府要把人民健康放在优先发展的战略地位，要把健康融入所有政策，普及健康生活，优化健康服务，建设健康环境，供应全生命周期的卫生与健康服务，使全体人民共建共享健康社会，用健康的国民为实现中华民族伟大复兴的中国梦打下坚实基础。

2019 年，国务院发布了《健康中国行动（2019—2030 年）》，并成立了 2020 年推出了《推进实施健康中国行动 2020 年工作计划》，包括了 15 项行动内容，其中第一项是"健康知识普及行动"，第二项就是"合理膳食行动"。向全体人民推广健康生活理念，让每个家庭了解膳食营养知识，是提升国民体质、保证优生优育、预防慢性疾病的重要措施。

二、我国目前的饮食营养出了什么问题?

在改革开放之前,由于经济社会发展水平较低,体力劳动较多,食物不足是全国居民的主要问题,蛋白质和能量(俗称热量、卡路里)都无法充分供应。当时瘦弱、矮小、蛋白质营养不良等问题较为普遍,因感染性疾病而夭亡的儿童也较为常见,但肥胖、糖尿病、冠心病等慢性疾病发病率低。

经过 40 年的改革开放,我国居民的生活方式和饮食内容已经发生了巨大的变化。虽然营养健康状况有明显改善,但仍面临营养不足与过剩并存、营养相关疾病多发等问题。肥胖、糖尿病、心脑血管疾病发病率大幅度上升,而且还在迅速增加。2020 年中国卫生健康委发布的《中国居民营养与慢性病状况报告(2020 年)》公布,我国有超过一半的成年居民超重或肥胖,6~17 岁和 6 岁以下儿童青少年超重肥胖率分别达到 19% 和 10.4%。我国成年居民的糖尿病和高血压发病率分别超过了 11% 和 27%。2019 年我国因慢性病导致的死亡占总死亡 88.5%,其中心脑血管病、癌症、慢性呼吸系统疾病死亡比例为 80.7%。这种情况给家庭和社会造成了巨大的负担,很多家庭因病返贫,还有很多家庭因为家人患病而严重降低生活质量。

最令人担心的是,我国儿童少年的肥胖率迅速上升。6~17 岁儿童和青少年的超重率为 9.6%,肥胖率为 6.4%,和 2002 年相比,分别增加了 1 倍和 2 倍。未成年人中的高血压、高血脂、高血糖现象已经不再罕见,严重影响到下一代的发展潜力和全社会的劳动力质量。

同时,在不发达地区,儿童的低体重和生长迟缓问题仍然常见,一些微量营养素的亚临床缺乏情况也仍然普遍。调查数据显示,在 2010—2012 年间,我国成年人的营养不良率为 6%。2013 年,5 岁以下儿童生长迟缓率为 8.1%。孕妇的贫血率为 17%,婴幼儿、学龄儿童和老年人群贫血率仍较高。很大部分居民的膳食当中,钙、维生素 B1、维生素 B2、叶酸、维生素 A、维生素 D 等微量营养素供应不足,膳食纤维摄入更是普遍明显不足。①

为什么中国人刚刚走出贫困没多久,就出现了如此严重的肥胖和慢性疾病问题,而且很多人一边肥胖,一边还存在维生素矿物质缺乏问题?其主要原因

---

① 国家卫计委疾控局编:《中国居民营养与慢性病状况报告(2015 年)》,人民卫生出版社 2015 年版。

就是在经济社会的快速发展期，生活方式的快速转型期，没有及时得到营养指导。

人类的饮食本能植根于千百年来食物不足、体力活动过度的艰苦生活之中。在贫困时代，人体自然而然地追求高热量、高脂肪、高蛋白的食物。那时，人类的食物以天然状态为主，主食以膳食纤维丰富的全谷杂豆、土豆红薯为主，根本没有目前食品市场上充斥的精白米、精白面粉、油炸食品、膨化食品、甜点饼干、含糖饮料等。那时候，只有过年过节才能吃到一点饼干点心之类甜食，以及馓子、薄脆、炸丸子之类油炸食品。每个月只有半斤油供应，根本没法做汪着油的炒菜。甜食甜饮料都是普通百姓负担不起的奢侈品。因为每年只有几天能吃到，平均到每天时数量非常少，所以它们并不会危害健康。但是，在富裕之后，顿顿都是白米白面，膳食纤维就必然太少；每天都可以像以前过年那么吃，就会吃进去过多的糖和油脂。

在贫困时期，人们吃饭多，菜肴少，菜肴就需要比较咸才能下饭。同时，因为自古以来大部分人都从事体力活动，即便是家务劳动也非常繁重，没有机器代劳，也没有汽车代步，出汗很多，钠的排出量比较大。但是，到了富裕时代，大部分人的体力活动越来越少，每天在工作岗位坐八个小时，回家之后在空调房里看手机、看电脑、玩游戏，连购物和做饭都可以省去，由外卖和快递来替代。在菜肴丰富、出汗很少、体力活动很低的情况下，如果还保持贫困时代的浓味高盐饮食习惯，极易导致心脑血管疾病风险上升的问题。

2012 年全国营养与健康调查显示，我国居民人均每日食盐摄入量为 10.5g，大大高于世界卫生组织推荐的 5g；居民家庭人均每日食用油摄入量 42.1g，大大超过《中国居民膳食指南》中推荐的每天 25~30g；居民膳食脂肪提供能量比例达到 32.9%，也超过了推荐范围 20%~30%。膳食纤维摄入量连推荐值的一半都没有到。总之，虽然我国居民目前的平均肉类摄入量和饱和脂肪摄入量低于欧美国家，但却吃了过多的盐，太多的烹调油，太少的水果，精白米面比例太高而全谷杂粮摄入太少。错误的饮食结构，是造成心血管疾病死亡率、癌症死亡率较高的重要原因。

另一方面，随着甜食、甜饮料供应日益丰富，虽然人均每日摄入的添加糖（包括白糖、红糖、冰糖、蜂蜜、果葡糖浆、玉米糖浆等）似乎还不是很高，没有达到 50 克的最高限量，但也达到 30g，超过了世界卫生组织推荐的"最好 25 克以下"。其中儿童、青少年摄入过多甜食甜饮料的问题值得高度关注。2014 年的一项调查显示，我国 3~17 岁的儿童、青少年是饮料摄入重灾区，而且含糖饮料摄入量呈逐年上升趋势。过多的甜饮料会增加儿童少年罹患龋齿、肥胖、糖尿病、高血压等疾病和骨质疏松的风险。

目前我国政府和各界逐渐达成了共识，在快速进入老龄化社会的情况下，劳动力减少加上慢性疾病高发，将给社会经济和家庭带来极为沉重的负担，必须把疾病预防和疾病治疗放在同等重要的位置上。2019 年 7 月 17 日，我国政府正式公布了《健康中国行动（2019—2030 年）》，并成立了健康中国行动推进委员会办公室。

在《国务院关于实施健康中国行动的意见》以及相关配套文件中，提出了健康中国行动到 2022 年和 2030 年的总体目标，明确将实施合理膳食专项行动，其中的重点是"三减"，就是减盐、减油、减糖。其具体目标是到 2030 年，人均每日食盐摄入量不超过 5g，成人每日食用油摄入量不超过 25～30g，人均每日添加糖摄入量不超过 25g。希望通过"三减"行动，加上日常合理膳食的宣传教育，能达到降低肥胖率、降低慢性疾病高发的效果。

三、家庭营养管理的意义

从国家层面来说，提出健康膳食的目标和要求，规范食品生产者的食品标签，提供更多的营养服务，都是非常有必要的。但是，由于饮食在很大程度上属于个人行为，大部分在家庭当中完成，每个人的食物内容不可能由政府、单位、企业来强制规范，所以在家庭层面上的健康饮食教育更为重要。

国家民族归根到底是由每一个家庭组成的，整个民族的健康状态，也取决于每一个家庭的健康状态。有了健康的家庭，才有健康的国民，组成健康的民族。特别是在饮食习惯方面，家庭的影响是第一位的影响因素。很多疾病之所以具有家族群发性，除了遗传基因之外，更大的原因是家庭成员有相似的饮食环境，类似的饮食习惯。孩子在父母养育下形成的身体基础，以及在家里从小养成的饮食习惯，会伴随他们的一生，从而决定着他们的体力、智力和抗病力，对他们的事业发展和人生幸福具有重大的影响。所以，家庭的饮食营养管理至关重要。

从全生命周期的健康角度来说，家庭营养管理的意义更为重大。

每个人的体质基础，也就是民间所说的"先天禀赋"，除了遗传因素之外，主要取决于生命的前一千天，也就是母腹中的孕期，以及 24 个月之内的营养状况。这段时间当中形成的身体状态和代谢模式，很大程度上决定着一生的疾病易感性，也决定着智力和情感的发育良好程度，过了这个时期就很难改变。所以，备孕、孕期和婴幼儿期营养管理的重要性，无论怎样说都是不过分的。

儿童的饮食习惯从添加辅食的时候就开始了，在 5 岁之前就已经初步形成了，所以这段时间中，家庭环境给予的饮食教育至关重要。不良的饮食习惯会影响孩子的生长发育质量，也影响学习效率，限制孩子的发展潜力，造成成年之后无法弥补的遗憾。

在成年之后，不良的饮食习惯会降低工作学习效率，增加疾病风险，长期而言还会带来营养不良、肥胖、糖尿病、高血压、血脂异常等问题，降低生育能力，甚至增加多种癌症风险，极大地降低生活质量，影响家庭的幸福感。

到中老年时，是慢性疾病逐渐出现的时段，合理的营养可以延缓衰老，帮助预防或控制多种慢性疾病的发生和发展，提高生活质量，延长健康寿命。

尤其在中国目前的情况下，一对年轻夫妇要照顾双方 4 个老人，还有 1~2 个幼小的孩子，再加上紧张的工作，压力非常大。如果不提前做好家庭营养管理，孩子经常生病治疗，父母先后病倒卧床，年轻的夫妇不堪重负，家庭生活没有质量可言。所以，每个家庭都应当有至少一个人懂健康，懂营养，帮助全家人吃上健康的三餐。

四、女性：家庭营养的掌门人

在家庭健康管理中，女性的作用尤其重要。国内外调查都发现，和男性相比，女性对健康问题更为关注，对健康饮食更有积极性。虽然在我国，女性和男性有同样的工作权利，许多男性也下厨做饭，但女性对健康饮食的热情依然比男性更高。可能是由于女性的天性，对孩子、家人和自己的健康状态，乃至惠及他人的健康事业，会更有责任感。无论世界各国，在营养师相关行业当中都会发现，女性从业者的比例明显高于男性，可能也正是因为这样的原因。

在一个三代同堂的家庭当中，成年女性通常处于核心地位。一方面，她们是新生命的孕育者。很大程度上，母亲孕前的健康基础、孕育过程和早期养育过程，在很大程度上决定了孩子的先天健康状况。母亲对食物的态度以及母亲的饮食习惯，极大地影响着后代的饮食行为模式。另一方面，作为妻子，女性影响着丈夫的饮食内容，并经常给丈夫健康饮食相关的劝告。同时，作为女儿和儿媳，女性又关心着老一代人的健康，给他们提供饮食的建议。如果女性自己亲自承担购物下厨职责，那么她对全家人饮食健康的影响就更为巨大。

　　同时，即便是未组成家庭的女性，出于对自身魅力和健康的追求，也会更加关注营养问题。从减肥到美容，都与饮食营养问题相关。不合理的饮食，错误的减肥方式，极易造成营养不良状态，已经伤害到了大批女性的健康和活力，同时又给她们未来的后代造成潜在的有害影响。目前很多女性因为减肥而出现各种不良反应，减重中的肌肉流失和营养不良也容易带来备孕期营养基础薄弱、妊娠期贫血、妊娠期糖尿病风险上升的问题。

　　和男性相比，女性更为感性，相对比较容易出现由于情绪导致的厌食、暴食、不合理零食等错误饮食行为。但同时女性也更注重自己的健康和美丽，更愿意实践健康饮食的行为，更愿意把自己的知识传达给家人和亲友。作为受过良好教育的女性，通过系统化的课程来学习营养科学知识，更有利于女性做出理性的食物选择，并出于对家人的一片爱心，成为全家的营养掌门人。

第一章　食物中的营养素和保健成分

生长发育、呼吸心跳、组织器官修复等和所有生物一样，人体的这些生命活动都需要食物中的营养素物质来支撑。人类追求食物，不仅仅是维持饱感和满足味觉喜好，其根本目的是为了得到食物中的营养素成分和保健成分。

来自食物的营养素种类繁多，人类所需大约 40 种。根据其化学性质和生理作用分为六大类，即蛋白质、脂类、碳水化合物、矿物质、维生素和水。根据人体的需要量或者体内含量多少，营养素又分为宏量营养素和微量营养素。其中，前者包括蛋白质、脂类、碳水化合物，这三种营养素在体内氧化可以释放能量，因此又被称为产能营养素；后者包括矿物质和维生素，它们不含能量。根据在体内的含量不同，矿物质又分为常量元素和微量元素。维生素根据溶解性不同，分为脂溶性维生素和水溶性维生素。水是人体需要量最大的一种营养成分，是体液的主要成分，也是维持生命最迫切的营养成分。除了上述几类营养素，类胡萝卜素、番茄红素、植物固醇等保健成分也越来越受重视，研究表明，它们在预防心血管疾病和癌症等非传染性疾病方面具有积极作用。

食物的健康特性，在很大程度上是由其中的营养素和保健成分决定的。在本书的第一章中，将从食物的角度来讲解营养素的基本知识，以便帮助理解食物对人体的作用。

第一节　能　　量

能量是一切生物生存和生命活动的基础。吃饭、刷牙、跑步、说话、工作，不仅做这些事情需要消耗能量，而且眨眼、呼吸、心跳也离不开能量，就算躺着不动，同样需要消耗能量来维持基本的生理活动和体温恒定。可以说，离开了能量，生命就会停止。

人体的体重变化是能量平衡的反映。能量的摄入和消耗就像一个天平，要想让天平处于平衡状态，摄入和消耗就应该相等。一个体重正常的人，如果长期摄入大于消耗，就会能量过剩，逐渐超重，变成肥胖；相反，会逐渐瘦弱，变成营养不良。如果一个肥胖的人要想减肥，就应该减少能量摄入，加大能量消耗。

一、能量的来源

人体所需能量主要来源于食物中的三大产能营养素：蛋白质、脂类、碳水化合物。人需要每天吃饭，在很大程度上，是因为身体需要经常补充能量，正如汽车需要经常加油一样。

最早测定食物热量的方法是测定食物燃烧后产生的热量，单位是千卡。故而食物能量也被称为热量，或称"卡路里"。营养学上常用卡（cal）或千卡（kcal）作为能量的单位，1kcal 是指将在 1 个标准大气压下，1kg 纯水由 15℃上升到 16℃时所需要的能量。国际上通用的能量单位是焦耳（J）、千焦耳（kJ）或兆焦耳（MJ），1 焦耳是指用 1 牛顿的力把 1kg 物体移动 1m 的距离所消耗的能量。能量单位换算关系为：1kJ＝0.239kcal，1kcal＝4.184kJ。

每克碳水化合物、脂肪和蛋白质在体内氧化产生的能量值称为产能系数，分别是 4kcal/g，9kcal/g 和 4kcal/g。除此之外，酒中的乙醇也能提供较高的热能，其产能系数为 7kcal/g。这三种产能营养素在供应能量方面各有特色（表1-1）。

表 1-1 三种产能营养素的产能系数和产能特点

特性	碳水化合物	脂肪	蛋白质
产能系数	4kcal/g	9kcal/g	4kcal/g
热效应	5%~10%	0~5%	20%~30%
耗氧特点	耗氧最少	耗氧最多	耗氧较少
供能特点	优先使用，快速供能	供能速度较慢，需要有碳水化合物的参与才能彻底氧化供能	碳水化合物不足，或蛋白质过剩时才用来供能
供能组织	所有组织均能用作能源	大脑神经系统和红细胞不能用脂肪作为能源	转化为葡萄糖后所有组织均能用作能源

　　人们可以通过食物中可消化碳水化合物、脂肪和蛋白质的含量来简单地计算食物中所含的能量。

【算一算】这款牛奶中含有多少能量？有多少来自于脂肪和蛋白质？

　　某牛奶产品 100g 中含有 3.1g 脂肪，2.9g 蛋白质和 4.6g 乳糖，那么它的总能量可以按如下方法计算出来：

　　$4.6×4+2.9×4+3.1×9=57.9$ kcal $=242.3$ kJ

　　其中来自脂肪的能量为

　　$(3.1×9)÷57.9=48.2\%$

　　来自蛋白质的能量为：

　　$(2.9×4)÷57.9=20.0\%$

　　来自碳水化合物的能量为：

　　$100\%-48.2\%-20.0\%=31.8\%$

　　在体内，食物中的碳水化合物和脂肪最终被氧化成二氧化碳和水，而且脂肪、碳水化合物和蛋白质氧化所消耗的氧气数量不同。因此，可以通过测定人体氧气和二氧化碳的吸入量和呼出量来间接推算人体的能量消耗，也能推知人体的氧化底物主要是哪种产能营养素。

【特别关注】酒、醋和膳食纤维里面含有能量吗？

　　有这样一种说法："酒是粮食精。"很多人有体会，喝了酒就不觉得饿。实际上，1g 酒精中含有 30.3kJ（7kcal）能量，比碳水化合物（淀粉及糖）和蛋白质还要多。因此，含酒精饮料都有能量。

　　一些含酒精饮料不仅含有酒精，还含有糖分，因此能量更高。例如，啤酒中含有麦芽糖，1 瓶 750g 啤酒所含的能量约相当于浅浅的一碗米饭。这正是喝啤酒导致"啤酒肚"的原因。甜葡萄酒和黄酒中含有葡萄糖，能量远高于啤酒。干葡萄酒在制作中除去了糖分，因而能量较低。

　　醋和其他有机酸，如乳酸、柠檬酸、苹果酸等，均可以被人体利用并参与能量代谢。凡是人体可以完全代谢的有机酸，其能量系数和碳水化合物相同，均为 16.8kJ（4kcal）/g。

　　食物中的抗性淀粉、抗性糊精和低聚糖可以被大肠细菌完全发酵，部分可溶性膳食纤维也可以在大肠发酵产生短链脂肪酸，包括乙酸、丙酸和丁酸等，被肠道细胞所利用。目前对这类成分的能量系数定为 8kJ(2kcal)/g。

二、人体的能量消耗

成年人的能量消耗主要用于三个方面：基础代谢、体力活动以及食物热效应。对于孕妇、乳母、婴幼儿、儿童、青少年和刚病愈的人，能量消耗还用于生长发育。

(一)基础代谢

基础代谢(basal metabolism)是维持人体最基本生命活动所需要消耗的能量，是指人体在清醒、空腹(饭后 12~14 小时)、安静而舒适的环境中(室温 20~25℃)、不做各种活动、全身肌肉放松时的能量消耗，仅用于维持体温、血液循环、呼吸作用、内脏功能、组织更新等基本生理功能需要。对于健康成年人来说，基础代谢占人体总能量消耗的 60%~70%，这部分能量消耗数量不以人的意志为转移。

基础代谢水平用基础代谢率(basal metabolism rate，BMR)来表示，是指人体处于基础代谢状态下，每小时每千克体重(或每平方米体表面积)的能量消耗。代谢耗能在个体间差异很大，主要影响因素包括几个方面，见表 1-2。

表 1-2 影响代谢耗能的因素

影响因素	对代谢耗能的作用
年龄	随着年龄的增加，BMR 逐渐降低，主要是由于体内除了脂肪之外的肌肉内脏部分比例逐渐降低。
身高	在同样的体重下，瘦高者 BMR 高，矮胖者 BMR 低。这是因为前者体表面积大，脂肪组织比例低，高代谢组织比例较高，身体散热较多。
生长状态	未成年人和孕妇的 BMR 较同性别、同体重的健康成年人高，因为需要大量合成新的身体组织。
身体成分(性别)	身体中肌肉组织的比例越大，则 BMR 越高；脂肪组织的比例越大，则 BMR 越低。男性的肌肉比例高于女性，脂肪比例低于女性，因此男性的 BMR 高于女性。

续表

影响因素	对代谢耗能的作用
体温	体温升高时，BMR 上升。故而发烧时会消耗更多的能量。
环境温度	寒冷或炎热时，除负担衣物外，适应性产热、排汗等均会提高能量消耗。
节食/饥饿	因此时肌肉组织分解，体温降低，BMR 随之降低。
营养不良	体内代谢率下降，BMR 降低。
应激反应	各种应激如创伤、感染性疾病、情绪压力等均会提高 BMR。
内分泌状态	甲状腺功能亢进时，BMR 升高，反之甲状腺功能低下时 BMR 偏低。
吸烟和药物	吸烟时摄入的尼古丁提高 BMR。咖啡因和其他兴奋性药物也会提高 BMR。
睡眠	睡眠状态时人体的能量消耗低于非睡眠时。

【特别关注】为什么很多人减肥之后吃得不多还会反弹?

从表 1-2 中可知，饥饿和营养不良会降低人体的基础代谢。也就是说，如果减肥时急于求成，一味少吃，会使体内的肌肉组织分解，用于生命活动的能量消耗比减肥前明显降低。在这种情况下，即便吃的和减肥前一样多，甚至少一些，人体仍然会处于能量正平衡状态，从而增加体脂肪的含量。用俗话说，就是形成了"易胖难瘦的体质"。

有研究表明，对营养不良而瘦弱的厌食症患者进行治疗，使体重恢复到正常水平之后，他们体内的脂肪含量高于同样体重的正常人。也就是说，他们的"瘦体重"低于正常人，因而基础代谢也会低于正常人。代谢率测定证实了这一点。例如，一个原本基础代谢耗能为 1200kcal 的女性，在长期饥饿之后，实际基础代谢耗能可能已经降低为 900kcal。她的手脚是冰凉的，体温较低，也是代谢耗能下降的一个表现。

除了基础代谢耗能下降之外，长期饥饿节食还会造成人体体力下降，无精打采，不愿活动，昏昏欲睡，再也没有精神抖擞不知疲倦的工作学习状态，其日常生活耗能也会下降。

代谢耗能和活动耗能双双下降，这种情况意味着，摄入和别人同样的能量，可能出现能量正平衡——吃同样多的食物，会比别人容易胖。

（二）体力活动

人体能量消耗的另一个重要途径是体力活动，即各种主动的肌肉活动。这一部分也是能量消耗中可变性最强的一部分，不同职业活动量、不同业余锻炼习惯的人，每天的能量消耗差异可高达 500～2000kcal 之多，约占人体总能量消耗的 15%～30%，见表 1-3。

表 1-3　　　　**根据双标水法估测的生活状态的身体活动水平**

生活状态	职业或人群	身体活动水平
1 休息，主要是坐或卧位	卧床或轮椅的老年人或残疾人	1.2
2 静态生活方式/坐姿工作，很少或没有重体力的休闲活动	办公室职员，精密仪器操作师	1.4～1.5
3 静态生活方式/坐位工作，有时需要走动或站立，但很少有重体力的休闲活动	实验室助理，司机，学生，装配线工人等	1.6～1.7
4 主要是站着或走动的工作	家庭服务，销售人员，快递员，餐馆服务员，机械师等	1.8～1.9
5 重体力职业工作，或重体力休闲活动方式	建筑工人，农林业工人，矿工，职业运动员	2.0～2.4
6 有体育活动量或重体力休闲活动，每周 4～5 次，每次 30～60 分钟		+0.3

资料来源：杨月欣、葛可佑主编：《中国营养科学全书》，人民卫生出版社 2019 年版。

运动无论对增加体重还是降低体重都极为重要。在运动时，不仅肌肉收缩需要消耗大量的能量，心脏要输出更多的血液，肺要呼吸更大量的气体，也需要消耗更多的能量。人体可通过调节体力活动来控制能量消耗、保持能量平衡，从而达到维持健康的目的。

除了运动强度和运动时间，影响体力活动消耗的因素还包括：

1. 肌肉力量，肌肉越发达，活动时消耗的能量越多；
2. 体重，体重越大者，做相同的运动消耗的能量越多；
3. 工作熟练程度，工作越不熟练者，消耗能量越多。

【特别关注】做家务能够帮助控制体重吗?

很多人认为,只有换上运动装、穿上运动鞋去健身房或越野才是体力活动,家务不算是健身。其实,所有的体力活动都会增加能量消耗,包括各种家务。其中清扫、购物相当于步行的能量消耗,抱孩子走路、和孩子追逐嬉戏可相当于跳交谊舞、做操的活动量。

要想塑形增肌,做正规的健身锻炼效果较好;提高心肺功能也需要较高的运动强度。但把运动融入生活,在不增加食量的同时增加家务劳动,也可以在一日当中增加二三百千卡的能耗,从而有效地预防肥胖。

(三)食物的热效应

食物热效应也称为食物的特殊动力作用,是指人体在摄食过程中引起的额外能量消耗,表现为机体散热的增加。人们常常感觉到进食之后身体温暖,正是这个缘故。摄入食物之后,人体的消化道肌肉需要进行收缩和蠕动,分泌消化液,进行营养素的吸收和转运等,这些都要消耗能量,从而增加散热。

对于一般混合食物来说,食物的热效应大约占食物所含能量的10%。三大产能营养素的热效应不同,其中蛋白质最高,可达20%~30%,而脂肪最低。因此,吃富含蛋白质的食物比油脂加糖构成的食物更能令身体发热。

为了适应不良的环境条件,人体也能增加热量释放,称为适应性生热效应。如在非常冷的环境中,人体的生热作用会增强,以保持体温。饥饿和营养不良时,生热作用会下降,人体更难以抵抗寒冷。老年人基础代谢下降,比年轻人更怕冷,如果蛋白质摄入不足,或微量营养素不足,这种情况会更为明显。

(四)生长发育

生长发育也需要消耗能量。婴幼儿、儿童和青少年生长发育所需的能量主要用于合成新的组织,比如出生后1~3月龄的婴幼儿生长发育所需能量约占总能量的35%,2岁时约占3%,青少年约为1%~2%。孕妇的生长发育能量消耗主要用于子宫、乳房、胎盘、胎儿的生长发育,孕妇的能量消耗除自身需要外,还用于乳汁的分泌与合成。

三、人体的能量需要量

能量需要量是指能长期保持健康状态，维持良好的体型、机体构成和活动水平的个体或人群，达到能量平衡时所需要的膳食能量摄入量。

估算健康人的能量需求时，通常要考虑到性别、年龄、体力活动、体成分和体型大小等因素。同样体重下，男性的能量需求高于女性，肌肉多者高于肌肉少者，体型大者高于体形小者，生长发育中的孩子高于已经停止生长的成年人。随着年龄增长，身体中的肌肉比例不断下降，基础代谢率也不断下降。经常锻炼的人或体力活动大的人需求高于体力活动比较少的人。

轻体力劳动的成年男女每日能量需要量分别为 2250kcal 和 1800kcal，中等体力劳动的分别为 2600kcal 和 2100kcal，重体力劳动的分别为 3000kcal 和 2400kcal。

按照《中国居民膳食营养素参考摄入量》（2013 版），我国成年人膳食中碳水化合物提供的能量应占总能量的 50%～65%，脂肪占 20%～30%，蛋白质占 10%～15%。

第二节　蛋　白　质

提到蛋白质，很多人会想到强壮的肌肉、健康的身体，需要提醒大家的是，作为人体必需的营养素，蛋白质也只有在合适的摄入量下才会为健康带来好处。

一、蛋白质和氨基酸

从化学结构来看，蛋白质是由一种叫氨基酸的分子连接而成的。氨基酸含有一个氮原子，这是它的一大特色，因为碳水化合物和脂肪都不含有氮。科学家发现，自然界中有 20 种氨基酸，但蛋白质的种类超过 10 万种。这是因为，不同数量、性质的氨基酸组合在一起，可以形成各种类型的蛋白质。就像不同颜色、形状的积木按照不同的方式组合一样，可以搭出各种各样的积木结构。

在这些氨基酸中，有 8 种人体不能合成或合成速度不能满足需要，必须靠食物提供，被称为必需氨基酸，它们对人体尤其重要。任何一种必需氨基酸供给不足，别的氨基酸再丰富，机体的蛋白质合成也会受阻，其他氨基酸就会被"浪费"。就像要装配十台电脑一样，键盘、鼠标、主机都一应俱全，却只有一个显示器，其他九台同样无法使用。

还有 2 种氨基酸人体可以合成，但是必须用某种必需氨基酸作为原料来合成。这类氨基酸称为半必需氨基酸，意思是说，如果能从食物中获得足够的半必需氨基酸，就可以节约相应的必需氨基酸。此外，婴幼儿比成年人多一种必需氨基酸，即组氨酸。

表 1-4　　　　　　　　　　人体的必需氨基酸和半必需氨基酸

分类	氨基酸名称
必需氨基酸	色氨酸、亮氨酸、异亮氨酸、苏氨酸、赖氨酸、苯丙氨酸、缬氨酸、蛋氨酸、组氨酸(幼儿必需)
半必需氨基酸	半胱氨酸(必须由蛋氨酸来合成)；酪氨酸(必须由苯丙氨酸来合成)

食物中的蛋白质不会直接变成身体中的蛋白质，而是首先水解成为游离氨基酸和小肽，然后再用来制造人体蛋白质或其他含氮物。只有在氨基酸数量和种类上都能满足身体需要时，蛋白质合成过程才能顺利进行。

食物蛋白质的消化在胃中开始。胃酸对于蛋白质的消化很重要，因为它的酸度很高，能够帮助杀菌，也能够让一些仍然保持空间结构的蛋白质分子变性，使它成为松散的链状，这样蛋白酶就会比较方便分解它。胃蛋白酶也必须在胃酸的作用下才能激活，把蛋白质分解为多肽和氨基酸。所以，胃酸不足会妨碍蛋白质在胃中的消化。

不过，蛋白质在胃里面只有很少一部分被消化，主要的消化工作是在小肠中完成的。胰液中的胰蛋白酶、胰凝乳蛋白酶等把蛋白质水解成多肽，然后由小肠液中的肽酶把它们水解成氨基酸。分解出来的氨基酸，由特殊的载体送到小肠细胞里。其中一部分用来作为小肠细胞的能量和营养来源，另外一部分则进入血液送到肝脏中处理。

蛋白质排出的主要途径是尿、汗、粪便，血液和毛发也是损失途径。其中粪便中排出的氮代表没有被人体吸收的蛋白质；而吸收后没有被利用的蛋白质则从尿和汗中排出。

【特别关注】食物中的酶对我们很重要吗？

很多人听说，食物中的酶（日文译为酵素）对人体很重要。某食物中含有蛋白酶，会帮助我们消化蛋白质；某食物中含有 SOD（超氧化物歧化酶），会帮助我们抗氧化。还有人说，食物经过加热烹调会破坏食物中的酶，造成人体消化不良等。这些说法，都是因为不了解蛋白质消化的过程。

食物的加工和烹调难免造成蛋白质的变性，造成酶的失活。不过，即便吃生的食物，食物中的酶也会在胃里失活，很难带着活性进入小肠。因为在胃里，强大的胃酸会令它们失活，蛋白酶也会被分解成氨基酸而失去作用。食物中的蛋白质变性和酶失活并不会影响消化吸收。相反，这个过程可以杀灭大部分微生物，并令蛋白质分子展开，便于消化吸收。只有在胃酸很弱的情况下，食物中的蛋白酶在胃中仍然保持活性，此时可能对蛋白质的消化有所帮助，但主要的消化工作还是需要在小肠中完成。

不过，食物中的酶在进入人体之前还是可以发挥作用的，比如把木瓜汁和牛肉混合在一起，会让老牛肉变嫩、软化。

二、蛋白质在人体中的作用

蛋白质这个词来源于希腊语"*protos*"，它的意思是"第一""头等重要的"。为什么会这么说呢？如果把人体比作一间房子，那么蛋白质就是建造房子的一砖一瓦。

人体内蛋白质的含量约为 16%～19%，从每一个细胞，到肌肉、血液、皮肤、头发，都需要蛋白质作为主要原料，甚至牙齿和骨骼中，蛋白质也是重要成分。未成年人的生长发育过程当中，组织器官的长大，血容量的增加，都需要蛋白质的支持；成年之后，细胞的衰老更新，组织的新陈代谢，也需要一定数量的蛋白质。例如，红细胞的寿命大约是 120 天，皮肤细胞大约 30 天便会衰老脱落，而胃肠道粘膜细胞能够在几天中修复和更新。

蛋白质还是人体内各种酶、激素、抗体和免疫因子的合成原料，这些物质有助加快体内化学反应，调节身体机能，抵抗疾病。还有一些蛋白质是人体内的"小卡车"，帮助运送营养物质，比如，脂蛋白是体内脂肪的运输工具，血红蛋白能够运输氧气。

蛋白质可以用来合成葡萄糖，以供应大脑活动所需的能源，而脂肪则不能，所以当人体能量供应不足，特别是碳水化合物严重不足时，蛋白质就会被分解代谢产生能量。因为蛋白质有这么多重要作用，所以将其作为能量燃烧，也是一种"浪费"。在蛋白质摄入过多，超过人体需要时，多余的氨基酸也会作为能量被分解，而其分子中的含氮部分则合成尿素，从肾脏被送出体外。

此外，蛋白质还帮助人体维持酸碱平衡和渗透压平衡。并且人体中还有许许多多的功能与蛋白质有关。比如感觉味道需要味觉蛋白；血液凝固需要凝血纤维酶原；眼睛的视觉需要视觉蛋白；黏膜表面的润滑和保护需要黏蛋白等。

【特别关注】初乳中的免疫蛋白质能被人体吸收吗？

很多人听说，体弱的人喝牛初乳可以提高人体免疫力，因为里面有很多免疫球蛋白。从以上所学知识可以明白，牛的蛋白质是不会完整进入人体的。人体不接受"异体蛋白"，凡是非人体的蛋白质，都要先在肠道中分解成氨基酸才能吸收，牛初乳中的免疫球蛋白也不例外。所以，喝牛初乳并不能直接提高人体的免疫力。

不过，对于消化能力弱的人来说，这些牛的免疫球蛋白在胃肠中还是可以发挥一些作用的。在它们还没有被分解掉之前，它们如果遭遇食物中的致病菌，就会把它们消灭掉，从而对于预防胃肠道感染有一定帮助。

初生婴儿的肠道还没有足够的消化能力，在喝母亲初乳的时候，可以直接吸收一部分母乳中的大分子蛋白质，包括一些人类的免疫因子和生长因子。母亲也正是通过这种方式，把她的爱和保护传递给稚嫩的婴儿。

三、蛋白质与健康

人体每时每刻都在制造新的蛋白质，也同时在分解衰老细胞、组织中的蛋白质，把它们变成氨基酸。整体来说，蛋白质合成的量和分解的量之间，进入体内的量和排出体外的量之间，存在一个平衡关系，常用氮平衡来表示。

对于一个健康的成年人来说，这两者之间是正好平衡的。对于正在成长中的婴幼儿，儿童少年以及正在孕期的妇女，还有患病受伤后正在康复的人来说，身体应当处于正氮平衡。也就是说，人体摄入的氮，要比排出的氮多。这说明人体中含蛋白质的组织在日益增加，肌肉等组织正在增长。反过来，如果处于负氮平衡的状态，就说明人体正在分解已有的含蛋白质组织，身体在损耗过程当中。饥饿、营养不良、受伤、感染、发烧、腹泻等状态，都会给人体带来负氮平衡，可能导致贫血、肌肉萎缩、抵抗力低下等不良后果。

（一）蛋白质-能量营养不良症

在贫困人群或某些病人当中，蛋白质和能量的缺乏往往会同时存在，称为蛋白质-能量营养不良症（PEM），相关症状包括消瘦、水肿、情绪淡漠、体能低下、抵抗力低下等。这通常是由于长期的食物摄入不足，或食物中蛋白质含量过低引起的。由于儿童需要处于正氮平衡状态，比成年人更容易发生 PEM。患有肺结核、艾滋病等感染性疾病，以及手术后恢复期，都会增加对蛋白质的需要量，也容易引起 PEM。神经性厌食症、节食减肥、消化不良等情况也容易造成成年人的 PEM。

在出现 PEM 之后，如不及时进行营养干预，患者会因为营养不良而抵抗力低下，增加患感染性疾病的危险，而疾病又会加重营养不良的程度，进入恶性循环。除了幼儿之外，老年人也常常出现因蛋白质缺乏而抵抗力下降的情况。

（二）蛋白质与慢性疾病

流行病学调查证据表明，从食物中摄取过多的蛋白质，可能造成多种慢性疾病风险的增加。但这种危险不一定是由蛋白质过量一种因素引起的，因为动物蛋白质过量的膳食同时也往往伴随着饱和脂肪酸摄入过多，纤维和抗氧化物质不足，钾、钙、镁元素不足等多种问题。

过多蛋白质的代谢终产物需要从肾脏中排泄，因而过多的蛋白质摄入量会增加肾脏的负担。研究表明，肾脏功能受损患者控制食物蛋白质摄入量可以延缓其病情的发展；肾结石患者控制蛋白质摄入量可以减少结石发生的危险。

【特别关注】多吃蛋白质就可以长肌肉吗?

人体的氮平衡状态是不以人的意志为转移的，主要取决于食物蛋白质的供应和身体的生理状况。如果人体已经结束了生长发育，没有怀孕哺乳，没有受伤患病，也没有进行体育锻炼，那么身体将保持平衡状态，而不会额外地在身体中储存蛋白质，合成肌肉。

因此，仅仅多吃富含蛋白质的食品，并不能让人增加肌肉。只有在通过锻炼刺激肌肉，令肌肉产生生长需求的时候，摄入富含蛋白质的食品才能有效地增加身体的肌肉量。否则，虽然吃的食物富含蛋白质，最后沉积在身体中的却是脂肪。

四、食物中的蛋白质

(一)蛋白质的食物来源

因为蛋白质是生命细胞的组成成分，几乎所有天然食物当中都含有蛋白质。但是，蔬菜、水果、藻类、薯类等食品的水分含量大，蛋白质含量相对较低，多在 0.5%~2% 之间。粮食类含水量低，蛋白质含量在 7%~15% 之间，淀粉豆类在 20% 左右，而大豆可高达 35%~40%。故而，豆类和豆制品都是蛋白质的好来源。

动物性食品均为蛋白质的良好来源。各种肉类、鱼贝类、蛋类和奶类均富含蛋白质。但是按照鲜重来计算，肉类和鱼贝类的蛋白质含量最高，可达 15%~20%，蛋类在 12% 左右，而牛奶只有 3% 左右。

(二)蛋白质也分"优劣"

食物蛋白质的氨基酸组成决定了它在人体中的利用效率。人体蛋白质由确定的氨基酸组成，而合成这些蛋白质必须要备齐所有这些氨基酸，而且它们之间的比例必须合乎要求。非必需氨基酸不足时人体可以在肝脏中对氨基酸的比例进行调整，但如果必需氨基酸缺乏，人体无法合成它们，只能分解人体细胞的其他蛋白质，拆解出这种氨基酸。因此，食物蛋白质当中的必需氨基酸越齐全，比例越合乎人体需要，它的质量就越高。

一般而言，来自于动物的蛋白质含有充足的必需氨基酸，被称为优质蛋白质，植物性食物中，大豆蛋白质的质量较高，也属于优质蛋白质。其余植物蛋白质通常会有 1~2 种必需氨基酸含量不足，质量相对较差。具体来说，含有优质蛋白质的食物有：肉类，比如鸡肉、牛肉、猪肉、羊肉等；鱼类和贝类，比如秋刀鱼、鲅鱼、三文鱼、花蛤等；蛋类，如鸡蛋、鸭蛋、鹌鹑蛋等；奶制品，如牛奶、酸奶、奶酪等；大豆及其制品，如黄豆、豆腐、豆干、腐竹等。

(三)食物蛋白质的互补作用

虽然植物蛋白质的必需氨基酸跟人体需要差别较大,但它们的氨基酸组成各异,如果进行合理的组合,使其取长补短,就可以更好地满足人体的需求。就如两个人或者多个人之间,互相促进、取长补短、彼此协作,最后可以共同进步。

例如,玉米中严重缺乏赖氨酸,含硫氨基酸却比较高;而大豆中赖氨酸含量较高,含硫氨基酸比较低。两者混合食用时,氨基酸的平衡就会大大改善,比单独吃其中一种的蛋白质质量明显提高。利用这种合理组合植物性食品的方法,可以帮助素食者或者因经济文化原因很少吃动物性食品的人,预防他们出现蛋白质缺乏的营养问题。

我国传统食品就巧妙地利用了豆类和谷类之间的蛋白质互补作用,如用粗粮和豆子烹调的八宝粥、红豆饭、大豆玉米面窝头、杂豆小麦面条(杂面)、红豆包、大豆小麦面发糕等主食,都具有较高的混合蛋白质质量。粮食类主食配合豆制品菜肴也是合理的搭配。

(四)蛋白质的推荐摄入量

不同年龄、体型、性别的人蛋白质需要量不同。膳食中的蛋白质摄入量应当满足成年人的身体代谢对蛋白质的需求,婴幼儿和未成年人还要满足生长发育所带来的蛋白质需求,故按单位体重来计算,未成年人的蛋白质需要量比成年人多。老年人虽然能量需求下降,但为了防止肌肉损失,蛋白质供应量和年轻成人相同。

另外,蛋白质的食物来源不同,推荐的蛋白质摄入量也不一样。以动物性蛋白质和大豆蛋白质作为蛋白质的主要来源,则可以在较低的摄入量下满足身体需要;如果用低质量的其他植物性蛋白质作为蛋白质主要来源,则需要增加摄入量才能满足身体需要。

理论上,成人每天摄入约30g蛋白质就可满足零氮平衡,但从安全性和消化吸收等其他因素考虑,成人按$0.8g/(kg \cdot d)$摄入蛋白质为宜。由于我国以植物性食物为主,所以成人蛋白质推荐量为$1.16g/(kg \cdot d)$。中国营养学会推荐,成人蛋白质的推荐摄入量为:男性65g/d,女性55g/d。过多富含蛋白质的动物性食物会减少蔬菜、水果、豆类、菌类、藻类、粗粮等食物的摄入量,不利于预防慢性疾病。

【算一算】如果某位女士一天所吃的主要食物如下，没有吃肉也没有吃鱼，她一共摄入了多少蛋白质？是否在上面所说的适合范围当中？

300g 大米制作的米饭	22g 蛋白质
100g 豆腐丝	18g 蛋白质
250g 牛奶（1 袋）	7g 蛋白质
55g 鸡蛋（1 只去壳蛋）	7g 蛋白质
25g 花生	5g 蛋白质
500g 各种蔬菜	5g 蛋白质
200g 水果	1g 蛋白质
总计：	65g 蛋白质

第三节 脂 类

食物中各种不溶于水、能溶于油脂的天然成分都被归类到脂类当中，它是一类重要的营养素。脂类包括脂肪和类脂，前者又称甘油三酯或三酰甘油酯，是体内重要的储能和供能物质，约占体内脂类总量的 95%，后者主要包括磷脂和固醇类，是细胞膜、机体组织器官尤其是神经组织的重要组成成分。日常所吃的各种油脂，以及人体中的"肥肉"，主要成分都是脂肪。

一、脂肪、磷脂和胆固醇

（一）脂肪

1. 脂肪与脂肪酸

脂肪是一个甘油分子和三个脂肪酸分子结合而成的物质。所以脂肪之间的差异，主要在于脂肪酸的种类和比例不同。

按照饱和程度，脂肪酸分为饱和脂肪酸、单不饱和脂肪酸、多不饱和脂肪酸三类。其中多不饱和脂肪酸按照双键发生的位置，又分为 ω-3 和 ω-6 两个系列。ω-6 系列主要包括亚油酸、γ-亚麻酸和花生四烯酸，而 ω-3 系列主要包括 α-亚麻酸、EPA 和 DHA。其中，亚油酸和 α-亚麻酸是人体不可缺少且自身不能合成的氨基酸，必须通过食物提供，被称为必需脂肪酸。

表 1-5　　　　　　　**ω-6 系列和 ω-3 系列脂肪酸及其食物来源**

系列	脂肪酸名称	主要食物来源
ω-6 系列	亚油酸	大豆油、玉米油、葵花籽油、红花油等植物油以及坚果、油籽、禽类脂肪
	γ-亚麻酸	大豆油
	花生四烯酸	畜类脂肪、禽类脂肪、蛋类脂肪
ω-3 系列	α-亚麻酸	亚麻籽、紫苏籽、核桃、松子、麦胚等
	EPA	三文鱼、秋刀鱼等各种海鱼，鳗鱼、鳝鱼、鲈鱼、鳜鱼、鲶鱼等河鱼，喂亚麻籽、鱼粉产的鸡蛋
	DHA	同上

在天然食物中，脂肪酸的双键几乎都是顺式构型，只有牛羊肉和牛羊乳的脂肪中有少量的脂肪酸是反式构型。在部分氢化的植物油中，不饱和脂肪酸中的部分双键会从顺式转变成反式，于是产生所谓的反式脂肪酸，也称为反式脂肪。反式脂肪酸不容易被人体利用，研究证明，摄入氢化加工或热加工中形成的反式脂肪酸可能增大心脏病、肥胖、糖尿病等多种慢性疾病的风险。

表 1-6　**常见食用油脂中饱和脂肪酸、单不饱和脂肪酸和多不饱和脂肪酸的比例(%)**

油脂名称	饱和	单不饱和	多不饱和	油脂名称	饱和	单不饱和	多不饱和
椰子油*	87	6	2	茶籽油	10	76	14
黄油*	62	29	4	橄榄油*	15	73	12
牛油*	50	42	4	花生油	14	45	41
棕榈油*	49	37	10	芝麻油	12	38	50
可可脂*	60	33	3	大豆油	16	25	59
猪油	43	48	9	玉米油	14	28	58
鸭油	29	56	15	葵花籽油	10	22	68
三文鱼油*	20	29	41	核桃油	7	20	73

资料来源：＊美国食物成分表，其他数据来自于中国食物成分表 2004。因食物成分表中数据存在测定误差，故一部分数据各脂肪酸总和没有达到 100%。

【特别关注】膳食中的反式脂肪酸是从哪里来的？

膳食中的反式脂肪酸主要来自于氢化植物油及其衍生产品。包括植物奶油（也称为麦淇淋、植物脂肪、人造黄油等）、起酥油、植物奶精、植脂末、代可可脂等。牛羊肉和乳制品中含有少量天然反式脂肪酸，但摄入量很小，而且对健康无害。

与大豆油、菜籽油等液态植物油相比，部分氢化植物油有两大优势，一是由于提高了饱和度，它不容易发生氧化，可以帮助食品延长货架期；二是可以制成半固态油脂，可以用来替代黄油、牛油和猪油等用在食品加工中，用作起酥油，起到改善食物口感的作用。

我国预包装食品营养标签法规强制要求，所有含有氢化植物油配料的包装食品都要注明其中的反式脂肪酸含量。这个措施迫使油脂制造企业主动改进工艺，降低氢化植物油产品中的反式脂肪酸含量，也引导很多食品加工企业把氢化植物油配料换成不含反式脂肪酸的油脂配料。

远离反式脂肪酸的主要措施是以天然食物为主，减少加工食品的比例，特别是口感酥脆或酥软的焙烤产品和甜点、糖果、速冲糊粉饮料等食品。即便没有反式脂肪酸，这些产品的营养价值也比较低，所含能量却很高，不值得经常食用。

2. 脂肪对人体的作用

在很多人眼中，脂肪是肥胖、高血压、高血脂、糖尿病、心血管疾病等慢性病的元凶。但实际上，脂肪之所以会带来上述问题，完全在于人类过多摄入，而且各类脂肪比例不合理。作为人体必需的营养素之一，脂肪能对人体有着重要作用。

第一，脂肪是人体重要的能量储备物质。把由膳食中吸收的脂肪变成人体脂肪储藏到脂肪细胞当中，是一个相当方便而且相当高效的过程。随着脂肪储备的增加，脂肪细胞会逐渐膨胀；脂肪消耗时，它会缩小。

第二，脂肪是人体能量的重要来源。包括心肌在内的肌肉组织除去利用葡萄糖之外，还能够利用脂肪作为能量。一克脂肪可以提供 37.7kJ（9kcal）的能量，是碳水化合物的 2.25 倍。然而，人体不可能仅仅用脂肪来供应能量，因为脂肪的彻底分解供能需要来自碳水化合物的帮助。

第三，提供必需脂肪酸。由于现代社会中从植物油、含脂肪加工食品和肉类、坚果中都可获得丰富的亚油酸，通常不担心它的缺乏。与此相比，ω-3 系列脂肪酸的主要食物来源为水产品和亚麻籽，摄入量往往不足。

第四，帮助脂溶性物质的吸收和储存。食物中有多种脂溶性物质，包括香气成分、脂溶性维生素、脂溶性抗氧化成分等，它们的吸收需要脂肪帮助。例如，胡萝卜素、番茄红素、玉米黄素等有益于健康的成分以及维生素 A、D、E、K 通常与食物中的脂肪共同存在，而且均需要在膳食中含有一定脂肪的情况下才能被有效吸收。然而，一些脂溶性的污染成分和有害成分也会随着脂肪的摄入量增加而更多地被人体吸收。

（二）磷脂

由于磷脂具有让油和水相溶的性质，它是细胞膜的重要成分，可以帮助脂溶性维生素、脂类激素等不溶于水的物质穿越细胞膜两侧。它还在血液中帮助脂类物质运输，作为脂蛋白的重要成分，让它们悬浮于水相的血液当中而不会凝聚。

天然食物中的磷脂以卵磷脂最为丰富，存在于蛋黄、大豆、瘦肉、肝脏、豆制品、花生、麦胚等食物当中。在蛋黄的脂肪中，卵磷脂约占三分之一。

（三）固醇

顾名思义，固醇是一些非常稳定的物质，其中最为人熟知的就是胆固醇。胆固醇只存在于动物性食品当中，包括肉类、蛋类、鱼类以及奶类。蛋黄、内脏和某些海产品的胆固醇含量较高，肉类和奶酪的含量居中，牛奶和酸奶中的胆固醇含量较低。

固醇是很多人体必需的重要物质的制造原料，这些物质包括胆汁、维生素 D、性激素等。几乎每个细胞的细胞膜构建都需要胆固醇，因此人体肝脏有合成胆固醇的强大能力，每天可制造出 800~1500mg 的胆固醇，远多于从食物中摄取的量。对代谢正常的人体来说，从食物中摄入适量的胆固醇并不会带来高血胆固醇症和心脏病。

表 1-7　　　　　　一些动物性食物中的胆固醇含量（mg/100g）

食物	胆固醇含量（mg）	食物	胆固醇含量（mg）	食物	胆固醇含量（mg）
鸡蛋	585	猪小排	146	草鱼	86

食物	胆固醇含量(mg)	食物	胆固醇含量(mg)	食物	胆固醇含量(mg)
鸭蛋	565	猪蹄	145	鲍鱼	242
鹌鹑蛋	515	猪肝	288	对虾	117
肥牛肉	133	鸡腿	162	牡蛎	100
肥羊肉	148	牛奶	15	蟹黄	466

数据来源：杨月欣等主编：《中国食物成分表标准版》第一册，北京大学医学出版社2018 年版。

二、脂肪与健康

很少有人因为缺乏脂肪而患病，因为在富裕社会当中，脂肪摄入量普遍超过身体的需要量。相比而言，每天摄入 80 克甚至更多脂肪却非常容易。由于脂肪体积小、能量高，又能改善食物的口感，摄入过量脂肪是富裕居民身体肥胖的重要原因。

然而，严重缺乏脂肪会影响脂溶性维生素的吸收，并可能导致儿童生长延缓、生殖障碍、皮肤损害、肝脏功能紊乱、以及神经系统功能障碍等。有证据表明，必需脂肪酸的缺乏还可能导致抑郁。因此即便节食减肥，也必须每日供应 20g 以上的脂肪。

研究表明，脂类摄入的种类和比例不同，对健康的影响也不同。

(一)饱和脂肪酸与心脑血管病的关系

摄入过多饱和脂肪酸会升高心脑血管疾病风险。由于饱和脂肪酸主要来自猪牛羊肉(红肉)、人造黄油、油炸食品、甜点、高脂焙烤食品等，减少这些食物可以降低饱和脂肪酸的摄入量，从而减少罹患心脑血管疾病的危险。

(二)反式脂肪酸与心脑血管病的关系

研究表明，反式脂肪酸的作用是升高低密度脂蛋白胆固醇，同时降低高密度脂蛋白胆固醇，比饱和脂肪酸更会增大心血管疾病的风险，并可能增加糖尿病、肥胖症等多种疾病的风险。反式脂肪酸主要来自于以部分氢化植物油为主要原料的产品。目前研究认为，来自于牛羊肉和奶类中的天然反式脂肪酸并无健康危害。

(三) ω-6 和 ω-3 系列脂肪酸的平衡与心脏病的关系

在人体当中，从 ω-3 系列和 ω-6 系列脂肪酸的比例不同，可能对人体很多生理反应产生影响，如炎症反应的程度，血管肌肉的紧张度，血压的高低，血液的凝固性等。就目前的膳食状态而言，ω-3 系列脂肪酸所产生的衍生物具有降低血压、降低炎症反应和降低血液凝固性等作用，从而对于预防心血管疾病有益。

(四) 脂肪与肥胖的关系

由于脂肪所含能量大大高于淀粉和糖，过量摄入富含脂肪的食物是引起肥胖的重要原因。特别是在我国，烹调油摄入量过大，与近年来体重的快速上升不无关系。焙烤食品、甜点、速食食品等加工食品为了改善口感，往往也会加入较多的脂肪类原料。另一方面，由于脂肪促进香气的散发并改善口感，间接地促进了食欲。因此，减少膳食中的脂肪含量，在烹调时少放油，是控制体重的重要措施之一。

(五) 脂肪与癌症的关系

脂肪虽然不是一种致癌物，但它似乎具有促进致癌物作用的效果，也就是说，它属于一类促癌物质。调查证实，前列腺癌、乳腺癌、肠癌等癌症与脂肪摄入量呈正相关。同时，不同类型和不同食物中的脂肪作用也不相同。乳类和鱼类的脂肪没有发现促进癌症发生的作用，相反，富含 ω-3 脂肪酸的脂肪是某些癌症的预防因素。而富含饱和脂肪酸的肉类脂肪，特别是来自于加工肉制品的脂肪，与多种癌症的发生之间有正向关联。

【特别关注】怎样降低膳食中的脂肪含量？

日常生活中的多余脂肪来源主要是花色主食、菜肴、甜点和零食，以及少数脂肪特别高的食物原料。

——避免炸薯条、薯片、锅巴、沙琪玛之类含有大量脂肪的零食；

——少吃蛋挞、蛋糕、饼干、曲奇、派、麻花等点心；

——尽量少用加了油脂的烧饼、千层饼、油酥饼、油条、油饼、炒面、炒饭等主食；

　　——做菜时把油炸、煎炒换成蒸煮、焯拌等烹调方式；

　　——炒菜、拌菜时不要汪着油；少吃或不吃肥肉，吃鸡鸭时去掉大部分皮。

　　如果做到这些，就能大幅度降低一日当中吃进去的脂肪数量。

　　存在于天然食物中的脂肪，如坚果、油籽、瘦肉、蛋类、奶类等，都可以正常摄入。只要不过量，其中的脂肪也可以成为健康饮食的一部分。

三、有关脂类的膳食推荐

　　脂肪的膳食推荐与其他营养素不同，并没有一个准确的摄入量数字，而是一个在总能量中的比例。这是因为脂肪属于能量物质，由于每个人的能量需求不同，适宜的摄入数量必然会有很大的差异。

　　各国对于膳食中脂肪摄入量的推荐不同，总体上是在 20%～35% 之间。中国营养学会推荐成人脂肪摄入量应占总能量的 20%～30%，而美国则将上限设于 35%。按照《中国居民膳食营养素参考摄入量》(2013 版)，饱和脂肪酸比例不应超过总能量的 10%，而 ω-6 系列和 ω-3 系列多不饱和脂肪酸占总能量的比例分别在 2.5%～9.0% 和 0.5%～2.0% 之间。对于一个每日能量需求为 2000kcal 的健康人来说，每天适宜摄入的脂肪数量约为 40～60g，其中来自于饱和脂肪的数量大约为 12～20g。对于反式脂肪酸，建议每日不超过一日能量的 1%，大致相当于 2 克。

第四节　碳水化合物

　　碳水化合物也叫"糖类"，是人类膳食能量的主要来源。近年来，随着营养科学的发展，人们对碳水化合物生理功能的认识已从"提供能量"扩展到对慢性病的预防，如调节血糖、血脂、改善肠道菌群等更多的方面，而与慢性病的关系的研究也有许多新的研究成果。

　　按照人类对碳水化合物的消化性，碳水化合物可分为可消化的和不可消化的。可消化的碳水化合物是指可被人体消化吸收的碳水化合物，其吸收入血并能引起血糖水平升高，主要包括淀粉和一些小分子糖类。不消化的碳水化合物主要包括膳食纤维和一些低聚糖类。

一、可消化碳水化合物的家族

可消化的碳水化合物能为人体提供能量，是血糖和糖原的来源，包括淀粉和一些简单糖类。简单糖类都是有甜味的物质，其中葡萄糖、果糖、半乳糖属于单糖，蔗糖、麦芽糖、乳糖等属于"双糖"，或称"二糖"，是两个糖单元组成的。

蔗糖＝葡萄糖+果糖，它在食品中主要以白糖、红糖、冰糖等形式存在。天然食物中，在甘蔗和甜菜中含量最高。

麦芽糖＝葡萄糖+葡萄糖，它在食品中主要以饴糖、过年吃的糖瓜、糖棒等形式存在。

乳糖＝葡萄糖+半乳糖，它只在奶类食品中存在，是奶中极淡甜味的来源。

葡萄糖和果糖天然存在于水果、水果干和蜂蜜当中，也以果葡糖浆、葡萄糖浆等形式添加于各种甜饮料和甜食当中。

淀粉属于多糖，它是由千万个葡萄糖单元组成的大分子，分子呈现一条直线状态的称为直链淀粉，分子有多个分支的叫做支链淀粉。

如果用淀粉酶把淀粉分子部分"切碎"，形成的产品叫做"糊精"。糊精是不甜的，很容易分散在水里形成糊状，常用于各种糊粉状食品当中，作为配料。继续用淀粉酶来切碎它，可以形成甜度不同的"淀粉糖浆"。如果把它彻底切碎，最后得到的产品是葡萄糖。用葡萄糖-果糖异构酶处理葡萄糖，还可以得到果葡糖浆。糊精、淀粉糖浆、葡萄糖浆、果葡糖浆等，它们常常用于食品配料，如速冲糊粉状食品、糕点、饼干、饮料等。

凡是含有较多淀粉的食物都可以作为主食食用，如粮食、淀粉豆和薯类等。马铃薯和甘薯可以部分替代主食，是因为它们含有 15%~20% 的淀粉。

表 1-8　　　　一些常见食物中所含的可消化碳水化合物种类和含量

食物名称	碳水化合物种类	碳水化合物含量（%）	食物名称	碳水化合物种类	碳水化合物含量（%）
水果糖	蔗糖，淀粉糖浆	98	绿豆	淀粉	63
果酱	蔗糖，果糖，葡萄糖	65	马铃薯	淀粉，葡萄糖，蔗糖，果糖	17

食物名称	碳水化合物种类	碳水化合物含量(%)	食物名称	碳水化合物种类	碳水化合物含量(%)
饼干	蔗糖，葡萄糖浆	20	精白大米	淀粉	79
甜饮料	蔗糖，果葡糖浆	10	黄玉米粉	淀粉	77
西瓜	果糖，葡萄糖，蔗糖	8	菠菜	果糖，葡萄糖，蔗糖	0.4

数据来源：http：//www.nal.usda.gov/fnic/foodcomp/。

二、膳食纤维

除了淀粉和糖原，其他大分子碳水化合物都不能在小肠中被人体吸收，它们被归类为膳食纤维，也常被称为"非淀粉多糖"。它们不升高血糖，但其中一部分在大肠中被微生物发酵，产生短链脂肪酸之后，又部分被人体利用。能在大肠发酵的膳食纤维称为可发酵纤维。

食物中主要的膳食纤维包括纤维素、半纤维素、果胶、植物胶、木质素、角质等。其中木质素和角质不是真正的碳水化合物，它们存在于植物的木质化和角质化部分，也能起到膳食纤维的作用。纤维素、半纤维素和果胶是所有植物细胞壁的主要成分。果胶在水果和某些蔬菜中含量较高，粮食和豆类中含量低。粗粮、豆类、蔬菜、水果、薯类都是纤维素和半纤维素的好来源。精制后的精白米和精白面粉，以及用它们做成的食品中，膳食纤维含量很低。

可溶性的膳食纤维以植物胶为主，包括果胶、种子胶、树胶、海藻胶和微生物胶等，在食品中可用于增稠剂和稳定剂，所以作为食品添加剂常常加入到饮料、乳制品、糖果、果酱、沙拉酱等各种加工食品当中。

另一个膳食纤维的来源，是抗性淀粉，也称为抗消化淀粉。有些食物中含有大量纤维阻碍了淀粉的消化，淀粉类食物没有充分煮熟，或者煮熟之后发生老化回生，使淀粉分子难以在人体的小肠中被消化吸收，就可以起到膳食纤维的作用。整豆子、未烹熟的薯类食品和一些未成熟水果中含有较多的抗性淀粉。

可溶性膳食纤维和抗性淀粉质地柔软，在大肠中可以部分或全部被发酵，可以帮助人体控制血脂和血糖的水平，从而有利于预防心脏病和糖尿病等慢性疾病。不溶性纤维质地较硬，不能形成胶冻，主要存在于粗粮和蔬菜当中。它们的主要作用是促进肠道蠕动和预防便秘。不过，可溶性和不可溶性纤维的功能也有重叠和交叉：它们能量低而且有填充作用，能够延缓食物在胃中的排空速度，对于控制食量和增加饱感都有所帮助。同时，膳食纤维也能帮助排出食物中的一部分重金属元素和化学污染物。

此外，食物中还含有少量的低聚糖，如棉籽糖、水苏糖、低聚果糖、低聚异麦芽糖、低聚乳糖等。这些低聚糖类不能为人体小肠所消化吸收，而是进入大肠中被大肠微生物发酵，能够促进双歧杆菌等有益菌的增殖，有利于矿物质的吸收，并可能通过调整大肠菌群而调节免疫功能，对预防多种疾病有益，在商业产品中常常被称为"双歧因子""益菌因子""益生元"等。它们在摄入量较大时，也可能带来腹胀、多气等不适反应。

【特别关注】为什么有时候能喝牛奶，有时候喝了就会胀气？

很多人喝了牛奶之后感觉肚子不舒服，发生腹胀、肠气、肠鸣、腹泻甚至绞痛。这种情况通常是乳糖不耐引起的。

乳糖是各种动物奶的主要碳水化合物成分，幼小动物善于消化乳糖。但如果断奶后不再经常食用乳制品，小肠中乳糖酶的活性从儿童期开始快速下降，可低达出生时的10%以下。

很多情况会导致人体肠道乳糖酶活性下降，如肠道感染、细菌性食物中毒、服用某些药物、蛋白质营养不良、肠道菌群紊乱等。老年人也常常出现乳糖消化能力下降情况。

未消化的乳糖数量较大时会刺激肠道，引起肠蠕动加快，甚至腹泻；乳糖在大肠中被微生物发酵，可导致腹胀和多气。在身体状态改善之后，乳糖消化能力有可能再次恢复正常。

预防乳糖不耐的主要方法是让儿童从断奶后开始经常食用乳制品，并保持良好的肠道健康状态。对于存在乳糖不耐的人来说，预防不适的主要方法是不要大量、快速地饮牛奶，不要空腹饮奶。可把少量牛奶和淀粉类食物混合在一起食用。

饮用酸奶不会引起乳糖不耐受问题，因为酸奶中乳糖部分被发酵转变成乳酸，并含有能够制造乳糖酶和促进肠道健康的乳酸菌。选用经过乳糖酶处理的低乳糖牛奶也是一个选择。

有些调制奶中加入了一些低聚果糖、菊粉以及葡聚糖等可溶性膳食纤维成分，部分敏感者也可能出现轻微的腹胀、产气反应，停喝之后会很快消失。

三、碳水化合物对人体的作用

机体中碳水化合物的存在形式主要有三种：葡萄糖、糖原和含糖的复合物。碳水化合物的生理功能与其摄入食物的碳水化合物种类和在机体内存在的形式有关。

第一，提供和储存能量。

膳食碳水化合物是人类最经济和最主要的能量来源，通常 50% 以上的膳食能量由碳水化合物提供。每 1g 葡萄糖可以提供 16.7kJ（4kcal）的能量。大脑、神经系统和红细胞几乎完全依赖血液中的葡萄糖来供应能量。糖原是肌肉和肝脏碳水化合物的储存形式，肝脏约储存机体内 1/3 的糖原。一旦机体需要，肝脏中的糖原可分解为葡萄糖以提供能量。

第二，构成组织及生理活性物质。

碳水化合物是构成机体的重要物质，并参与细胞的多种活动。糖和脂肪形成的糖脂是细胞膜和神经组织的重要成分，糖与蛋白质结合形成的糖蛋白是抗体、酶、激素等的组成部分，具有重要的生理功能。

第三，节约蛋白质。

如果碳水化合物供应不足，人体很可能会分解食物中的蛋白质，甚至是身体中的蛋白质，来维持血糖稳定。也就是说，保持碳水化合物供应充足，就可以避免身体中的蛋白质被分解，从而起到了节约蛋白质的作用。

第四，帮助脂肪彻底分解。

脂肪在体内分解，需要葡萄糖的协同作用。脂肪分解过程中会产生"酮体"，而在葡萄糖不足的时候，酮体不能很快地彻底分解，大量堆积于体内会造成"酮症"，有可能导致酸中毒，严重时甚至会发生昏迷和死亡。膳食中充足的碳水化合物可以防止上述现象的发生。

第五，解毒。

肝糖原充足可增强肝脏对某些有害物质如细菌毒素的解毒作用。糖原不足时机体对酒精、砷等有害物质的解毒作用减弱。

第六，增强肠道功能。

非淀粉多糖类碳水化合物如纤维素、果胶、抗性淀粉和功能性低聚糖等，不能在小肠消化吸收，但可刺激肠道蠕动，增加结肠发酵率。发酵产生的短链脂肪酸和肠道菌群有助于正常消化和增加排便量。

此外，研究表明，一些来自动物、植物及微生物的多糖具有特殊生物活性，如抗肿瘤、抗病毒、抗氧化等。

【特别关注】人体需要吃糖吗？

很多人听说，人体可以一辈子不吃糖而无损健康，也有人听说，糖对人体健康是必需的。这是因为两句话当中所指的糖的概念不一样。从上面的内容中可以知道，人体绝对不能缺少葡萄糖，但是这个葡萄糖可以来自于淀粉类食物，并不一定要来自于甜味食品。也就是说，只要吃含有淀粉的食物，就能够给身体供应所需的糖。

日常生活中所吃的甜味食品，如糖果、饼干、蛋糕、甜饮料等，其甜味主要来自于添加糖，包括白糖制品，或淀粉水解制成的各种糖浆。只要有足够的淀粉类食物供应，一辈子不吃这些加糖的甜味食品是无损于健康的。

目前在发达国家和地区，甜味加工食品中的简单糖类所引起的健康问题已经得到广泛关注，包括增加营养缺乏危险、增加龋齿危险、刺激食欲从而引起肥胖、促进甘油三酯升高从而增大心脏病危险等。

正确的理解是，健康人的膳食中需要提供含碳水化合物的食物，包括粮食、豆类、薯类和水果，但无需刻意吃甜味的糖。

四、碳水化合物与血糖稳定

由于大脑和神经组织依赖葡萄糖来供应能量，而又不能储备葡萄糖，人体必须保证血液中有足够的葡萄糖，随时把葡萄糖送到这些需要它的组织当中。血糖浓度过高时人体会感到容易疲劳，而过低的血糖水平可能导致生命危险。

食物的血糖反应，是说在吃了含有碳水化合物的食物之后，血糖升高的速度有多快，峰值有多高，多长时间之后能够恢复到正常水平。如果食物的消化吸收速度慢，血糖升高通常就会比较平缓，就说它血糖反应较低；反之，消化吸收速度过快，血糖水平迅猛升高，身体需要大量胰岛素来帮助血糖下降，就说一种食物的血糖反应较高。

各种食物的血糖反应不同，可以用血糖指数（Glycemic Index，GI）这个指标来衡量。它是用葡萄糖或白面包（吸收速度最快的食物）来作为参比，比较摄入同样含 50g 可消化碳水化合物的某种食物之后一段时间之内引起的血糖上升情况。比如说，测定 50g 葡萄糖摄入之前和之后 15 分钟、30 分钟、45 分钟、60 分钟、90 分钟、120 分钟的血糖水平，画出一条曲线，把它的曲线下面积定义成 100；然后同样测定含 50g 淀粉的白米饭食用前后的血糖水平，也画出一条曲线，计算它的曲线下面积，结果是葡萄糖的 83.8%，那么就说白米饭的 GI 是 83.8。

对于糖尿病人来说，显然用低 GI 的食物作为主食比较理想。这些食物通常是那些纤维或蛋白质含量较高、或质地紧密、消化吸收速度较慢的食物。需要注意的是，不甜的食物未必 GI 低，而有甜味的食品也未必 GI 高（见表4-2）。

表 1-9　　　部分含碳水化合物食物的血糖指数（以葡萄糖为参比）

食物名称	血糖指数	食物名称	血糖指数	食物名称	血糖指数
绵白糖	83.8	荞麦面	59.3	全脂酸奶	36.0
白面包	87.9	煮甘薯	76.7	全脂牛奶	27.6
白馒头	88.1	煮马铃薯	66.4	冰淇淋	61.0
白米饭	83.2	蒸山药	51.0	藕粉	32.6
白面烙饼	79.6	蒸芋头	47.7	绿豆	27.2
速食玉米片	78.5	香蕉	52.0	四季豆	27.0
小米粥	71.0	苹果	36.0	煮黄豆	18.0

资料来源：杨月欣等主编，中国食物成分表 2002，北京大学医学出版社，2002。

为了综合反映食物对血糖反应的影响，使用"血糖负荷"（Glycemic Load，GL）这个指标更为恰当。GL 是 50g 食物中的可消化碳水化合物数值和这种食物的 GI 值的乘积/100。比如说，苹果的含糖量是 10%，50g 苹果中含有 5g 可消化碳水化合物，而它的 GI 是 36，那么苹果的 GL 就是 1.8。50g 某种面包的碳水化合物是 20，而它的 GI 是 88，那么它的 GL 就是 17.6。GL 越大，说明吃 50 克食物给身体带来的餐后血糖峰就越大。

降低餐后的血糖反应，不仅对糖尿病人控制血糖有所助益，还有利于预防心脏病、肥胖和其他慢性疾病。研究发现，长期食用高血糖负荷膳食可能会增加糖尿病、肥胖、心脑血管病、乳腺癌、肠癌、老年痴呆等多种疾病的发生风险。

【特别关注】可以按照血糖反应来吃东西吗？

GL 的概念目前还有一定争议，医学界不否认血糖反应对预防疾病的重要意义，但是认为 GI 的测定数据个体差异很大，而且我国食品包装上也没有注明 GI 和 GL 的数据，消费者很难据此选择食物。

另一方面，消费者往往会有一种误解，以为 GI 值低就一定是好食品。实际上，"低 GI"和"高纤维"一样，已经被一些商家用作忽悠消费者的"概念"。一些号称血糖指数较低的食物很可能含有相当多的脂肪。在选择食物的时候，除了血糖指数，还要考虑它的总能量高低，其中维生素和矿物质含量，膳食纤维和保健成分含量等，进行综合评价。

例如，燕麦和荞麦的血糖指数在 55～70 之间，而且其中营养素含量高，富含膳食纤维，因此它们是有利于控制血糖的主食。炸薯片和酥皮糕点的血糖指数也在这个范围当中，但其中含有大量脂肪，营养素含量低，是不利于预防慢性疾病和肥胖的食物。

我国 2016 版膳食指南建议，一日中宜摄入 50～150g 全谷杂粮（或称粗粮）或淀粉豆类，以及 50～100g 薯类食品，替代部分精白米面作为主食，并摄入适量鱼肉和充足蔬菜配合主食一起食用。这些忠告都有利控制膳食整体的 GL 值，帮助保持血糖水平的稳定。

五、有关碳水化合物的膳食推荐

人体需要碳水化合物，但按照各国膳食指南的推荐，人们应当优先摄取富含淀粉的食物，而不是富含精制糖的食物来获得碳水化合物。

对于含简单糖类的甜食，应当偶尔、少量地摄取，而不是用它来挤掉其他营养更丰富的食物。无论成年人还是儿童，世界卫生组织都建议把游离糖的摄入量限制在每天总能量摄入的 10% 以下，最好能进一步限制在 5% 以下。也就是说，对于一个每日能量需求为 2000kcal 的人，每天吃糖的量限制在 50g 以下，最好不超过 25g。

研究证明，摄入含淀粉的天然食物，如粗粮（全谷类）、豆类、薯类食物等，对于预防多种疾病有所帮助。它们富含 B 族维生素和多种矿物质，以及丰富的膳食纤维，脂肪含量却非常低。富含纤维的主食能通过阻断胆固醇的肝-肠循环而帮助控制血胆固醇，其中的纤维在大肠中发酵产生短链脂肪酸，也能抑制肝脏中的胆固醇合成，从而对预防心脏病有所帮助。由于消化吸收较慢，这些食品有利于控制血糖的上升，对预防和控制糖尿病有益。同时，其中所含的膳食纤维促进肠道健康，减少有害物质的附着和吸收，从而帮助预防肠癌。

目前各国营养专家所推荐的碳水化合物摄入量，大约占一日能量需要的一半或一多半，我国的推荐范围是 50%～65%。也就是说，如果一个成年人每日需要 2000kcal 的能量，那么他应当摄入 250～300g 左右的碳水化合物，相当于每餐吃一小碗米饭再加少量水果的程度。推荐还特别要求，这些碳水化合物一定要来自多种天然食物，包括粗粮、豆类、薯类、水果等，而不能是三餐白米饭，或者白米饭白馒头加甜饮料。

关于膳食纤维的推荐数量，大多数国家建议每天摄入 20～35g。美国食品与药品管理局建议每日摄入纤维 25g，我国营养学会建议每天摄入纤维 25～30g。

【算一算】你吃了多少糖？

1 勺红糖＝1 勺白糖，因为红糖的含糖量比白糖只低几个百分点。

1 勺糖果＝1 勺白糖，因为糖果的含糖量超过 85%，多数高达 95% 以上。

1 勺蜂蜜＝0.8 勺白糖，因为蜂蜜含糖高达 80% 左右。

1 勺果酱＝0.7 勺白糖，因为果酱的含糖量高达 65% 以上。

1 听可乐＝3 勺白糖，因为其中含糖约 38g，而 1 平勺白糖大约为 12g。

1 瓶 500mL 的甜饮料＝4 勺白糖，因为其中含糖约 50g。

1 块 43g 的普通甜巧克力＝2 勺白糖，因为其中含糖约 22g。

1 块 120g 重的蛋糕＝2 勺白糖，因为市售甜蛋糕中含糖 20% 左右。

第五节 维 生 素

跟蛋白质、脂类和碳水化合物不同，人体对维生素的需要量很小，只有不足 1g，通常以毫克计算，有的甚至以微克计算。维生素不构成身体成分，也不能转化为能量。然而，它们往往是重要生理活动所需要的辅酶，对于人体代谢功能的正常运转必不可少。

维生素的命名分为三个系统。一是按其发现顺序，以英文字母命名，如维生素 A、维生素 B、维生素 C、维生素 D、维生素 E 等；二是按其生理功能命名，如抗坏血酸、抗眼干燥症因子和抗凝血维生素等；三是按其化学结构命名，如视黄醇、硫胺素和核黄素等。

从维生素的溶解性不同来说，可以把它们划分为两大阵营：脂溶性维生素和水溶性维生素。由于溶解性的不同，其来源、吸收、转运、排泄、储备等方面的性质都有很大差异，见表 5-1 所示。

表 1-10　　　　　　　　　脂溶性和水溶性维生素的差异

	脂溶性维生素	水溶性维生素
吸收特点	先进入淋巴系统，再进入血液	直接吸收入血
运输特点	需要蛋白质载体	在体内自由运输
储存特点	储藏在肝和富含脂肪的细胞当中	在体内各含水组织当中分布
排泄特点	不易排泄，可在体内含脂组织中蓄积	过多时经肾脏从尿中排出
毒性特点	毒性高于水溶性维生素，摄入增补剂时有中毒可能	毒性小，除非大量服用维生素增补剂
需要特点	不需要每天摄入，长期摄入充足即可	需要经常从食物中摄入

一、脂溶性维生素

脂溶性维生素总共有 4 种，维生素 A、维生素 D、维生素 E 和维生素 K。它们需要有脂肪的帮助才能被人体吸收。脂溶性维生素可以储存在身体里，需要时再动员出来。但是过量的话可能会引起中毒，要多多注意。

表 1-11　　　　　　　脂溶性维生素的存在形式和活性形式总结

	维生素 A	维生素 D	维生素 E	维生素 K
代表物质	视黄醇	胆钙化醇	α-生育酚	叶绿醌
代谢活性形式	视黄醇、视黄醛、视黄酸	1，25-二羟维生素 D	各种生育酚和生育三烯酚	叶绿醌类和甲基萘醌类

续表

	维生素 A	维生素 D	维生素 E	维生素 K
在食物中的重要形式	视黄醇的棕榈酸酯和醋酸酯，几种类胡萝卜素	维生素 D_3，麦角钙化醇	全反式 α-生育酚，全反式 α-生育酚醋酸酯	叶绿醌，甲基萘醌
体内主要储存形式	视黄酰酯	维生素 D_3，25-羟-维生素 D_3	α-生育酚	叶绿醌，甲基萘醌
主要储存部位	肝脏	肝脏，脂肪组织，血浆，肌肉	脂肪组织，肾上腺，睾丸，血小板，其他组织	肝脏和其他组织

资料来源：杨月欣、葛可佑总主编：《中国营养科学全书》，人民卫生出版社 2019 年版，第 171 页。

（一）维生素 A 和胡萝卜素

维生素 A 是第一个被发现的维生素。在人体内，维生素 A 包括视黄醇、视黄醛和视黄酸三种形式。视黄醇是维生素 A 的储藏形式，视黄醇和视黄醛之间可以相互转化，而视黄酸则不能再转化成其他两种形式。

视黄醇只存在于动物性食物中，而部分植物性食品中含有某些类胡萝卜素，被称作维生素 A 的前体，因为它们在体内可以转变成维生素 A。其中最著名的是 β-胡萝卜素。不过，并非每一种类胡萝卜素都能变成维生素 A，而即便能够转变成维生素 A，其效率也是比较低的。在身体需要维生素 A 时，转化效率会有所提高。

生理功能

维生素 A 是构成视觉细胞内感光物质的成分，负责暗光下视力和明暗变换视力。维生素 A 有助维持皮肤黏膜的完整性。维生素 A 充足时，皮肤和机体保护层（如胃肠道、呼吸道、生殖道上皮层）才能维持正常的抗感染和抵御外来侵袭的天然屏障作用。维生素 A 通过调节细胞和体液免疫提高免疫功能，该作用可能与增强巨噬细胞和自然杀伤细胞的活力以及改变淋巴细胞的生长或分化有关。维生素 A 参与精子的发育和胚胎的发育，也为儿童的正常生长所必需。同时，维生素 A 还与骨骼的形成有关，它是骨重塑过程中破骨细胞功能所必需的因子。

此外，维生素 A 的前体，即某些类胡萝卜素，还是一类重要的抗氧化物质。流行病学研究发现，α-胡萝卜素、β-胡萝卜素和 γ-胡萝卜素，以及隐黄素，在摄入量高时都与较低的癌症和心血管疾病发病率有关。这种作用与其维生素 A 的效力无关。

缺乏与过量

维生素 A 的缺乏症主要表现为易患感染性疾病、夜盲症、干眼病和表皮角化症(棘皮病)。这类缺乏症主要发生于发展中国家当中。维生素 A 缺乏时，罹患麻疹、肺炎、腹泻等感染性疾病的频率上升，症状加重，原因可能是在于维生素 A 不足使粘膜组织的抵抗力严重下降，易被病毒和细菌所感染。

对于成年人来说，暗适应下降是最常见的维生素 A 不足症状，严重时即是夜盲症。暗适应指在暗光-强光切换之间的适应过程，这个适应时间过长，则说明维生素 A 可能不足。维生素 A 不足的极端表现是眼角膜干燥，即干眼症，继而发生角膜的软化和溃疡，甚至穿孔，即角膜软化症，最后导致完全失明。

除了眼睛的症状之外，缺乏维生素 A 还导致表皮细胞和粘膜细胞的异常。消化道和呼吸道粘液分泌减少，无法正常消化吸收，进而又加剧营养不良问题。消化道、呼吸道和生殖道容易被感染发炎。同时，表皮细胞出现角质化、皮肤干燥、粗糙、鳞片化，即棘皮病。

维生素 A 不易从身体中排出，摄入过量时可能带来毒性。然而这种情况在摄入正常膳食时并不会发生，通常只有在大量摄入肝脏、鱼肝油或维生素 A 增补剂的情况下才会发生。过量摄入维生素 A 可能导致骨骼生长异常，甚至发生骨质疏松症，使骨折危险增大。对于孕妇来说，过多的维生素 A 可能带来胚胎畸形率上升的风险，特别是在怀孕早期时。同时，大量摄入维生素 A 还可能造成肝脏的损害。

从蔬菜水果中摄入过量的胡萝卜素会发生胡萝卜素过多症，表现为皮肤变黄，但对健康并无损害，停止摄入富含胡萝卜素的食物之后，黄色会逐渐消退。然而，摄入大量胡萝卜素增补剂是有害的。目前发现的危害主要来自于其促氧化作用，会促进细胞分裂，破坏身体中的抗氧化物质和维生素 A。对于那些本身处于较高氧化应激状态的人来说，这种危害更为明显，如吸烟者和酗酒者。

参考摄入量以及食物来源

维生素 A 的含量通常用微克视黄醇当量(μgRE)来表示，它综合了维生素

A 和胡萝卜素两方面的膳食来源。1μg 的视黄醇相当于 12μg 的胡萝卜素。在增补剂和药品当中，常常用国际单位(IU)来作为剂量单位，1 个国际单位相当于 0.3 个视黄醇当量。

维生素 A 的参考摄入量为男性 800μg，女性 700μg。成年人的摄入上限为每日 3000μg。孕妇尤其应当慎用维生素 A 增补剂，每日最高限量为 2400μg。

维生素 A 的最有效食物来源是一些动物性食品，如肝脏、肾脏、鱼肝油、全脂奶、全脂酸奶、奶酪、黄油、蛋黄、多脂的海鱼等。

植物性食品当中不含有维生素 A，但部分胡萝卜素在人体内可转变成维生素 A。其中维生素 A 活性最高、食物中含量也最高的是 β-胡萝卜素。

对于我国大部分居民来说，β-胡萝卜素是维生素 A 的主要膳食来源。β-胡萝卜素富含于颜色深绿、橙黄或深黄色的蔬菜水果中，它们都对维生素 A 的供应有所帮助。由于有大量的叶绿素，菠菜、芥蓝、小油菜、小白菜、绿菜花等深绿色叶菜中的黄色被绿色遮盖住了，但它们的胡萝卜素含量很高。对黄色和绿色的蔬菜水果来说，通常颜色越深，则胡萝卜素的含量越高，浅色水果蔬菜的胡萝卜素含量很低。例如，芒果、木瓜中的胡萝卜素含量大大高于香蕉和苹果，而红心甘薯中的含量大大高于黄心和白心甘薯。

肝脏是动物体内储藏维生素 A 的器官，故而食用肝脏会极大地增加维生素 A 的摄入量。由于肝脏中的维生素 A 含量很高，无需大量食用，只需 1 勺即可满足身体一日的需求，而且要注意选择来源安全的动物肝脏。

表 1-12　　　　　　　维生素 A 的部分食物来源(μg/100g 可食部)

食物	含量	食物	含量	食物	含量
羊肝	20972	切达奶酪	344	红胡萝卜	344
猪肝	6502	全脂奶	54	南瓜	74
肉鸡肝	2867	河蟹	389	小油菜	122
鸡心	910	河蚌	243	菠菜	243
猪大排	12	黄鳝	50	苋菜	176
蛋黄	438	草鱼	11	小茴香	201

数据来源：杨月欣等主编：《中国食物成分表(标准版)》第一册，北京大学医学出版社2018 年版。

(二) 维生素 D

维生素 D 可以说是维生素当中最独特的一种，因为它是人体可以自然合成的一类物质，只要有足够的时间接受阳光的照射，人体不需要从食物中摄入维生素 D。

生理功能

维生素 D 在维持血钙和磷水平稳定中发挥着重要作用，对骨骼正常矿化过程是必需的。近年来发现，维生素 D 还具有调节细胞增殖和分化的重要作用，与免疫系统和神经系统的功能有密切关系，还与肌肉、软骨、皮肤细胞的正常功能有关。

缺乏与过量

维生素 D 的缺乏症主要是与骨骼相关的症状，包括佝偻病、骨质软化症和骨质疏松等。佝偻病多发于幼儿当中，骨质软化症主要发生于生育多胎的妇女当中，而骨质疏松主要发生于中老年妇女当中。

一些研究提示，维生素 D 的不足同时引起人体的免疫力低下，罹患感染性疾病的风险增加，如感冒、上呼吸道感染等。还有多项研究提示，维生素 D 缺乏时，乳腺癌等多种癌症的风险也随之提高。维生素 D 与免疫系统功能之间的关系正在深入研究当中。

维生素 D 是所有维生素当中最容易发生过多症麻烦的一种。如果摄入过多的鱼肝油或维生素 D 增补剂，可能会发生中毒。维生素 D 过多时，血液中的钙浓度异常升高，可能导致多种软组织的钙化，如软骨和血管等。过高的血钙使进入肾脏的钙增加，容易促进肾结石。血管的硬化影响血液循环，严重时会损害心肺功能，直至死亡。但以阳光照射方式获取维生素 D 则不存在毒性问题。尽管长时间的强烈阳光照射会促进皮肤衰老，但并不会引起维生素 D 过多症。

参考摄入量以及食物来源

维生素 D 既可来自膳食，又可由皮肤合成，因而较难估计膳食维生素 D 的供给量。按照《中国居民膳食营养素参考摄入量 (2013 版)》，成人维生素 D 的推荐摄入量为每天 $10\mu g$，可耐受的最高上限是 $50\mu g$。

维生素 D 的量可用国际单位或者 μg 表示，两者的换算关系是：

1 国际单位 = $0.025\mu g$ 维生素 D，$1\mu g$ 维生素 D = 2000 国际单位。

食物中的维生素 D 来源并不丰富，只有鱼肝油、肝脏、肾脏、全脂奶、黄油、蛋黄、多脂鱼等少数来源。经常晒太阳是人体获得充足有效的维生素 D 的最好来源。成年人只要经常接触阳光，一般不会发生维生素 D 缺乏。

（三）维生素 E

维生素 E 包括一系列结构相似的酚类物质，其中活性最大的是 α-生育酚。其他生育酚类物质也可能有健康益处，但效力尚未完全清楚。

生理功能

维生素 E 的主要生理功能是抗氧化作用。它能清除体内的自由基并阻止其引发的链反应，从而保护体内的脂肪酸等易受氧化的分子免受活性氧和其他自由基的攻击。例如，体内的低密度脂蛋白胆固醇（LDL）被氧化，进而引起血管内皮的损伤，是心血管疾病形成的重要因素。而维生素 E 可以起到保护 LDL 免受氧化的作用。此外，维生素 E 对维持正常免疫功能，特别是 T 淋巴细胞的功能很重要。

研究显示，缺乏维生素 E 会造成大鼠繁殖性能降低，胚胎死亡率增高，但目前并未证实在人类当中服用维生素 E 能够促进男性或女性的生殖功能，也没有证据证明摄入大量维生素 E 能够延缓皮肤的衰老。

缺乏与过量

维生素 E 的缺乏症十分少见，但可能出现在低体重的早产儿、脂肪吸收障碍的病人，主要表现为视网膜退行性病变、溶血性贫血、肌无力、神经退行性病变等。

维生素 E 的毒性很小，通过食物摄入时不会引起任何不良作用。但大量补充维生素 E 可能带来副作用，包括凝血功能障碍、肝脏脂肪蓄积和免疫系统功能下降等。

参考摄入量以及食物来源

我国维生素 E 的适宜摄入量为 14mg/d，最高摄入量为 700mg/d。

维生素 E 在自然界中分布很广，几乎所有的植物种子都富含维生素 E，特别是含油脂丰富的种子，如各种坚果以及花生、芝麻等油籽。大豆、淀粉类豆子和谷胚也都是维生素 E 的好来源。此外，蔬菜、蛋黄、鱼类脂肪和动物肝脏中也含有少量维生素 E。目前，我国居民膳食中维生素 E 的主要来源是用来烹调的各种植物油。但煎炸、爆炒等高温加热会严重破坏维生素 E，氢化处理也会破坏维生素 E。含有大量油脂的各种饼干、点心、方便面、油炸食品等并不是维生素 E 的有效来源。

（四）维生素 K

维生素 K 包括多个结构相似的萘醌类物质，如甲基萘醌、叶绿醌等。

生理功能

维生素 K 是凝血酶原的组成部分，并调节三种凝血因子的合成。因此，当维生素 K 缺乏时，血浆中凝血酶原会下降，凝血时间延长，当严重缺乏时，毛细血管破损后不能恢复，稍有碰撞即出血不止，甚至引起死亡。维生素 K 还是骨钙素的形成要素，而骨钙素对钙沉积入骨骼当中是必须的。也就是说，如果缺乏维生素 K，即便有足够的钙存在，骨骼也无法充分钙化。

此外，目前已经发现，摄入充足的维生素 K 有利于心血管健康，可降低冠心病的发生率。

缺乏与过量

由于维生素 K 的食物来源丰富，并且正常人体肠道的大肠杆菌、乳酸菌等微生物也能合成，所以，维生素 K 的缺乏症很少见。对于成年人来说，通常只有在脂肪吸收障碍的时候，或因为某些药物的作用妨碍维生素 K 产生或代谢时才会发生。对于新生儿来说，由于肠道内没有细菌产生的维生素 K，血液中凝血酶原的数量较低，有可能因缺乏维生素 K 造成出血症。在出生时给新生儿注射或服用维生素 K 就可以解决这个问题。

维生素 K 的毒性作用鲜有报道，而从增补剂中过量摄入的危险也很小。唯一令人担心的问题是过多的维生素 K 可能会降低抗凝血药物的作用。如果不需要服用抗凝剂，血液凝固性正常，则无需担心从食物中摄入过多维生素 K 的问题。

参考摄入量以及食物来源

目前这种维生素尚无摄入上限的建议。成年人的维生素 K 适宜摄入量为 $80\mu g/d$。

维生素 K 的来源较为广泛，包括食物来源和肠道菌群来源两方面。膳食中的维生素 K 主要来自绿叶蔬菜、蛋黄、动物内脏、大豆等食物。

对我国居民来说，绿叶蔬菜是最主要的来源，豆油和豆制品所提供的数量也不可低估。肠道菌群合成的维生素 K 可以被大肠所吸收，并储备于肝脏当中，但其数量并不足以满足人体的需要。

表 1-13　　　　　　　　脂溶性维生素的生理作用和食物来源总结

维生素名称	体内生理作用	毒性症状	主要缺乏表现	主要食物来源
维生素 A	维持正常视力和黏膜健康，维持正常生长发育、生殖功能和免疫功能	骨密度降低，出生畸形，肝脏损害	夜盲症、干眼病、皮肤角化、黏膜组织易感染	肝脏、鱼肝油、全脂奶、蛋黄、多脂鱼、橙黄色和深绿色蔬菜
维生素 D	维持血钙水平，调控细胞增殖和分化，调节免疫功能，可能与预防多种疾病有关	软组织钙化，肾结石	佝偻病、骨质软化症和骨质疏松	肝脏、鱼肝油、全脂奶、蛋黄、多脂鱼
维生素 E	抗氧化作用，维持红细胞的完整性，可能有利预防心血管疾病	凝血功能障碍	溶血性贫血	坚果、油籽、豆类、全谷、种子油
维生素 K	Gla 蛋白质合成所需的辅酶，与凝血功能、骨骼钙化、神经鞘合成、血管硬化预防等有关	未知	凝血功能障碍，骨矿物质密度降低	深绿色叶菜、大豆、植物油、肝脏、蛋黄、奶油等

二、水溶性维生素

水溶性维生素包括 8 种 B 族维生素和维生素 C。

B 族维生素在体内起到辅酶作用，在碳水化合物、脂类和蛋白质代谢中起着重要作用，其中很多都与能量代谢有密切关系。因此 B 族维生素缺乏时，人体的新陈代谢功能发生障碍，出现一系列有共性的缺乏症状，其中代谢速度最快的黏膜、皮肤等组织首先受到影响。

B 族维生素的作用之间常有密切的联系。缺乏任何一种，都会影响到细胞的代谢，导致机体整体水平上的能量供应障碍。一种 B 族维生素的不足，往往也会影响到其他 B 族维生素的吸收、排泄和代谢功能正常发挥。叶酸和维生素 B_{12} 互相激活，共同在 DNA 合成当中发挥作用，就是一个典型例子。

水溶性维生素总共有 9 种，包括 8 种 B 族维生素和维生素 C。它们的特点是，具有亲水性，易溶于水，它们在有水存在的情况下被人体直接吸收进入血液。摄入过多时，会随尿液排出体外，在体内的储备量比较小。

表 1-14　　　　　　　水溶性维生素的存在形式和储存部位总结

维生素名称	代表物质化学名	代谢活性形式	食物存在形式	体内储存
维生素 B_1	硫胺素	焦磷酸硫胺素	硫氨基酸、焦磷酸硫胺素、盐酸硫胺素、硫胺素二硫化物	焦磷酸硫胺素酶，存在于心、肾、肌肉和脑
维生素 B_2	核黄素	FMN、FAD	核黄素、FMN、FAD、黄素蛋白	FAD，存在于肝、肾、心等多个部位
维生素 B_6	吡哆醇	5-磷酸吡哆醛，5-磷酸吡多胺	磷酸吡哆醛，吡哆醛，5-磷酸吡多胺	磷酸吡哆醛，存在于肝、肾、心等多个部位
烟酸	烟酰胺	NAD，NADP	NAD，NADP，烟酰胺，烟酸	烟酸，N-甲基烟酰胺（NMN）和 2-吡啶酮，存在于肝、肾、心、血浆等多个部位
泛酸	泛酸	辅酶 A	泛酸钙，辅酶 A，酰基辅酶	辅酶 A，4-磷酸泛酸盐，存在于肝、肾、肾上腺、脑、心、睾丸等
叶酸	蝶酰谷氨酸	蝶酰多谷氨酸盐	蝶酰多聚或单谷氨化合物	无已知储存形式
生物素	d-生物素	生物胞素	生物胞素，d-生物素	无已知储存形式
维生素 B_{12}	氰钴胺素	甲钴胺、5-脱氧腺苷钴胺素	多种取代基的钴胺素	甲基钴胺素形式，存于肝、肾、心、脾、脑
维生素 C	抗坏血酸	抗坏血酸、脱氢抗坏血酸	抗坏血酸及其钠盐	抗坏血酸，存于肾上腺、白细胞和肝脏

资料来源：杨月欣、葛可佑总主编：《食品科学全书》，人民卫生出版社 2019 年版，第 203 页。

（一）维生素 B_1

维生素 B_1 的化学名称为硫胺素，也被称为抗脚气病因子和抗神经炎因子，与葡萄糖的利用和体内的能量代谢关系密切。

神经系统的功能强烈地依赖葡萄糖供能，神经细胞的细胞膜上都有维生素 B_1 的存在位点。因此，维生素 B_1 不足的时候，对神经系统的影响特别大。它的典型缺乏症就是多发性神经炎，俗称为脚气病。早期症状表现为食欲不佳、便秘、恶心、抑郁、易兴奋和疲劳等。

维生素 B_1 缺乏症通常发生于以精白米为主食，其他食物又不丰富的人群当中。蒸馏酒、白糖、糊精、精制淀粉中不含有维生素 B_1，它们的代谢却需要维生素 B_1 参加；煎炸和加碱烹调会使食物中的维生素 B_1 极大损失，所以多吃甜食、甜饮料、酒、速冲食品，多吃方便面、煎炸食品和加碱食品，都会增加缺乏维生素 B_1 的危险。

按我国标准，50 岁以上男女的维生素 B_1 推荐摄入量分别是 1.4 和 1.2mg/d。因它在体内储存量甚少，又极易从尿液中排出，目前尚未发现过多摄入维生素 B_1 造成的毒性反应，也没有摄入量的上限建议。

维生素 B_1 的主要食物来源是粮食、豆类、薯类，特别是没有经过精制的全谷食品，也就是粗粮。此外，瘦猪肉和动物内脏中也富含维生素 B_1。所以，在正常情况下，如果人们能吃到充足的粗粮、豆类、薯类等食品，或者完整的谷物种子，就不会缺乏维生素 B_1。

（二）维生素 B_2

维生素 B_2 的化学名称为核黄素。在人体任何细胞当中，要产生能量，都离不开维生素 B_2 的参与。

维生素 B_2 缺乏时，主要表现为粘膜部位的肿胀发炎，如嘴唇、嘴角、眼角、舌头、阴囊等皮肤黏膜，甚至是消化道黏膜。维生素 B_2 的缺乏主要源于食物过于单调，缺乏绿叶蔬菜、奶类和蛋类，以精白米为主食，同时因为某些原因身体的需求量增加，如压力、疲劳、食物能量偏高等。

按我国标准，成年男女的维生素 B_2 推荐摄入量分别是 1.4 和 1.2mg/d。维生素 B_2 极易从尿液中排出，服用复合维生素制剂后尿液变黄，正是因为核黄素的排出。目前尚未发现过多摄入维生素 B_2 造成的毒性反应，也没有摄入量的上限建议。

维生素 B_2 的主要食物来源是奶类食品、蛋黄、深绿色叶菜、谷物、豆类、坚果、鱼肉类及内脏，含微生物的食品如酸奶、奶酪、酱豆腐、豆豉、酵母、蘑菇等通常都富含维生素 B_2。谷物中的含量不高，但因为摄入总量大，是膳食中的重要来源。按照营养素密度来算，则深绿色叶菜是维生素 B_2 的最密集来源。

(三)烟酸(尼克酸)

烟酸也称为尼克酸或维生素 PP，包括尼克酰胺(烟酰胺)，两者合在一起，也称为尼生素，对能量代谢和多种重要物质的合成都是必不可少的。

烟酸的缺乏症称为癞皮病，它会导致腹泻、皮炎、痴呆等三大主要症状，严重时甚至导致死亡。这种病主要发生于以玉米为主食，其他食物供应很少的贫困人群当中。

按我国标准，成年男女的烟酸推荐摄入量分别是 15 和 12mg/d，最高限量为 35mg/d。烟酸容易从尿中排出，从食物中摄入烟酸不太可能达到引起毒性的剂量。但目前烟酸也被作为药物应用，如用于降血脂治疗当中。服用大量烟酸可能使毛细血管扩张而造成潮红反应，皮肤有灼热感，刺激或痒感，头痛，面部、上臂和胸部皮肤发红。同时，大剂量的烟酸治疗还可能引起肝脏损害和胃溃疡。

烟酸的主要食物来源是植物种子和富含优质蛋白质的动物性食物，特别是鱼肉蛋类，因为动物蛋白质中的丰富色氨酸还可以转化成烟酸。植物种子中的含量低于动物性食品，但食用量大，在膳食中供应的量也多。按同能量来比较，蔬菜和菌类都是烟酸的密集来源。总体而言，只要吃富含蛋白质的饮食，人体不容易缺乏烟酸。

(四)维生素 B_6

维生素 B_6 的化学形式有三种，名称分别是吡哆醇、吡哆醛和吡哆胺。近年来的研究发现，维生素 B_6 对维持正常情绪、维持认知功能、以及免疫系统功能等都十分重要。

正常情况下，维生素 B_6 不易缺乏。缺乏时往往导致失眠、抑郁和思维混乱，严重时可造成脑电波的异常，甚至发生惊厥。其他症状包括脂溢性皮炎和小细胞性贫血。维生素 B_6 的毒性很低，除非超大剂量服用维生素 B_6 药片，从食物中获取是不可能达到中毒剂量的。

按我国标准，成年人的维生素 B_6 推荐摄入量为 1.4mg/d。长期大量服用维生素 B_6 可能造成神经损害，目前的最高限量是每日 60mg/d。

维生素 B_6 广泛存在于各种食物中，含量最高的食物为干果和鱼肉、禽肉类，其次为豆类、动物肝脏等。

表 1-15 　　　　维生素 B_6 的部分食物来源（单位：μg/g）

食物	吡哆醛	吡哆醇	吡多胺	总量
土豆（生）	0.51	2.34	0.35	3.15
土豆（煮）	0.24	2.11	0.62	2.88
香蕉	0.71	2.62	2.80	5.71
苹果	0.15	0.43	0.04	0.62
菜花	0.63	0.89	0.29	1.77
菠菜	0.38	0.27	0.37	0.96
羽衣甘蓝	0.33	0.36	0.38	1.01
酸泡菜	0.17	0.89	0.36	1.36
玉米粉	0.34	2.17	0.51	2.93
大米	0.38	0.93	0.42	1.73
全麦面包	0.22	1.12	0.37	1.65
奶酪条	0.08	0.10	0.65	0.73
全脂牛奶	—	3.80	—	3.80
鸡胸肉	9.42	1.57	1.42	12.28
猪肉薄片	4.18	0.44	0.79	5.34
熏牛肉	0.58	0.73	6.50	6.84
培根	0.36	0.45	0.51	0.82
橙汁	—	0.22	0.09	0.30
巧克力	0.16	0.28	0.08	0.50

数据来源：van Schoonhoven J, Schrijver J, van denBerg H, et al. Reliabler and sensitive high-preformance liquid chromatographic method with fluorometric detection for the analysis of vitamin B-6 in foods and feeds. Journal of Agricultrual and Food Chemistry. 1994，42：1475-1480.

（五）生物素

生物素在碳水化合物、脂类、蛋白质和核酸的代谢过程中发挥着重要作用，还参与胰淀粉酶和其他消化酶的合成，与食物的消化过程密切相关。

生物素不容易缺乏，一方面是由于需要量较小，另一方面是由于其食物来源比较广泛。如果经常生吃鸡蛋，长期服用抗生素或抗惊厥药物，可能会造成生物素缺乏。缺乏早期表现有口腔周围皮炎、结膜炎、脱毛、皮肤干燥、麻木等。个别严重者，可在 3~6 个月内眉毛、睫毛、头发都脱光。

按我国标准，成年人的生物素的推荐摄入量为 $40\mu g/d$，生物素在体内并不蓄积，目前还没有发现大量摄入生物素会引起何种毒性反应，也没有制定摄入量上限。

最富含生物素的食物是动物内脏和蛋黄，肉类、豆类、全谷类和很多蔬菜等都含有生物素。因此，只要吃多样化的天然食物，而不是只吃少数精加工食品的话，缺乏生物素的危险很小。

表 1-16　　　　　　　部分食物中的生物素含量（$\mu g/100g$ 可食部）

食物	生物素含量	食物	生物素含量	食物	生物素含量
莜麦面	11.9	豌豆苗	8.7	猪肝	61.9
黄小米	6.9	豇豆	9.9	猪后臀尖	5.1
精白面粉	3.8	芥蓝	8.7	牛腱子	2.7
精白大米	1.3	油菜心	6.7	鸡胸肉	1.5
马铃薯	4.2	油麦菜	6.2	全脂牛奶	3.2
甘薯	2.0	芦笋	3.0	鸡蛋	9.4
熟葵花籽	104.0	榴莲	8.5	乌鸡蛋	41.4
烤花生	107.9	冬枣	2.8	盐水沙丁鱼	10.0
熟栗仁	87.1	火龙果	1.6	带鱼	2.2

数据来源：杨月欣主编：《中国食物成分表（标准版）》，北京大学医学出版社 2018 年版。

（六）泛酸

泛酸作为辅酶 A 的组成成分参与体内碳水化合物、脂肪和蛋白质的代谢，在神经递质、血红蛋白和类固醇激素的合成中也必不可少。

缺乏泛酸会引起身体代谢机能的全面下降，但泛酸的特征性缺乏症极为罕见。可能是因为它在食物中的来源相当广泛，而且它的缺乏往往与全面的营养不良同时存在。

按我国标准，成年人的泛酸的适宜摄入量为 5.0mg/d，目前还没有发现泛酸摄入过多引起的不良反应，也没有规定摄入上限数量。

泛酸几乎在所有天然食品中都有存在。鱼肉类都是泛酸的好来源，全谷类、薯类、蘑菇、鸡蛋和坚果类也是重要的食物来源。

（七）叶酸

叶酸在许多重要物质的合成当中发挥作用。例如，DNA 的合成就需要活性叶酸的参与。

叶酸缺乏时，细胞分裂受到阻碍，蛋白质合成过程延缓。最容易发生叶酸缺乏的是胎儿，因为对于快速发育的胚胎细胞来说，DNA 合成的速度更快，对叶酸的缺乏最为敏感。同时，身体的快速更新的组织都容易受到影响，如粘膜细胞和血细胞。典型的叶酸缺乏症主要表现为巨红细胞性贫血，由于 DNA 合成障碍，血红细胞不能及时分裂所致。大剂量服用叶酸亦可产生副作用，表现为影响锌的吸收、导致胎儿发育迟缓、诱发病人惊厥等。

1998 年美国食品与营养委员会提出，膳食叶酸参考摄入量以膳食叶酸当量（dietary folate equivalent，DFE）为单位表示。按我国标准，成年人叶酸的推荐摄入量为 $400\mu g$ DFE/d，最高摄入量为 $1000\mu g$ DFE/d。

叶酸的食物来源较为广泛，绿叶蔬菜和豆类是最丰富的来源，其他蔬菜和水果也是较好的叶酸来源，而肉类、奶类和精白米面制品中的含量较低。如果能够遵循中国居民膳食指南的推荐，每日摄入 400g 蔬菜，其中有 200 克绿叶蔬菜，再加上 300g 水果，则叶酸的需求可以得到完全满足。

表 1-17　　　　　部分食物中的叶酸含量（$\mu g/100g$ 可食部）

食物	叶酸含量	食物	叶酸含量	食物	叶酸含量
黄豆	210.1	红苋菜	419.8	青海藜麦	247.2
黑芸豆	287.2	菠菜	169.4	红米	76.1
绿豆	286.2	茴香菜	120.9	沁州黄小米	44.5

续表

食物	叶酸含量	食物	叶酸含量	食物	叶酸含量
花豇豆	273.6	茼蒿	114.3	燕麦片	30.1
红小豆	151.9	油菜	107.6	糙米	22.9
北豆腐	39.8	雪里蕻	82.6	莜面	22.4
鸡肝	1172.2	辣椒	69.4	白面粉	20.7
猪肝	353.4	韭菜	61.2	玉米糁	7.0
猪肾	49.6	鲜香菇	41.3	特级大米	6.8
瘦猪肉	8.1	鸡蛋	113.3	芝麻	163.5
酱牛肉	5.5	鲳鱼	40.7	花生	107.5
鸡肉	6.5	虾	26.4	橘子	52.9
烧乳鸽	150.9	酸奶	4.1	草莓	31.8

数据来源：杨月欣主编：《中国食物成分表（标准版）》，北京大学医学出版社 2018 年版。

（八）维生素 B_{12}

维生素 B_{12} 的化学名称是钴胺素，既是唯一一个含有金属离子的维生素，也是分子量最大的维生素。维生素 B_{12} 与叶酸有着密切的联系。这两者互相激活，或互相配合，共同在 DNA 的合成和含硫氨基酸的代谢当中起到重要作用。维生素 B_{12} 是神经鞘的维护所必需的因子，而神经鞘是包在神经纤维外面的重要保护层，故而维生素 B_{12} 常被认为是营养神经的维生素。它也参与脂肪酸和某些氨基酸的降解。

维生素 B_{12} 的典型缺乏症是恶性贫血。由于叶酸的活化需要维生素 B_{12} 的参与，维生素 B_{12} 不足时，叶酸无法活化，导致 DNA 合成减慢，红细胞不能正常分裂成熟。给予大量叶酸可以纠正恶性贫血症状，但却会掩盖维生素 B_{12} 不足引起的神经纤维变性问题。老年人缺乏维生素 B_{12} 可导致神经传导功能下降，记忆力减退，空间认知下降等问题，严重时会导致不可逆的神经损害，甚至瘫痪。

由于维生素 B_{12} 的需要量非常小，并高度循环利用，即便摄入不足，也需 1~3 年之后才有可能表现出缺乏症状。只有在某些胃肠道疾病患者中，或者严格素食者当中，才有发生维生素 B_{12} 缺乏症的危险。

按我国标准，成年人维生素 B_{12} 的推荐摄入量为 $2.4\mu g/d$。尚未发现维生素 B_{12} 摄入过量可能导致任何不良反应，也尚未制订摄入量的上限。

维生素 B_{12} 存在于所有的动物性食品当中，以及发酵食品和菌类食品当中。未经发酵的植物性食品中不含有维生素 B_{12}。只要摄入奶类和蛋类，即便不吃鱼肉类食品，即可满足维生素 B_{12} 的需要量。发酵食品和菌类食品含有维生素 B_{12}，如酱油、醋、豆腐乳、豆酱、豆豉、醪糟、纳豆、蘑菇等，但其吸收利用率不及动物性食品，是否能满足维生素 B_{12} 的营养需要尚有一定争议。

【特别关注 1】B 族维生素的协同作用

B 族维生素在人体代谢中分别起到重要的辅酶作用，但它们的作用之间常有密切的联系。一种 B 族维生素的不足，往往也会影响到其他 B 族维生素的吸收、排泄和代谢功能正常发挥。叶酸和维生素 B_{12} 互相激活，共同在 DNA 合成当中发挥作用，就是一个典型例子。

维生素 B_2 和维生素 B_6 的合作也是一个很好的例子，因为维生素 B_2 的相关辅酶 FMN 能帮助维生素 B_6 转化为其活性形式，因而维生素 B_2 严重缺乏时，会引起维生素 B_6 相关功能的下降。而维生素 B_2 和维生素 B_6 的不足，又会影响到烟酸的供应，因为食物中的色氨酸要转变成烟酸，需要这两种维生素的帮助。

另一个例子是在含硫氨基酸的代谢当中，叶酸、维生素 B_2、维生素 B_6 和维生素 B_{12} 共同发挥作用，帮助减少同半胱氨酸在血液中的积累，使其转变成蛋氨酸或半胱氨酸，从而减少心血管疾病的危险。

更为人们所熟知的是，在能量代谢当中，多种 B 族维生素之间存在着密切的关联和协同作用。例如，在丙酮酸转变成乙酰辅酶 A 的过程当中，同时需要 NAD、FAD 这两种重要辅酶的参与，还需要焦磷酸硫胺素的帮助，而这就意味着同时需要维生素 B_1、维生素 B_2 和烟酸。其中的重要反应物辅酶 A 则来自于泛酸。在进入三羧酸循环的第一步反应当中，乙酰辅酶 A 需要和草酰乙酸结合，而草酰乙酸的合成需要生物素的帮助。可见，从葡萄糖变成能量的过程中，共有 5 种 B 族维生素协同作用。缺少了其中任何一种，人体的能量代谢都会发生障碍。

多种 B 族维生素不足都可能造成贫血，也是因为它们功能上的相互联系。例如，维生素 B_2 不足时，维生素 B_6 无法转变成活性形式，而血红蛋白的合成需要维生素 B_6 辅酶的帮助，因而这两种维生素的缺乏都会增加贫血的危险。血红蛋白能够正常合成，但因为缺乏维生素 B_{12} 或叶酸，血红细胞的 DNA 无法正常合成，细胞不能正常分裂成熟，也会造成贫血。而发生贫血导致氧气供应不足，细胞无法正常进行生物氧化，结果也会造成能量代谢的障碍。

由此可见，所有 8 种 B 族维生素在功能上都是互相联系的。缺乏任何一种，都会影响到细胞的能量供应，导致机体整体水平上的能量供应障碍。

在整个机体能量供应不足、细胞分裂迟缓的情况下，那些更新最快的组织会首先受到影响，如黏膜细胞、皮肤表层细胞、血红细胞等；那些对能量供应最敏感的组织也会首先受害，如神经组织。这就能够解释为什么 B 族维生素缺乏的时候，表现出来的症状常常首先是皮肤、舌头、口腔、消化道、神经系统和血细胞方面的症状，而且伴随着全身的疲乏无力感。

例如，维生素 B_2 的缺乏导致舌头的异常，维生素 B_6 和叶酸的缺乏也常有舌头疼痛和颜色异常的症状。维生素 B_2 缺乏时有脂溢性皮炎的症状，维生素 B_6 也有类似症状。维生素 B_2、B_6、叶酸和维生素 B_{12} 缺乏都可能导致贫血。缺乏维生素 B_1 时常有情绪沮丧，缺乏烟酸和维生素 B_6 引起抑郁，维生素 B_{12} 缺乏时空间感觉和记忆力下降，都属于神经系统功能的变化。

由于 B 族维生素在功能上有密切联系，所以它们很少单独缺乏。一种维生素不足的同时，往往也隐藏着其他 B 族维生素的不足问题。多种 B 族维生素同时补充，效果往往优于补充某一种。饮食不足、消化吸收不良、酒精摄入过量等问题，也会造成多种 B 族维生素的同时缺乏。

【特别关注 2】为什么现代人会缺乏 B 族维生素？

从膳食角度来说，B 族维生素的膳食来源往往是相似的，它们存在于几乎所有动植物细胞当中。所以，天然食品是 B 族维生素的最自然的来源。

在种子当中，各种 B 族维生素都存在于种子的外层，即糠麸和谷胚部分，因此以全谷类、豆类、薯类等食品为主食是获得多种 B 族维生素的有效方法，特别是维生素 B_1 和烟酸。动物性食品可提供维生素 B_2、B_{12} 和维生素 B_6，绿叶蔬菜可提供丰富的叶酸和维生素 B_2。只要以天然的淀粉类食物为主食，配以少量动物性食品和大量蔬菜水果，就不容易缺乏各种 B 族维生素。

温饱未满足之前，贫困人群因为食物不足，严重依赖于精白米或玉米等主食，在烹调不当和副食不足时容易发生 B 族维生素的缺乏。进入小康社会之后，食物供应已经极大丰富，但其中的天然食物比例下降，蔬菜水果不足，却大量食用用精白米、精白面粉、糊精、纯淀粉、白糖、精炼油脂等制成的食品，其中所含的 B 族维生素非常少。这种低质量的饮食模式，是膳食中缺乏 B 族维生素的重要原因。

B 族维生素缺乏时，人体代谢发生障碍。但是，这并不意味着大量补充 B 族维生素一定会对相关的代谢过程起到额外的促进作用。每一种维生素都有合适的摄入量，相关内容参见本书"膳食营养素参考摄入量"部分。

（九）维生素 C

维生素 C 的化学名称是抗坏血酸，因能够治疗坏血病而得名。

生理作用

维生素 C 是一种生物活性很强的物质，在体内具有多种生理功能。第一，其参与胶原蛋白的合成，并且参与一系列重要的生物化学反应，如帮助脂肪酸进入线粒体进行氧化的肉碱、神经递质 5-羟色胺，以及去甲肾上腺素和甲状腺素的合成。第二，具有较强的还原性，比如帮助三价铁在肠道中被还原成二价铁，形成可溶状态，易于被人体吸收。第三，有助提高机体免疫力，促进抗体形成。第四，对于进入人体内的有毒物质如汞、铅等重金属以及某些药物和细菌毒素，给予大量的维生素 C 可缓解其毒性。

此外，流行病学调查发现，从天然水果蔬菜等食物中摄入较多的维生素 C，能够减少癌症、心脏病、白内障等多种慢性疾病的危险。但这并不意味着大量补充维生素 C 药片能有同样的作用。

缺乏与过量

维生素 C 的缺乏症即坏血病，主要原因与胶原合成障碍有关，症状是牙龈肿胀出血、皮下有出血点。这是由于缺乏维生素 C 时，血管壁的胶原蛋白层无法正常修复。这种情况通常发生于缺乏维生素 C 摄入一个月以上的情况下，此时体内的维生素 C 储备几近耗竭。此后，如果仍然得不到及时补充，会发生关节和内脏的出血，皮肤粗糙、干燥、起鳞片，伤口因无法结痂而难以愈合，骨骼软化变形，牙齿松动，抵抗力低下，容易发生感染，常常伴有贫血。同时可能有精神情绪方面的障碍，如抑郁和躁狂。严重时会因内出血而死亡。

因为容易排泄，维生素 C 的毒性非常低，从水果蔬菜当中摄入时不会产生任何副作用。但摄取维生素 C 增补剂过量时，如每日 5g 以上，可能导致恶心、腹泻等副作用，主要是大量维生素 C 对胃肠道的刺激所致。对肾功能障碍者、痛风患者和肾结石高风险人群来说，摄入过多维生素 C 可能增加肾结石的危险。同时，大剂量维生素 C 还可能会降低抗凝剂的作用，并可能使铁吸收过量，反而促进体内形成自由基。

参考摄入量以及食物来源

目前推荐的每日维生素 C 摄入量为 100mg，为预防慢性疾病目的建议摄入量为 200mg，最高限量为 2000mg。在每日摄入 200mg 以上维生素 C 时，人体的吸收能力几乎达到极限，多余的维生素 C 会从尿中排出。

维生素 C 主要来源为新鲜蔬菜和水果，一般是叶菜类含量比根茎类多，酸味水果比无酸味水果含量多。含量较丰富的蔬菜有辣椒、西红柿、油菜、卷心菜、菜花和芥菜等。蔬菜烹调方法以急火快炒为宜，可采用淀粉勾芡或加醋烹调以减少维生素 C 损失。

维生素 C 含量较多的水果有樱桃、石榴、柑橘、柠檬、柚子和草莓等，而苹果和梨含量较少。某些野菜野果中维生素 C 含量尤为丰富，如苋菜、苜蓿、刺梨、沙棘、猕猴桃和酸枣等。特别是枣、刺梨等水果中含有生物类黄酮，对维生素 C 的稳定性具有保护作用。

第六节 矿 物 质

目前，人体内可检出的元素达 70 种以上，除了碳、氢、氧、氮外，其余元素均称为矿物质。基于在体内的含量和人体需要量的不同，矿物质分为常量元素和微量元素两类，其中前者包括钠、钾、钙、镁、磷、硫、氯，后者包括铁、锌、铜、锰、钼、铬、碘、硒、氟等。

矿物质和维生素都不含有能量，都是小分子物质。矿物质不能在体内合成，必须从外界摄取，并且每天都有一定量的矿物质随尿、粪便、汗液等排出体外。因此，为满足机体需要，矿物质必须不断地从饮食中补充。

矿物质不会在烹调加工中被破坏，只可能从一种存在形态变成另一种形态。一部分矿物质极易被身体吸收，也会很快从尿中排出，比如钾元素；另一部分矿物质则需要特殊的载体才能被吸收和转运，而且排出速度较慢，有可能会发生蓄积性中毒，比如铁。一些有害元素排出体外的速度较慢，可能在体内长期积累，随着年龄的增长，体内的蓄积量会越来越大。

一、钠

成人体内钠含量为 70~100g，约占体重的 0.15%。食盐是氯化钠，故钠离子和氯离子在食品中往往同时存在。

（一）生理功能

钠离子是细胞外液的主要成分，对维持水分平衡和离子平衡极其重要，是调节血压的重要因素。钠在肾脏被重新收时可交换氢离子，从而帮助维持酸碱平衡。对神经冲动的传递和肌肉的收缩来说，它也是必需的因素。

（二）缺乏与过量

钠严重缺乏时，可导致恶心、呕吐、视力模糊、血压下降、肌肉痉挛，乃至急性肾功能衰竭而死亡。然而，目前人类并不容易缺乏钠元素，除非是饥饿、大量出汗、严重呕吐和腹泻等情况下，造成钠的过量流失，才可能发生不足。相反，它是膳食中最易过量的元素之一。

过多的盐是促进血压升高的最重要因素之一，但对盐的敏感性有个体差异。盐敏感型的人在膳食中盐量上升时，血压也会随之明显上升。肥胖者、糖尿病患者、肾脏功能受损者、有高血压家族史的人和老年人往往对膳食中盐的数量比较敏感。控制钠摄入量可以帮助他们减少高血压和心脑血管疾病的危险。

健康人体可以排出过量的钠，但在肾功能出现障碍时，摄入钠过多可能发生高钠血症，严重时可致死亡。每日摄入过多的食盐，如达到 35g 以上，可以引发急性中毒，出现水肿、高血压、高血胆固醇、胃黏膜上皮细胞破裂等症状。

【特别关注】摄盐过量的多方面危害

食盐本身含氯离子和钠离子，两者都与血压的升高有关，但氯化钠要比单独的钠离子或氯离子升高血压的效应更强。减盐是控制高血压的重要措施。

钠的摄入量增高时，尿钙的排出量也会随之升高。但是，如果膳食中增加钾和镁，就可以抵消这种钙流失的效应。避免摄入过多的盐，对骨骼健康是有益无害的。同时，尿钙含量增加会增加泌尿系统结石的风险，故控制摄入过多的盐也有利于预防肾结石。

大量研究还证实，长期食用过多食盐会增加胃癌的危险，主要是因为盐对胃黏膜的伤害作用。在胃黏膜损害之后，幽门螺杆菌的作用会增大致癌风险。

盐和含钠增鲜剂有促进食欲的作用，故摄入钠含量高的食物比较"下饭"、"开胃"，对减肥者是十分不利的。

（三）参考摄入量以及食物来源

按照 2013 年版的中国居民膳食营养素参考摄入量，我国 18~49 岁成年人每日钠适宜摄入量（AI）为 1500mg，相当于每天摄入食盐 3.8g；建议摄入量（PI）为 2000mg，相当于每天摄入食盐 5g。但目前我国居民膳食中平均日摄入食盐量达 9g 以上，部分人群可高达 12g 以上。

除了食盐和其他咸味调味品，钠主要来自动物性食物，如肉类和鱼类，还有虾、贝等水产品。多数植物性食品钠含量甚低，但海藻类含有较多的盐，少数略带咸味的绿叶蔬菜钠含量比其他蔬果略高，如芹菜、茴香、茼蒿、油菜、小白菜等，但它们在不放盐烹调时仍然属于低钠食物。

各种咸味调味品，如酱油、腐乳、各种酱类、咸菜、豆豉等，都含有大量的盐。因此，它们都是膳食中钠的来源。面食品、焙烤食品中为了增加筋力，或获得膨松口感，往往会添加氯化钠、碳酸钠、碳酸氢钠等含钠添加剂，都会增加食品中钠的含量。

【特别关注】为什么加工食品往往含有大量的钠？

但在现代生活当中，钠还可能来自各种食品添加剂，如作为调味品食用的味精（谷氨酸钠）就含钠，而鸡精类产品中不仅含味精、核苷酸钠，还直接加入了食盐。膨发时用的泡打粉含碳酸氢钠，用来嫩肉的复合产品添加碳酸钠和多种磷酸盐，基本上也是钠盐。用来防腐的苯甲酸钠含有钠，用来调节酸味的柠檬酸钠等也含有钠。

所以，凡是加添加剂比较多的产品，几乎都是钠含量较高的食品。对于需要控制钠摄入量的高血压患者和肾病患者来说，应当尽量少吃加工食品，摄入天然状态的食物。

为什么添加剂都要以钠盐形式添加呢？这是因为钠盐的溶解度最好，能够最方便地分散在食品体系当中。如果是钙盐、镁盐，就容易发生沉淀。

二、钾

钾离子是细胞内液的主要阳离子，在细胞中的钾占体内钾的 98%。它也是膳食中来源最丰富的金属元素之一。钾在膳食中容易被人体吸收，吸收后绝大部分由肾脏通过尿液排出，少量由粪便和汗液排出。

(一) 生理功能

作为细胞内液的主要阳离子，钾对于维持细胞的完整性十分重要。钾也是钠泵的组成部分。在生物膜上，钾离子和钠离子的交换，往往与一些重要的生理过程有关，如神经冲动的传递，以及肌肉的收缩。心脏的正常搏动有赖于钠、钾等离子的协同作用。碳水化合物和蛋白质的代谢也需要钾的帮助。钾和钠一样，对于身体维持电解质平衡具有关键作用。调节肾脏对钾的排泄量，也是维持体内离子平衡和酸碱平衡的途径之一。

(二) 缺乏与过量

人体缺乏钠的情况十分少见，而缺乏钾的情况却相对常见，除了钾摄入不足之外，主要是由于钾的过度排出或丢失的缘故。如存在酸中毒现象的糖尿病人、脱水中暑者、以及长时间的呕吐和腹泻等，都会引起钾的大量损失。使用利尿剂和类固醇药物也会造成这种副作用。钾缺少时，人体表现为肌肉无力、心律失常、胃肠道消化功能紊乱和肾脏功能障碍等。其中肌肉无力是最早期的症状。

尽管膳食中很多食物富含钾，但从食物来源摄取钾并不会导致中毒，因为肾脏可以有效地排出钾。只有在超量服用含钾盐或钾增补剂时，或者肾功能不全导致钾排泄障碍时，才会导致这种后果。

【特别关注】高血压患者要吃高钾低钠的膳食

钠是促进血压升高的因素，而钾是促进血压下降的因素。如果吃富含钾而钠含量低的食物，就意味着降低了食物中钠和钾的比例，对于预防血压上升十分有益。

在膳食中，钾含量高的水果通常不需要加盐食用，对改善食物中的钠钾比例十分有益。烹调蔬菜时如果加入大量的盐，则会使钠钾比例得不到改善。故而对于高血压患者来说，食用蔬菜应当少放盐。蔬菜榨汁食用虽然会损失维生素 C 和膳食纤维，却可以很好地保持低钠特性，故仍有健康意义。

在主食食材中，用薯类、豆类和全谷替代部分精白米面，均可有效提高膳食中的钾摄入量，因为和精白米面制品相比，它们都含有较高的钾，特别是薯类。

(三) 参考摄入量以及食物来源

钾适宜摄入量(AI)为每天 2000mg，为预防高血压等慢性疾病，建议摄入量为 3600mg，目前没有最高摄取量的限制。

钾几乎存在于所有天然食品当中，但其最好的来源是蔬菜、水果、薯类和豆类。肉、鱼、蛋、贝类等食物均含钾，但它们也含有相当多的钠。大部分蔬菜和各种水果、薯类、豆类均为高钾低钠食品。因此，将主食的一部分换成薯类和豆类，并多吃蔬菜和水果，可以有效地提高膳食中钾的摄入量，对预防高血压和心脑血管病十分有利。

三、钙

钙是人体内含量最高的一种矿质元素，约占人体重的 1.5% ~ 2.0%。其中，体内 99% 的钙存在于骨骼和牙齿当中，成为人体的支撑。同时，骨骼也是人体的钙储存库，在食物摄入不足时，为了维持血钙的稳定，人体可以从骨骼中动员钙进入血液，使生命活动得以正常进行。

（一）生理功能

钙以羟磷灰石的形式与骨胶原蛋白一起组成骨骼，赋予骨骼以硬度和强度。体液当中的含量仅占全身钙含量的不足 1%，但它帮助维持人体的正常凝血功能和神经传导功能，使肌肉能够正常收缩和舒张。一些激素的分泌需要钙的存在，还有许多酶系统的活性需要钙离子的参与，如脂肪酶、一些蛋白酶、ATP 酶等。

研究发现，膳食中钙摄入充足对血压控制有益。在限制钠摄入的同时，提高膳食中的钙摄入量，对于控制血压最为有效。还有一些研究发现，较高的膳食钙摄入量可以降低肠癌的危险性，对心血管疾病和糖尿病患者也有保护作用。

（二）缺乏与过量

膳食中的钙长期供应不足，对幼儿来说会造成佝偻病，对成长期青少年来说，则会使其骨密度峰值达不到应有的高度。中年之后，特别是 40 岁之后，骨钙的负平衡可能造成骨质疏松症，甚至引起老年期的骨折，在老年妇女当中尤为普遍，但抽烟、喝酒、长期食物营养不平衡也可以导致男性的骨质疏松。其症状是腰背疼痛、气短、身高降低、容易摔跤、受力时发生骨折等。

从食物中摄取钙时并没有过量危险，但摄入过多的钙补充剂有可能带来危害，如干扰铁、锌、镁等其他矿物质的吸收利用，可能引起便秘，并可能增加肾结石的危险。

（三）参考摄入量以及食物来源

钙是我国居民膳食中容易缺乏的一种矿物质。历次全国膳食调查表明，居民的平均膳食摄入量为 400mg 左右，只有 18~49 岁成年人推荐值 800mg 的一半左右。最高可耐受摄取量为 2000mg。

钙的食物来源主要包括以下几类：

——各种乳制品，如牛奶、羊奶、水牛奶、酸奶、奶酪、奶粉等；

——以石膏和卤水作为凝固剂的各种豆制品，如水豆腐、各种风味的豆腐干、豆腐丝、豆腐千张、素鸡素鱼段等仿肉豆制品等；

——草酸含量不高的绿叶蔬菜，如各种类型的小油菜、小白菜、塌棵菜、菜心、芥蓝、羽衣甘蓝、绿叶圆白菜、芫荽(香菜)、萝卜缨等；

——芝麻酱和各种坚果、油籽等；

——连骨食用的小鱼小虾等。

【特别关注】哪些食品中的钙容易吸收?

牛奶、酸奶、奶酪等乳制品中含有大量的钙，同时也含有维生素 D。其中的钙为可溶分散状态，也不含有植酸、草酸、单宁等妨碍钙吸收的因素。而且乳制品食用方便，每次摄入量可达 250g，被公认为天然食物中最好的钙来源。

相比而言，虾皮含钙量高，但难以在胃中完全磨碎消化；豆腐和芝麻酱等食品中含钙量高，但它们不含有维生素 D，同时可能含有少量植酸等妨碍吸收的因素。绿叶菜也是钙的好来源，但利用率差异较大。苋菜、菠菜等含草酸较高，而油菜、小白菜、甘蓝类蔬菜钙含量高，草酸含量却很低，钙的利用率较高。

充足的日光照射，或者补充维生素 D，可以提高植物性食品中钙的利用率。对于有涩味的蔬菜，焯水后食用可以减少草酸对钙吸收的影响。

四、镁

正常成人体内镁含量为 20~38 克，其中 60%~65% 存在于骨骼和牙齿当中，27% 存在于肌肉、肝、心脏等组织中。

(一)生理功能

作为多种酶的激活剂，镁参与体内 300 多种酶促反应，并且是氧化磷酸化作用的重要辅因子，对葡萄糖降解、蛋白质、脂肪、核酸的生物合成等起重要调节作用。镁还具有调节激素、促进骨骼生长和肌肉兴奋性等作用。此外，镁还是正常免疫功能所必需的营养成分。

(二)缺乏与过量

明显的镁缺乏症状很少能见到，只有在酒精中毒、严重腹泻、肾脏疾病、服用利尿剂、蛋白质严重不足时，才有可能发生镁的严重缺乏，表现为手足抽搐，肌肉震颤，甚至出现幻觉和其他神经肌肉过度兴奋的症状。长期缺镁还可能与骨质疏松有关。

过量的镁可引起腹泻、恶心、胃肠痉挛等胃肠道反应，重者可出现嗜睡、肌无力等临床症状，但一般情况下不易发生镁中毒。

(三) 参考摄入量以及食物来源

中国营养学会推荐，成人镁的推荐摄入量为330mg/d，考虑到从食物和水中摄入镁不会造成过量问题，所以没有制定最高可耐受量。

镁的食物来源丰富，豆类、坚果、全谷等都是镁的好来源，肉类、淀粉类食物、牛奶的镁含量较少。由于叶绿素分子中含有镁，深绿色叶菜均为镁的良好食物来源。精加工食品中镁含量最低，随着这类食品消费量不断增加，膳食镁的摄入量呈减少趋势。

五、铁

正常人体内的铁含量为 $30\sim40$ mg/(kg·bw)，其中约2/3是功能性铁，其余以储存铁存在。

(一) 生理功能

铁是构成血红蛋白、肌红蛋白、细胞色素以及某些呼吸酶的成分，参与体内氧的运送和组织呼吸过程，并维持正常的造血功能。同时，它也是一些酶活性所必需的因子，通过铁离子在二价和三价之间的转换，帮助实现氧化还原反应。

(二) 缺乏与过量

铁缺乏所引起的缺铁性贫血是世界上最常见的营养缺乏症之一，在我国主要发生于婴幼儿、育龄期妇女和老年人，特别是孕妇当中。缺铁性贫血时，人体粘膜颜色苍白，体能下降，免疫力降低，在低温下的体温调节能力不足。在缺铁性贫血出现之前，人体的能量供应水平和神经递质合成效率已经因缺铁受到影响，从而影响到工作能力和思维能力，表现为工作效率降低、活力减退、情绪淡漠等。

【特别关注】贫血引起行为改变

多项研究表明，儿童贫血会降低其学习和认知能力。由于机体氧气和能量供应不足，大脑神经系统的活动首先受到影响。贫血的孩子不仅体能下降，而且智力活跃程度也随之降低，对学习、思考、娱乐活动等兴趣减退，平均学习成绩低于不贫血的健康儿童。同时，他们参加游戏活动也比较少，或不够主动。

在很多情况下，人的行为与其营养状况密切相关。被评价为不热情、不活跃、懒惰、注意力不集中、不爱动脑的人儿童当中，以及情绪低落、兴趣淡漠、不爱活动的女性当中，可能存在贫血、缺锌、维生素缺乏等情况。因此，在这些情况下，应首先对他们进行营养水平的检测和评价，然后再考虑心理、行为等方面的治疗方案。

由于铁元素有催化氧化反应的能力，体内铁沉积过多可能会增加自由基带来的氧化压力，从而对多种疾病和癌症的预防不利，如增加糖尿病、肝癌、心血管病和关节炎的风险。铁补充剂摄入过量很容易发生铁中毒，需要在专业人员的指导下服用，还要特别避免误食中毒。铁中毒可导致恶心、呕吐、腹泻、头晕、意识模糊、心跳加速、心脏衰竭等。

(三)参考摄入量以及食物来源

按照我国营养素参考摄入量，成年女性和男性每日摄取铁的参考值分别为20和12mg。最高限量为42mg。

铁的最佳食物来源是富含血红素铁的红色内脏和肉类，如动物的肝脏、肾脏、心脏、脾脏、禽类的胗、动物血、红色的牛羊肉和瘦猪肉等。红色越深，所供应的血红素铁也就越多。

在膳食中，对铁营养贡献最大的是红肉类、禽类和鱼虾类。豆类、蛋黄和全谷类食物都含有较高的铁，但为非血红素铁，生物利用率较低。深绿色叶菜、坚果、油籽和水果干所提供的铁也不可忽视。此外，一些食品当中强化了铁，如铁强化的早餐谷物、铁强化的面粉、铁强化的酱油等。对缺铁者和素食者来说，经常摄入这些食物对铁的膳食供应也会起到补充作用。

对缺铁者或消化不良者来说，草酸含量较高的蔬菜宜焯水去除草酸后食用。新鲜水果和蔬菜中的维生素C、维生素A、维生素B_2和有机酸可以提高谷类和豆类中的铁吸收率，而肉类与谷类、蔬果同时食用也会促进铁的吸收率。

六、锌

锌分布于人体大部分组织、器官、体液中，约60%存在于肌肉，30%存在于骨骼。成年男性体内锌总量约为2.5g，女性为1.5g。

(一) 生理功能

锌是体内两百多种酶和活性蛋白质的激活因素或辅因子，其在体内主要有三大基本功能：催化功能、结构功能和调节功能。通过这三种功能，锌在人体发育、认知行为、创伤愈合、味觉和免疫调节等方面发挥着重要功能。

(二) 缺乏与过量

锌的缺乏会引起儿童生长发育严重迟滞，造成身材矮小、男性性发育障碍等问题。同时，由于肠黏膜细胞更新受阻，引起腹泻和消化不良，造成其他营养素也发生缺乏。由于味觉蛋白功能障碍，缺锌时可能发生食欲不振、味觉异常，甚至发生异食癖。缺锌还造成免疫力低下，易患感染性疾病。由于细胞增殖受阻，缺锌时伤口难以愈合。缺锌影响视觉功能，引起类似于维生素 A 不足时的暗视力下降。儿童长期缺锌还可能损害中枢神经系统，造成认知功能发展滞后。

从食物中摄入锌不会引起中毒，但补锌营养品摄入过量可能引起中毒反应。

(三) 参考摄入量以及食物来源

中国营养学会推荐，成年男性锌的摄入量为12.5mg/d，女性为7.5mg/d，最高耐受量为40mg/d。

膳食中的锌主要来源于一些蛋白质丰富的食物，如贝类、虾蟹、内脏、肉类、鱼类等。甲壳类动物如田螺、牡蛎、河蚌之类都富含锌。种子当中，芝麻、葵花籽、松子等含锌量也很高。谷胚中富含锌，豆类、坚果和全谷也是锌的来源，但吸收率较低。

【特别关注】消化不良会影响矿物质吸收吗?

由于矿物质的吸收受到多方面因素的影响，在同样的摄入量下，身体所得到的微量元素营养可以有很大的差异。例如，胃酸不足会影响到食物中矿物质的可溶程度；消化液不足和胃肠蠕动减慢时会影响到营养素的释放；肠道黏膜感染或黏膜细胞更新障碍会影响到多种矿物质的吸收。

与此同时，一种营养素的不足，也会通过对消化系统的影响，而妨碍其他营养素的吸收。如锌和铁的不足都可能导致肠黏膜更新障碍，造成多种维生素、矿物质吸收不良。因此，铁和锌的不足往往与其他营养素的不足相伴而存在，引起人体的全面衰弱。补充营养时，也应注意采取改善消化吸收的综合措施，仅补充一种营养素未必能获得良好的效果。

七、碘

人体对碘需要量极其微少，成人体内含碘 15~20mg，其中 70%~80% 存在于甲状腺组织内。然而，碘是世界上缺乏人群最多的营养素之一。

(一)生理功能

碘在体内主要参与甲状腺素的合成。甲状腺素是人体新陈代谢调控的重要激素，影响到人体的代谢率高低、能量释放、生长发育、神经和肌肉功能、以及蛋白质的合成等重要生理功能。甲状腺素水平发生异常时，基础代谢率和机体的能量供应水平有明显改变。

(二)缺乏与过量

由于碘在陆地环境分布很不均匀，世界上很多国家都存在碘缺乏的情况。碘缺乏病是世界上最严重、最流行的疾病之一。碘缺乏的典型症状为甲状腺肿大，学龄儿童甲状腺肿大率是衡量一个地区碘缺乏与否的重要指标。克汀病(呆小症)是碘缺乏造成的最严重的疾病，是胎儿期碘缺乏导致的甲状腺功能不足引起的不可逆性神经损伤，表现为严重的智力障碍。早在 20 世纪 50 年代，我国曾在部分地区发现不少由于碘缺乏导致的甲状腺肿大和克汀病病例。

为了控制碘缺乏症，世界许多国家都推行食盐加碘的政策，并取得了巨大的成效。也有一些国家在饮水、烹调油或主食中添加碘。我国从 1996 年实行食盐加碘之后，极大地减少了因缺碘所造成克汀病痴呆儿的出生率。

碘过多时会造成碘过多性甲状腺肿大，还可引起碘性甲状腺功能亢进、甲状腺功能减退等，但从食物中摄入碘发生中毒反应的机会较小。

（三）参考摄入量以及食物来源

按照我国营养素参考摄入标准，健康成年人每日摄取碘的参考值为 120μg，最高限量为 600μg。

膳食中的碘主要来自于食物，但也有 10% ~ 20% 来自饮水。海水中含有丰富的碘元素，因此各种海洋食品均为碘的良好来源，如海鱼、海鲜、海藻等。陆地食物的碘含量则与水土有密切关系。一般来说，地质倾斜角度较大、经常受雨水冲刷的地区土壤中含碘量低。

在非海产食品当中，动物性食品中的含碘量通常高于植物性食品，故在缺碘地区，经常食用动物性食品的人不易罹患地方性甲状腺肿。

目前加碘食盐已成为碘的重要膳食来源。相关部门已经多次调整各地区碘盐中的加碘量，但具体从碘盐中摄入多少碘，还与碘盐的总摄入量有关。口味重的人会摄入过多的盐，同时也会带来较多的碘。同时，由于每个人的食物结构不同，动物性食品特别是水产品的摄入量差异非常大，故而即便在同一地区，各人的碘摄入量也有非常大的差异。

【特别关注】哪些食物妨碍碘的吸收利用？

食物中的硫甙类物质和异黄酮类物质均能降低碘的吸收利用，高锰酸钾、溴酸盐和某些药物也会降低碘的作用，减少甲状腺素的产生，促进甲状腺肿大。

富含硫甙类的食物主要是味道较浓的十字花科类蔬菜，包括芥菜、芥蓝、西蓝花、白色菜花、圆白菜、萝卜、茎蓝等。富含异黄酮的物质主要是大豆及豆制品。然而，对于甲状腺功能正常的人来说，没有证据表明正常食用这两类食物对健康有不利影响。烹调可以降低硫甙物质的含量。

除了大豆和十字花科蔬菜之外，有研究发现部分其他果蔬也有轻微的降低甲状腺功能的作用。咖啡因对甲状腺功能有抑制作用，因此缺碘者不宜大量饮浓茶和咖啡。这方面的研究还有待于进一步深入。

表 1-18 **其他矿物质的作用和食物来源**

元素名称	主要作用	缺乏或过多	食物来源
氯	胃液成分；和钠一起维持电解质平衡	盐摄入充足时不发生缺乏	各种有咸味的食品
磷	骨骼的成分；生物膜磷脂中的成分；遗传物质的成分；维持酸碱平衡，在能量传递中起作用	蛋白质充足时不发生缺乏。缺乏时发生骨痛、肌肉无力等现象，过多妨碍钙的利用	各种动物食品，大豆和豆制品，坚果类，可乐，含磷酸盐的饮料
硫	蛋白质氨基酸和某些维生素的成分	蛋白质充足时不发生缺乏	各种富含蛋白质的食物
硒	体内各种谷胱甘肽过氧化物酶（GSH-Px）的必要成分，维护体内的抗氧化能力，并帮助甲状腺素的活性化，帮助氧化型维生素C 的还原再生	其缺乏与克山病和大骨节病有关，过多时头发脱落、指甲变形、疲乏烦躁等中毒症状	各种动物性食品，高硒地区的农牧产品
铜	参与运铁蛋白、红细胞和胶原蛋白的形成，维护神经系统的功能	缺乏时发生贫血和骨骼畸形，但蛋白质充足时不易发生缺乏	贝类，坚果类，动物内脏，谷胚和豆类
锰	多种酶的激活剂或辅因子，对骨骼形成有帮助	缺乏十分罕见，可能引起骨骼生长不良	坚果，粗粮，绿叶蔬菜
铬	是葡萄糖耐量因子的成分，帮助胰岛素充分发挥作用	胰岛素耐量下降，血胆固醇上升	内脏，肉类，粗粮，酵母
钼	几种酶的辅因子	尚不了解	豆类，粗粮，动物内脏
氟	坚固牙齿和骨骼	过多导致氟病，表现为氟斑牙和氟骨症	鱼类，海产，茶叶，以及其他动物性食品

第七节　水

水是人体中含量最多的成分，占我们体重的 50%～80%。人体内的含水量受年龄、性别、体型、职业等因素影响。年龄越小，含水量越多。我们体内不同组织器官的含水量也不一样，肌肉和内脏细胞代谢越活跃的，含水量越高，例如血液和肾的高达80%以上。

一、水的生理功能

水在体内有多方面的生理功能。

它作为介质，帮助营养素、各种代谢产物和废物在体内循环；作为溶剂，帮助水溶性营养成分的吸收和废物的排泄；作为反应物，参与多种生物化学反应；维持大分子的结构与功能，没有水蛋白质便不可能形成有活性的构型；帮助维持体温，如天气炎热时通过皮肤水分蒸发而散热；帮助机体内组织的润滑，如关节液、泪液等均含大量水分；帮助维持细胞内液和细胞外液的容量。

在人体内的液体分为细胞内液、组织间液和细胞外液三个部分。这些液体中的分子在不断地转换，但液体的成分却总是保持基本稳定。所有的细胞和液体中的物质成分都处在一个微妙的平衡当中，以维持生命体的稳态。

除了水本身的生理作用之外，充足的饮水还有其他健康作用。足量饮水可以软化粪便，稀释尿液，从而减少患便秘、肾结石、膀胱结石和尿道结石等泌尿系统结石的风险，还能减少膀胱癌的危险。一些初步研究还提示，充足饮水有利于减轻血管炎症反应，可能有利于预防心血管疾病，甚至可能有利于降低血糖水平。

在身体罹患感染、服用药物等情况下，以及精神压力大等情况下，由于代谢废物的增加，更需要增加饮水量，以保证肾脏及时排出废物。

二、缺乏和过多症状

当身体失水量达到体重的1%左右，人体出现口渴感，且体能开始受到影响；当达到2%～4%时，为轻度脱水，表现为口渴，学习效率较低；达到4%～8%时，为中度脱水，表现为极度口渴、皮肤干燥失去弹性、口舌干裂、声音嘶哑、全身软弱、心率加快、烦躁不安；超过8%时，为重度脱水，表现为高热、烦躁、神志不清；达到10%时，会出现全身无力、血压下降等现象，甚至危及生命；当超过20%，可引起死亡。

尿液状态与缺水风险

健康成年人每天排出尿液的范围在 500~4000mL 之间，随着水的摄入量增加，排尿量上升。水分摄入不足时，尿液被浓缩，尿液渗透压和比重升高。

正常的尿液是透明的浅黄色。随着缺水情况的加剧，尿液的颜色逐渐加深。因此在没有服用药物或维生素片、身体健康的前提下，可以用尿液颜色来简单判断是否有缺水情况。

缺水状态下，人体体能下降，容易疲劳，认知能力降低，反应速度减慢。如果饮水严重过量，或因肾脏功能障碍无法及时排除水分，会发生水中毒现象。此时血液被过度稀释，渗透压降低，人体表现为意识模糊、抽搐，直至死亡。如运动员大量出汗后饮水过多过急，可能造成危险的低钠血症和脑水肿。

【特别关注】为什么蛋白质严重不足会使人发生水肿？

蛋白质对血液的渗透压有所贡献。作为亲水大分子，蛋白质也有吸引水分的作用。同时，生物膜上的离子通道例如钠-钾泵也是蛋白质，它们控制着膜两侧离子的出入，从而间接地控制着水分的运动。因此，正常的蛋白质营养状况对于维持体内水分的稳定是必需的。

蛋白质是大分子，它在生物膜两侧不能自由移动。在长期缺乏蛋白质后，血液中的白蛋白等蛋白质浓度下降，使血液渗透压降低，超过了身体的调节能力。此时，血液渗透压低于组织细胞中的渗透压。虽然组织细胞中的蛋白质无法进入血管，但血管中的水分却能够离开血管，进入组织间隙当中，引起的结果就是水肿。长期节食减肥之后往往容易出现这种情况。及时补充蛋白质可以使水肿得到迅速恢复。

三、参考摄入量和来源

人体水的来源大致可分为三个方面：主动饮水，食物中所含水分，以及体内代谢产生的水分。几乎所有的食品中都含有水分，因此正常饮食情况下，从食物中可获得 700~1200mL 左右的水分。体内代谢产生的水可被循环利用，每日约有 200~300mL。此外，每日如饮水 1200ml（约一次性纸杯 6 杯的量），总量约为 2500ml。人体从几个途径失去水分，包括尿液失水、呼吸失水、汗液失水和粪便失水。

在人体生理功能正常、日常生活起居、食物内容正常、环境温度和湿度适当、未大量出汗、无腹泻等情况下，以上几个途径的每日失水总量约为 2500ml，与摄入的水量相当，此时人体保持水分平衡状态。由于人体对水分摄入量的调节能力较强，摄入增加时，尿量也会相应略有增加，对健康人来说，多喝两三杯水并不会带来什么麻烦。

表 1-19　　　　　　　　　　体内水进入和排出的平衡

水的来源	数量（ml）	水的损失	数量（ml）
液体	550~1500	肾脏排尿损失	500~1400
食物	700~1000	皮肤出汗损失	450~900
代谢水	200~300	肺呼气损失	350
		胃肠道粪便损失	150
总量	1450~2800	总量	1450~2800

我国膳食营养素参考摄入量（2013）推荐成年男性每日饮水 1700ml，女性 1500ml，分别相当于普通一次性纸杯 8 杯和 7 杯。这个数量包括了喝茶、咖啡、饮料、绿豆汤等液体的数量。

【算一算】你从食物中得到多少水

食物的含水量差异很大，从几乎不含有水分的油脂，到水分含量高达 90% 以上的蔬菜。食物选择不同，则从食物中得到的水分差异也非常大。

含水 99% 以上：白水、矿泉水、茶水、各种不加糖的花果茶水；

含水 90% 以上：大白菜、多数绿叶蔬菜、瓜类蔬菜和茄果类蔬菜、西瓜、草莓、脱脂奶、淡豆浆、稀粥、不加奶和糖的咖啡；

含水 80%~89%：各种果汁，甜饮料，牛奶和酸奶，加糖豆浆，苹果、柑橘类等大部分水果，胡萝卜、南瓜等蔬菜、浓粥；

含水 70%~79%：香蕉、马铃薯、甘薯、虾蟹等水产品、部分鱼类、较软米饭、面条；

含水 60% ~ 69%：冰淇淋、多数鱼类、多数肉类、鲜豌豆、较硬米饭；

含水 40% ~ 59%：馒头、通心粉、比萨饼、烙饼等；

含水 20% ~ 39%：大部分面包、馕、烧饼、奶酪、蛋糕；

含水 10% ~ 19%：各种粮食、各种干豆子、黄油、肉干；

含水 10% 以下：坚果、华夫饼干、谷物脆片、膨化食品、花生酱、巧克力。

从以上数据可以看到，多吃蔬菜水果可以有效增加人体的水分摄入量。由于蔬果中的水分在消化系统中缓慢释放出来，比直接饮用大量液体更能持久为身体补充水分，同时还增加了多种营养成分的摄入量。

酒精是一种强力的利尿剂，因此喝含酒精浓度较高的饮料不能帮助人体补水。但酒精浓度很低的啤酒仍有补水作用。咖啡虽然有一定利尿作用，但研究证实，与咖啡本身所含的水分相比，咖啡因引起的水分排出量的增加比例很小，因此喝含咖啡因的饮料一样可以帮助人体补水，如茶和纯咖啡等。

由于人体对水分摄入量的调节能力较强，水的摄入增加时，尿量也会相应略有增加，对健康人来说，多喝两三杯水并不会带来健康损害。在身体罹患感染、服用药物、压力过大等情况下，由于代谢废物的增加，需要增加饮水量，以保证肾脏及时排出废物。在患有肾结石、痛风等疾病的情况下，更需要及时饮水，以便减少疾病发作的风险。

第八节　食物中的活性成分

食物中除了含有多种营养素外，还含有其他许多对人体有益的物质，称之为非营养素。当今关注的非营养素主要指植物化学物，如植物类、皂苷、类胡萝卜素及植物甾醇等。它们对维护人体健康、调节机能状态和预防疾病有着重要的作用。通常把这些成分称为功能成分或生物活性成分。植物化学物可按照其化学结构或者功能特点进行分类。其中摄入量较高且功能相对比较明的植物化学物见表 8-1。

表 1-20　　　　　　常见植物化学物的种类、食物来源及生物活性

名称	代表化合物	食物来源	生物活性
多酚	原儿茶酸、绿原酸、白藜芦醇、黄酮类	各类植物性食物，尤其是深色水果、蔬菜和谷物	抗氧化、抗炎、抑制肿瘤、调节毛细血管功能
类胡萝卜素	胡萝卜素、番茄红素、玉米黄素	玉米、绿叶菜、黄色蔬菜及水果	抗氧化、增强免疫功能、预防眼病
萜类化合物	单萜、倍半萜、二萜、三萜、四萜	柑橘类水果	杀菌、防腐、镇静、抑制肿瘤作用
有机硫化物	异硫氰酸盐、烯丙基硫化合物	十字花科和葱蒜类蔬菜	杀菌、抗炎、抑制肿瘤细胞生长
皂苷	甾体皂苷、三萜皂苷	枇杷、豆类	抗菌及抗病毒作用、增强免疫功能
植物雌激素	异黄酮、木酚素	大豆、葛根、亚麻籽	雌激素样作用
植酸	肌醇六磷酸	各种可食植物种子	抗氧化作用、抑制淀粉及脂肪的消化吸收
植物固醇	β-谷固醇、豆固醇	豆类、坚果、植物油	抗炎和退热作用、抑制胆固醇吸收

一、多酚类化合物

多酚类化合物是所有酚类型生物的总称，主要指酚酸和黄酮类化合物，前者包括原儿茶酸、绿原酸、白藜芦醇等，后者又称生物类黄酮或类黄酮，包括槲皮素、儿茶素、异黄酮和花青素类等。

多酚类化合物具有许多生物学作用，比如抗氧化、抑制肿瘤、保护心血管、抗炎、抗微生物、增强免疫、抗衰老等。

不同国家人群每日黄酮类化合物的膳食摄入量为 20~70mg，主要食物来源有绿茶、各种有色水果及蔬菜、大豆、巧克力、药食两用植物等。2013 版 DRIs 提出部分黄酮类化合物 SPL(特定建议值) 和 UL(可耐受最高摄入量)，如绝经后女性大豆异黄酮的 SPL 为 55mg/d，UL 为 120mg/d；花色苷的 SPL 为 50mg/d；原花青素的 UL 为 800mg/d。

表 1-21 　　　　常见多酚类物质的种类、食物来源及生物活性

名称	可能的生物活性	食物来源
槲皮素	抗氧化作用；抗炎症作用；有利预防心脑血管疾病；降低某些癌症风险等	存在于多种中草药和蔬菜水果中，如石榴、葡萄、枣、苹果、紫洋葱、豆类、茶叶等
异黄酮	类雌激素活性；抗氧化作用；降低乳腺癌风险；改善血管功能；改善胰岛素敏感性等	大豆和各种豆制品
木酚素	类雌激素活性；抗氧化作用；抗炎症作用；改善心血管作用，改善更年期不适等	亚麻籽，芝麻等种子类食物，西蓝花，圆白菜等蔬菜
儿茶素	抗氧化作用；预防心脑血管疾病；降低肿瘤风险；抗菌作用等	各种茶叶，特别是绿茶
花青素	清除自由基，提高抗氧化酶系统活性；抑制炎症反应；改善视力；预防心脑血管疾病等	深色水果如桑葚、蓝莓、杨梅、葡萄、樱桃等；蓝紫黑色的蔬菜、豆类、谷类和薯类
原花青素	抗氧化作用；改善血管内皮功能，预防心血管疾病；降低某些癌症风险；预防尿道感染等	葡萄籽、葡萄、苹果、樱桃、可可、高粱、莓类浆果等
姜黄素	抗氧化作用；抗炎症作用；抗肿瘤作用；改善认知功能等	姜黄、咖喱、芥末等调味品
白芦藜醇	抗氧化作用；抑制血小板凝聚；调节血脂，保护心肌；改善胰岛素抵抗等	花生、葡萄、桑葚、菠萝、茭白、冬笋等

【特别关注】为什么蒸煮果蔬的时候容易发生变色？

　　煮水果、蒸山药、蒸紫薯、蒸藕的时候，都很容易发生变色。原来白色的果蔬，加热之后出现粉红色、蓝色、紫色、褐色，让很多人心生恐惧，以为是其中有染色，或者有农药。其实这是花青素和原花青素造成的自然现象，无需担心。

　　红色、蓝色、紫色、黑色的天然花朵、果实、蔬菜和薯类中含有花青素，是多酚类物质的一个类别。花青素的特点是在不同酸碱度下发生颜色

变化，在酸性条件下变红，碱性条件下变成绿色乃至蓝紫色，如同变色龙一样。例如，紫薯在弱碱性的北方自来水中煮后会发绿，而紫甘蓝切丝加醋拌匀就会变成好看的深粉红色，都是这种变化的结果。

一些白色的蔬果和薯类含有原花青素，它是一种结合状态的多酚类物质，本身是没有颜色的，但在加热时可能有一部分发生水解，变成有色的花青素。比如桃子在煮的时候白色的果肉变成粉红色，紫薯和藕蒸了出现蓝紫色，都是这个原因。

很多果蔬还容易发生褐变。这是因为其中所含的多酚类物质在切开接触氧气之后，氧化成醌类物质，然后聚合成褐色乃至黑色的色素。苹果、土豆、茄子切开之后慢慢出现粉红色、褐色乃至黑色，就是这个缘故。理论上说，绝大多数果蔬都存在这种变化，只是变化的程度和速度不一样罢了。

植物性食物中的酚类物质含量越高，越容易发生以上所说的变色现象。由于酚类物质含量和果蔬的抗氧化性质密切相关，所以我们不要嫌弃那些变色的食物。

二、类胡萝卜素

类胡萝卜素是广泛存在于微生物、动植物以及人体内的一类黄色、橙色或红色的脂溶性色素。根据其分子组成，类胡萝卜素可分为胡萝卜素类和叶黄素类，前者包括 α-胡萝卜素、β-胡萝卜素、γ-胡萝卜素和番茄红素等，后者包括叶黄素、玉米黄素、隐黄素、辣椒红素和虾黄素等。

类胡萝卜素具有抗氧化、抑制肿瘤、增强免疫和保护视觉等多种生物学作用。并且，α、β、γ-胡萝卜素以及 β-隐黄素在人体内可以转换形成维生素 A，属于维生素 A 原，而叶黄素、玉米黄素和番茄红素则不具有维生素 A 原的活性。

类胡萝卜素仅在植物和微生物中可自行合成，动物自身不能合成。类胡萝卜素在植物中主要存在于水果和新鲜蔬菜中，其中 β—胡萝卜素和 α—胡萝卜素主要来自于黄橙色蔬菜和水果，β—隐黄素主要来自橙色蔬果，叶黄素主要来自深绿色蔬菜，番茄红素则主要来自番茄。人体每天摄入的类胡萝卜素大约为 6mg。2013 版 DRls 提出叶黄素的特定建议值（SPL）为 10mg/d，可耐受最高摄入量(UL)为 40mg/d；番茄红素的 SPL 为 18mg/d，UL 为 70mg/d。

【特别关注】吸收胡萝卜素一定要用油炒吗？

一项菲律宾进行的研究把小学生分成 3 个组，一餐中摄入富含胡萝卜素的煮熟蔬菜，但是其中油脂的数量很少，只有每餐 2，5 和 10g 脂肪。孩子们的每日脂肪总摄入量仅相当于一日能量摄入的 12%，17% 和 24%。同时检测血液中胡萝卜素和维生素 A 的含量变化。结果发现，各组孩子血液中胡萝卜素和维生素 A 的含量都增加了，而且增加的幅度并无明显差异。

此前也有文献报道，如果蔬菜能够煮熟，或直接用纯胡萝卜素加入到食品当中，那么只需要 3~5g 脂肪就可以达到有效促进吸收的效果。可见，要吸收蔬菜中的胡萝卜素，并不需要放很多油进行烹调，也不一定油炒。只要把蔬菜烹熟煮软，只需少量的油就可以促进胡萝卜素的吸收。但如果蔬菜未经加热软化细胞壁，质地特别坚硬，那么帮助胡萝卜素吸收所需要的油脂数量会显著提高。

一定要记得，吸收胡萝卜素是在我们的肠道中，并不是在锅里或在碗里。所以，放很多油炒菜、煎炸，让大量胡萝卜素溶在油里，然后粘在锅壁上、盘子上，最后进入下水道，反而会造成胡萝卜素的损失。

三、有机硫化物

有机硫化物是一系列具有生物活性的含硫化合物的总称，主要包括两大类，一类是芥子油苷及其水解产物异硫氰酸盐，主要存在于十字花科植物中，另一类是烯丙基硫化物，主要存在于百合科葱属植物中。

芥子油苷又叫硫代葡萄糖苷或简称硫苷，是一类广泛存在于花椰菜、甘蓝、包心菜、白菜、芥菜等十字花科蔬菜中的重要次生代谢物，具有抗肿瘤、调节氧化应激、抗菌、调节机体免疫等多种生物学作用。人体每天从膳食中约摄入 10~50mg 芥子油苷，素食者可高达 100mg 以上。

大蒜、洋葱、葱等百合科植物中的有机硫化物主要是烯丙基硫化物，其中尤以大蒜中的含量最为丰富。大蒜含有 30 余种有机硫化物，其含量可达大蒜总重的 0.4%。蒜氨酸是存在于完整大蒜中的一种重要有机硫化物，组织破损

（如切开或捣碎）后，蒜氨酸便在蒜氨酸酶的作用下迅速生成大蒜素。研究表明，大蒜素具有抗真菌、抗寄生虫和抗病毒、抗氧化、抗血栓等多种作用，还具有调节免疫和脂代谢、抑制肿瘤、保护肝脏等生物学作用。

四、皂苷类化合物

皂苷又名皂素、皂贰，是一类广泛存在于植物茎、叶和根中的化合物。皂苷由皂苷元和糖、糖醛酸或其他有机酸组成。根据皂苷元化学结构的不同，可将皂苷分为甾体皂苷和三萜皂苷两大类。甾体皂苷主要存在于薯蓣科和百合科植物中。三萜皂苷在豆科、石竹科、桔梗科、五加科等植物中居多。

常见的有大豆皂苷、人参皂苷、三七皂苷、绞股蓝皂苷、薯蓣皂苷等。皂苷具有调节脂质代谢、降低胆固醇抗微生物、抑制肿瘤、抗血栓、免疫调节、抗氧化等生物学作用。

皂苷广泛存在于植物以及某些海洋生物中，比如枇杷、茶叶、豆类、酸枣仁、人参、茯苓、山药、三七、罗汉果、海参等。平均每人每天膳食摄入的皂苷约为10mg。食用豆类食物较多的人群，其皂苷摄入量可达200mg以上。

【特别关注】为什么煮豆浆的时候会起很多泡沫？

很多食物中含有皂苷，大豆中也含有大豆皂苷。顾名思义，皂苷是一类像肥皂一样容易起泡的物质。煮豆浆时，不等到100℃就会起大量泡沫，造成"假沸"现象。如果起泡"扑锅"的时候就停火，豆浆还没有煮熟，不能充分消除其中的抗营养物质，会造成其中的蛋白质无法正常被人体利用。

生鸡蛋清中含有多种妨碍消化吸收的物质，如果直接生吃，蛋白质利用率只有40%左右。如果把生鸡蛋打到这种没有煮熟的豆浆当中，则生鸡蛋清和豆浆中妨碍消化的物质都不能被充分灭活，不仅浪费了两种蛋白质丰富的食物，甚至会对消化系统产生刺激。这就是"豆浆不能冲鸡蛋"这个说法的来源。后来这个说法被讹传为"豆浆不能和鸡蛋一起吃"的"相克"禁忌。

实际上，果蔬也有类似的现象。比如大枣在煮的过程中容易起沫，就是因为其中含有皂贰，部分品种的枣含量高，起沫现象更为明显；莴笋茎叶的白色汁液中含有皂贰，所以洗莴笋时总会感觉洗不干净，总有一些泡沫，这是自然现象，无需担心。

五、植物固醇

植物固醇(plant sterols)又叫植物甾醇,是一类主要存在于各种植物油、坚果、种子中的植物性甾体化合物,结构和动物体内的胆固醇类似。植物固醇主要包括 β-谷固醇、豆固醇、菜油固醇等及其相应的烷醇。

人体对植物固醇的吸收率很低,约为 5%~10%。食物中的植物固醇可以降低胆固醇的肠道吸收利用率,在摄入量大时具有降低血胆固醇水平的作用。摄入富含植物固醇的食物有利于预防心脑血管疾病。此外,植物固醇还具有抗炎症、抗病毒、抑制肿瘤细胞、调节免疫及免疫调节等方面的生物学作用。植物固醇和阿魏酸结合而成的谷维素(oryzanol)已经广泛用于保健领域。

植物固醇广泛存在于植物性的草药和食品中,以豆类、坚果、油籽中含量较高。芝麻、葵花籽、花生、大豆、核桃、谷物胚芽、糠麸、未精炼的植物油中都含有丰富的植物固醇。但在植物油加工过程中,会把植物固醇从精炼油脂产品分离出来,故除非特意添加,否则精炼后的烹调油中植物固醇含量很低。

2013 年版 DRIs 提出,我国居民植物固醇的 SPL(特定建议值)为 0.9g/d,UL(可耐受最高摄入量)为 2.4g/d。

六、其他活性物质

除了植物化学物外,还有一些不限于植物来源的食物活性成分对机体也有重要的生物学作用,如辅酶 Q、γ-氨基丁酸、褪黑素、胆碱、左旋肉碱、硫辛酸、茶氨酸等。

(一)辅酶 Q

辅酶 Q(Coenzyme Q)又称泛醌(ubiquinone),是一类脂溶性的泛醌类化合物,在线粒体中参与呼吸链,和人体内的能量释放有关,也是人体抗氧化系统的一部分。它有助于维持细胞膜的完整性,减少组织细胞中的脂质过氧化物含量。此外还有保护心血管、提高运动能力、免疫调节等生物学功能。

人体可以合成辅酶 Q,但合成能力随着年龄增长而降低。辅酶 Q 主要存在于动物心、肝、肾细胞中以及酵母、牛肉、油籽、大豆中。因辅酶 Q 属于脂溶性成分,其吸收需要脂肪成分的帮助。

(二)γ-氨基丁酸

γ-氨基丁酸(γ-amino butyic acid，GABA)是一种广泛存在于动物、植物和微生物体内的非蛋白质氨基酸，是哺乳动物、甲壳类动物和昆虫神经系统中最重要的抑制性神经递质。

γ-氨基丁酸在抗焦虑、改善应激和情绪紊乱方面具有重要作用。它可促进血管舒张，抑制血管紧张素酶活性，故对控制高血压也有一定帮助。

随着年龄增长，人体 γ-氨基丁酸积累能力下降，应激状态也会增加其耗竭。γ-氨基丁酸在食物中广泛存在，含量较高的食物有龙眼、绿茶、菠菜、土豆、山药、南瓜、坚果、全谷物、动物肝脏和发酵食物等。种子发芽的时候会提高它的含量。

(三)肉碱

左旋肉碱(L-carnitine)又称肉毒碱、维生素 B_T，为 L-赖氨酸和 L-甲硫氨酸衍生而成，是一种具有多种生理功能的类氨基酸化合物，属于类维生素。

肉碱的最重要功能是和脂肪酸、氨基酸和葡萄糖氧化过程中产生的中间体乙酰 CoA 形成复合物，帮助它转运穿过线粒体膜，在线粒体中最终完成氧化分解，产生能量。因此，肉碱可以帮助提高机体对剧烈运动的耐受力，防止乳酸积累，保护心脏。此外，它还具有一定的抗氧化作用，并有利于改善脂肪肝。

左旋肉碱在酵母、肉类和乳制品中含量较高，果蔬中含量很低(见表7-3)。

表 1-22　　　　　　　　部分食物的肉碱含量(mg/100g)

食物名称	含量	食物名称	含量	食物名称	含量
山羊肉	210	兔肉	21	面包	20
羔羊肉	78	鸡肉	75	麦芽	10
牛肉	64	鸡肝	8	花生	1
猪肉	30	牛奶	20	蔬果	0

数据来源：孙远明、柳春红主编：《食品营养学(第三版)》，中国农业大学出版社2019年版。

（四）胆碱

胆碱（choline）为各种含 N，N，N-三甲基季铵阳离子的碱性盐类的总称，属于类维生素，也常被归为 B 族维生素中，但它是一种人体可以合成的物质。

胆碱是体内的重要甲基供体，是神经递质乙酰胆碱的合成前体，而乙酰胆碱与人体大脑发育和记忆能力密切相关。胆碱也是卵磷脂的合成原料，而磷脂是生物膜的关键成分。缺乏胆碱可能导致肝脏脂肪变性、老年人认知功能受损和婴幼儿神经发育异常。由于婴幼儿合成胆碱的能力较低，故婴儿奶粉中往往会强化胆碱。

胆碱广泛存在于动植物食物当中，富含卵磷脂的食物都可以为人体提供胆碱。胆碱含量较高的食物包括内脏、瘦肉、蛋黄、谷胚、花生、大豆和豆制品、奶类等。

按我国营养素参考值，成年女性和男性的胆碱适宜摄入量分别为 400 和 500mg/d，可耐受最高量为 3000mg/d。

（五）褪黑素

褪黑素（melatonin）又称黑素细胞凝集素，是一种主要由哺乳动物和人类松果体产生的胺类激素。它具有调节生物学节律、延缓衰老、维护免疫能力、调节能量代谢等作用。随着年龄增长，人体褪黑素合成能力下降。

褪黑素可帮助调节由于时差造成的睡眠紊乱，但大量使用褪黑素可能带来眩晕、疲倦、睡意、低体温、夜间肺功能降低等副作用。抑郁症、哮喘症和癫痫症患者应慎用。

人体中的色氨酸可转变为褪黑素。含有丰富色氨酸的食物包括牛奶、小米、燕麦、黑芝麻、葵花籽、南瓜子、鸡蛋等。樱桃中含有少量天然的褪黑素。

（六）茶氨酸

茶氨酸（theanine）是存在于茶叶中的一种特殊氨基酸，即 N-乙基-γ-L-谷氨酰胺。茶氨酸是茶叶鲜甜味道的重要来源，也是一种神经递质。

茶氨酸可降低大脑中的 5-羟色胺，提升多巴胺水平，抑制兴奋性神经递质谷氨酸水平过高时引起的神经细胞凋亡。它有利于缓解焦虑，增强认知功能，并对抗咖啡因的失眠作用和升血压效应。同时，它在动物实验中还表现出抗肿瘤作用。

茶氨酸被认可为一般公认安全物质，动物实验中未见毒性反应。

（七）硫辛酸

硫辛酸（thioctic acid）又称 α-硫辛酸（α-lipoic acid），是一种天然二硫化合物，和维生素 B1 同样参与碳水化合物代谢，属于类维生素。

硫辛酸具有螯合金属离子、抗氧化、解毒、抗炎症、调节糖代谢等作用。可增加心肌对氧和葡萄糖的摄取能力。

硫辛酸的主要食物来源是肉类和动物内脏。

第二章　各类食材的营养价值

本章预习问题

　　1. 人们生活中常见的食材包括哪些种类，它们大致能提供哪些营养？

　　2. 什么叫做营养价值高？评价营养价值时需考虑哪些方面的因素？

　　3. 什么叫做主食？哪些种类的食材可以作为主食？

　　4. 水果和蔬菜在营养价值上有什么不同？它们在疾病预防中各有什么意义？

　　5. 为什么要吃肉和鱼？它们除了提供蛋白质，还有什么意义？

第一节　食物营养的基本概念

　　食物的营养价值包括两个方面，一是指食物中所含的能量和营养素能满足人体需要的程度，主要关心营养素的种类、数量和比例、被人体消化吸收和利用的效率等几个方面；二是指在膳食整体中对促进人体健康状态，特别是对预防慢性疾病的贡献，不仅要考虑到食物中所含营养素之间的平衡关系和相互作用，还要考虑到与其他食物成分的配合，特别是与其中所含的非营养素保健因子之间的平衡，以及与人体生理状态之间的平衡。

　　目前，我国居民的生活水平不断提高，食物供应日益丰富，严重的营养素缺乏症日益减少，而各种非传染性退行性慢性疾病的发病率快速上升。在这种情况下，评价食物营养价值的因素已经不仅限于某一种营养素的绝对含量，而要更加注重食物在预防慢性疾病当中的作用，以及在膳食营养整体平衡当中的贡献。

　　在评价食物营养价值时，必须注意以下几个问题，才能全面地理解其在膳食中的意义和作用。

　　食物的营养价值并不是绝对的，而是相对的，不能以一种或两种营养素的含量来决定，而必须看它在膳食整体中对营养平衡的贡献。除了 6 个月内的婴儿可以单纯靠母乳健康生存之外，一种食物，无论其中某些营养素含量如何丰富，也不能代替由多种食品组成的营养平衡的膳食。

一、食物营养价值的相对性

食物营养价值的相对性体现在以下几个方面。

1. 一种食物的营养素含量不是绝对的。不仅不同种食物中能量和营养素的含量不同，即使同一种食物的不同品种、不同部位、不同产地、不同成熟程度、不同栽培方式、不同储存、加工和烹调方式之间也有相当大的差别。因此，各种食物成分表中的营养素含量，只是这种食物的一个代表值。

2. 食物营养的评价会随着膳食模式的改变而变化。通常被称为"营养价值高"的食物，往往是指多数人容易缺乏的那些营养素含量较高，或多种营养素都比较丰富的食物。例如，在缺乏蛋白质的贫困时代，人们认为富含蛋白质的鸡鸭鱼肉营养价值高；而在蛋白质供应充足，以糖尿病、心脑血管病为主要疾病的时代，人们认为能量低、脂肪少、抗氧化物质丰富的绿叶蔬菜营养价值高。

3. 食物的营养价值与人的生理状态有关。每一种食物都有自己的营养素组成特色。即便是同一种食物，不同生理状态的人对它的评价也因人而异。例如，对缺铁性贫血的人来说，富含血红素铁的牛羊肉是有利健康的食物；而对高血压、冠心病患者来说，过多红色肉类则不利于疾病的控制。

二、营养素密度

每一种食物的含水量和能量值都有很大不同，在评价各种食物的营养特点时，仅仅比较每 100g 食物中的营养素含量，有时并不能很好地反映出不同食物营养价值的真正差异。此时，比较食物的"营养素密度（nutrient density）"更有意义。

所谓"营养素密度"，可简单理解为单位能量食物中的某营养素含量，可以表述为在食物中相应于 4180kJ（1000kcal）能量的某营养素含量。其计算方法为：

$$营养素密度 = \frac{一定数量某食物中的某营养素含量}{同量该食物中的所含能量} \times 1000$$

另一个有关营养素密度的概念是食物营养指数（index of nutrient quality，INQ），即食物中某营养素满足人体需要的程度与其能量满足人体需要程度之比值。其计算方法为：

INQ =（100g 某种食物中某营养素的含量/某营养素的日推荐摄入量）/（100g 该食物中所含能量/能量的日推荐摄入量）

这个参数的数值较大，表明增加该食物的摄入，有利于在日常膳食中充分提供这种营养素，而不至于过多增加膳食能量。对于食量有限的幼儿、老人、缺乏锻炼的脑力劳动者、需要控制体重者，以及营养素需求极其旺盛的孕妇、乳母来说，都要特别注意膳食中食物的营养素密度。

三、营养素的生物利用率

食物中所存在的营养素往往并非人体直接可以利用的形式，而必须先经过消化、吸收和转化才能发挥其营养作用。所谓营养素的"生物利用率"（bioavailability），是指食品中所含的营养素能够在多大程度上真正在人体代谢中被利用。在不同的食品、不同的加工烹调方式、与不同食物成分同时摄入时，营养素的生物利用率会有很大差别，特别是一些矿物质元素。

影响营养素生物利用率的因素主要包括以下几个方面：

（一）食品的消化率

例如，虾皮、芝麻中富含钙、铁、锌等元素，然而由于牙齿很难将它们彻底嚼碎，其消化率较低，因此其中营养素的生物利用率受到影响。如果打成虾皮粉、芝麻酱，其中营养素的利用率就会提高。

（二）食物中营养素的存在形式

例如，海带中的铁主要以不溶性的三价铁复合物以及与海藻多糖形成的难吸收复合物存在，虽然铁含量较高，但其生物利用率较低；而红色动物性食品如鸡心、鸭肝、牛羊肉中的铁为血红素铁，其生物利用率则较高。

（三）干扰或促进吸收的因素

食物中营养素与其他食物成分共存的状态，会影响到营养素的生物利用率。例如，在菠菜中由于草酸的存在使钙和铁的生物利用率降低，而在牛奶中由于维生素 D 和乳糖的存在则促进了钙的吸收。

（四）人体需要状况

在人体生理需求急迫或是食物供应不足时，许多营养素的生物利用率提高；反之，在营养素的供应充足甚至供应过量时便降低。例如，乳母的钙吸收率比正常人提高，而每天大量服用钙片会导致钙吸收率下降。

因此，评价一种食物中的营养素在膳食中的意义时，不能仅仅看其营养素的绝对含量，而要看其在体内可利用的数量。同时，对于需要经过加工和烹调的食品来说，食物营养价值的评价也应当考虑到加工烹调带来的各种变化，而不能简单地用原料的营养价值来推断最终产品的营养价值。例如，发酵处理可能提高食物中微量元素的消化吸收率，而添加磷酸盐等处理可能妨碍某些矿物质的吸收。

四、抗营养因素

食物中不仅含有营养成分，也存在一些影响营养素吸收利用的物质。例如，豆类、谷类和薯类中妨碍蛋白质吸收的蛋白酶抑制剂和植物种子、果蔬中普遍存在的植酸、草酸、多酚等成分，它们在一定程度上会影响食物营养素的利用效率。

食物中抗营养因素的存在在营养素供应不足或消化吸收不良的时候，人们通常希望去除抗营养因素，以避免出现营养缺乏问题。然而，一些传统的抗营养因子，目前已经被发现具有明确的保健作用，适量摄入时对于某些疾病的预防和控制有益。例如，植酸虽然会干扰锌、铁等矿物质的吸收，但却具有抗氧化作用，并可延缓餐后血糖的上升。

五、食物的血糖指数

在碳水化合物一章中已经讲过血糖指数和血糖负荷的概念。一些研究表明适度降低主食类食物的血糖指数和血糖负荷可能有利于降低餐后血糖反应，预防和控制糖尿病、肥胖等慢性疾病。然而，这个概念仍有一定争议，因为对于天然食物而言，血糖指数具有一定的指导意义，但对加工食品而言，血糖指数并不能完全决定一种食物的健康特性，因此不能用它作为选择食物的唯一指标。研究证据提示，对于预防慢性疾病和降低全因死亡率而言，血糖指数的作用，不及全谷杂豆等富含膳食纤维的天然淀粉食材的效果；低 GI 而且低碳水化合物的膳食，在改善胰岛素敏感性和心血管疾病风险指标方面也没有表现出明显的优势。

在使用食物血糖指数时，需要理解以下几个方面的问题。

首先，血糖指数仅仅适用于富含碳水化合物的食品。蛋白质和脂肪并不是餐后血糖上升的主要因素。因此，在选择主食、薯类、水果及其制品和各种点心、甜食时，才需要考虑血糖指数的问题，而摄入鱼肉类、蛋类、坚果和油脂时，无需考虑这个问题。

其次，食物的血糖指数只能反映一餐之后的血糖上升状况，未必能决定长期效果。例如，选择添加大量油脂的食物，由于消化速度较慢，当餐测定的 GI 值较低。然而，由于额外摄入大量脂肪会降低胰岛素敏感性，促进人体肥胖，长期来说是不利于血糖控制的。

一日三餐是由多种食物组合而成的，合理的膳食搭配可以在不改变食材 GI 值的前提下降低餐后血糖反应。多种食物所产生的综合血糖效果，并不能用血糖指数的简单加和来准确预测，而且与各种食物摄入的时间和方式也有关系。例如，在吃淀粉类食物的同时摄入蛋白质食物，有利于促进胰岛素的分泌，从而降低餐后血糖反应。又如，在吃碳水化合物食物之前半小时，先摄入一些蛋白质食物或蔬菜类食物，和同时摄入相比，有降低餐后血糖反应的额外效果。

食物血糖指数的数值只与餐后血糖上升有关，和食物的能量值无关。例如，油条的 GI 值低于白米饭，炸薯片的 GI 低于烤土豆，但它们富含脂肪，能量要高得多，并不适合减肥者和糖尿病患者作为优先选择。

食物血糖指数的数值只与餐后血糖上升有关，和这种食物的营养价值无关。例如，一种号称"低 GI"、"慢消化"、"无糖"的饼干，测出的血糖指数较低，但其慢消化的原因是加入了大量饱和脂肪和人工制备的抗性淀粉，其维生素、矿物质和蛋白质含量都很低。这样的食品，其健康价值不能和营养价值高的全谷物主食相比。因此，要警惕一些高度加工食品滥用 GI 值的概念来进行营销。

【特别关注】挂面 GI 值低于米饭，为何吃面条不如吃米饭的控血糖效果好？

按血糖指数表的数值，各种挂面、面条的 GI 值较低，通常在 70 以下；而米饭的 GI 值高达 83。一些医生据此推荐患者吃面条，然而一些患者发现自己的血糖控制效果不仅没有因此而改善，反而甚至还有恶化。其重要原因很可能是膳食结构发生了变化。

吃米饭餐时，人们很少会单吃米饭，而是需要配合荤素搭配的菜肴才能吃下去。而大部分人吃面条餐时，往往只加入少量卤子，放入的蔬菜和肉蛋都比较少。这就使得一餐的蛋白质供应量下降，淀粉食物所占比例上升，多种抗氧化物质和膳食纤维摄入不足，反而是不利于血糖控制的。

如果用面条作为主食，不仅要注意面条不要煮得太软烂，还必须和吃米饭一样，配合大量蔬菜和富含蛋白质的食物，达到良好的膳食结构，才能取得好的效果。

六、食物的成酸性和成碱性

所谓食物的"成酸性"（acid-forming）和"成碱性"（alkali-forming）是一个有一定争议的概念。实际上，这与食物的味道是酸味还是碱味毫不相干，与食物的 pH 值也没有关系。食物的成酸性或成碱性，主要与其所含的矿物元素的平衡有关。

富含磷、硫等成酸性元素的食物，在经过身体代谢之后，最终形成酸根阴离子；而富含钾、钙、镁等成碱性元素的食物，最终形成金属阳离子。虽然这些离子比例的变化会影响到体液的酸碱性，但由于人体有强大的酸碱调节能力，可以通过血液的缓冲体系、肾脏的离子排出机制、肺的呼吸调节机制、骨骼的钙储备机制等多种方式来维持内环境 pH 值稳定。因此，健康人并不会在短期内因为食物比例的变化而出现酸碱平衡失调问题。

然而，长期摄入大量动物性蛋白质，果蔬食物不足，造成成酸性元素过多，肾脏的酸负荷（acid load）增大，可能会影响到尿液的 pH 值，从而影响到钙离子和尿酸等一些成分的排出效率。从摄入某种食物后引起尿液的酸碱性变化，可以衡量食物的成酸性和成碱性。酸负荷与骨钙流失之间的关系一直是一个争议话题，部分研究认为过高酸负荷可能不利于骨质疏松的预防。

磷、硫等成酸性元素为主导的食物包括肉类、蛋黄、水产类、奶酪、豆类、坚果和精白米面制品，它们被归为成酸性食物。钾、钙、镁等成碱性元素占优势的食物包括蔬菜、水果、薯类、藻类、嫩豆类等，它们被归为成碱性食物。牛奶、蜂蜜和油脂数值较小。

在现代生活当中，由于动物性食物和精白米面占据膳食主体，容易发生的状况是磷、硫等元素摄入相对过多，而钾、镁、钙等元素摄入相对不足。如果长期偏好富含成酸性元素的鱼肉类食物、白米白面、可乐饮料等食品，蔬菜、水果、薯类、豆类等食物摄入过少，必然造成膳食纤维和抗氧化物质过少的问题，不利于多种慢性疾病的预防和控制。

因而，某种意义上来说，与其关注食物的成酸性和成碱性，不如直接关注各类食物的比例平衡问题。多摄入蔬菜和水果，适度控制鱼肉蛋类，同时用全谷、薯类和豆类替代一部分精白米面作为主食，可以帮助食物中的各类元素达到良好平衡。

【特别关注】碱性水和食用碱能帮助人体防病吗？

有商业宣传宣称，酸性体质是万病之源，只要喝弱碱性水，吃碱性食物，或使用碱性保健品就能解决。这个说法是不准确的。

在食物中加入碳酸钠、碳酸氢钠等"碱性物质"，做成"苏打水"、"苏打饼干"、"大碱馒头"之类食物，或碱性保健品，并不能完全解决饮食不合理造成的健康问题。食物中加入过多食用碱，还会破坏 B 族维生素，影响胃液的消化能力。对痛风患者来说，适量饮用不加糖的苏打水可暂时降低尿液的酸度，促进尿酸排出。

然而，这并不能解决患者代谢紊乱的根本问题，也不能彻底解决饮食中各大类食物比例不合理所带来的营养元素比例失调、膳食纤维不足、抗氧化物质不足等问题。

在膳食中摄入足够的水果蔬菜，适当增加粗粮、豆类和薯类，控制动物性食品的总量不过多，积极减肥降低体脂，才是预防慢性疾病的营养要点。靠碱性水或碱性保健品来改变体液酸碱度的想法是不科学的。

七、食物的炎症指数

食物对人体的炎症反应指标有所影响，某些疾病状况的人需要注意这个问题，包括慢性疾病患者和存在慢性炎症的人。食物的炎症指数（Inflammatory Index）或膳食炎症指数（Dietary Inflammatory Index）被用于评价一种食物或一种膳食组合对身体炎症反应状态的影响。

按目前的相关研究，食物中的 ω-3 不饱和脂肪酸和多种抗氧化成分有利于降低身体的炎症反应指标，而 ω-6 不饱和脂肪酸、反式脂肪酸和饱和脂肪酸会升高炎症反应指标。食物加工过程中所产生的杂环胺、多环芳烃、丙烯酰胺等成分也是促进炎症反应的因素。

有汇总分析研究发现，炎症指数较高的膳食和炎症指数较低的膳食相比，罹患心血管疾病的风险较大，全因死亡率较高。也有研究发现，高炎症指数膳食增加罹患癌症的风险及癌症死亡率。

从膳食整体来说，选择地中海膳食结构或 DASH 膳食结构，遵循中国居民膳食指南的建议，都有利于降低膳食整体的炎症反应，达到良好的防病效果。

八、不耐受成分、过敏成分和有害成分

由于每个人的体质差异甚大，一些人可能对食品发生食物不耐受，甚至食物过敏现象。例如，有很大比例的人存在"乳糖不耐受"问题，在喝牛奶之后发生胀气、腹痛、腹泻等情况，无法充分吸收其中的营养成分。研究证实，乳制品、小麦制品、大豆制品、酵母等都是常见的食物慢性过敏源。

此外，食物中可能含有致急性过敏的成分。这些成分往往是蛋白质成分，可能带来少部分敏感者的严重过敏反应，甚至可能带来生命危险。例如，鱼、虾、蟹、坚果、菠萝、蚕豆等食品都可能成为少数人的食物急性过敏原。但是，不能因此否定这些食物对大部分人具有营养价值。

对于有食物急慢性过敏问题的人来说，首先要考虑的是食物的安全性，应严格避免食用其过敏食品，谈不上考虑这些食品的营养价值。同样，如果食品受到来自微生物或化学毒物的污染，其污染程度达到对人体造成明显可察觉的危害的水平，则无法考虑其营养价值。

九、食物类别与膳食平衡

人类的食物归根结底来自生物界，包括植物、动物和微生物三大类。按照其来源、生物学特点和成分不同，植物性食品又可以分为谷类食品（粮食类食品）、薯类食品、豆类食品、蔬菜类食品、水果类食品和坚果类食品及来自水域的藻类食品；微生物食品主要是菌类食品；动物性食品则可以分为肉类食品、水产类食品、乳类食品和蛋类食品等几类。

由于食物的营养素组成特点不同，在平衡膳食中所发挥的作用也不同。例如，蔬菜当中蛋白质含量低而维生素 C 含量高，钠含量低而钾含量高；肉类中蛋白质含量高而不含维生素 C，钾含量低而钠含量高。营养平衡的膳食需要通过各类食物恰当配合来满足人体对各种营养物质的需要，因此合理的膳食必须是由多样化的食物所组成的。

第二节 主食：谷类和薯类

谷类主要指单子叶禾本科植物的种子，包括稻谷、小麦、大麦、小米、高粱、玉米、糜子、燕麦等，也包括少数虽然不属于禾本科，但是习惯于作为主食的植物种子，如属于双子叶蓼科植物的荞麦。谷粒结构的共同特点是具有谷皮、糊粉层、谷胚和胚乳四个主要部分。

从加工角度来说，谷物常被分为全谷物和精制谷物。所谓全谷物，指所有禾本科种子的完整颖果，或者虽然经过碾磨、碎裂、压片等处理，但仍然保持有完整颖果所具备的胚乳、胚芽、麸皮各组分，以及完整种子所具备的天然营养成分。

稻米和小麦在除去外壳之后称为糙米和全麦，它们属于全谷物。再经过碾白，除去外层较为粗硬的部分，保留中间颜色较白的胚乳部分，便成为日常食用的精白米和精白面粉，因此被称为"细粮"。此时种皮、糊粉层和大部分谷胚随着糠麸被除去，营养价值降低。研究证据表明过多摄入精白处理的谷物会增加中心性肥胖和糖尿病的风险。

一、谷类的营养价值

谷类在我国人民的膳食中常被称为主食，每日摄入量在 250～500g 之间，在膳食能量、蛋白质和维生素 B_1 等营养素的供应中占有重要的地位。

(一)碳水化合物

谷类是碳水化合物的丰富来源，其中淀粉含量达 70% 以上。一般来说，每百克谷类中所含能量达 12.5kJ(300kcal)以上，是人体能量的良好来源(见表 2-1)。除淀粉外，谷类食物含有较多成分复杂的非淀粉多糖和少量可溶性糖和糊精。

(二)蛋白质和脂肪

谷类的蛋白质含量在 7%～16% 之间，品种间有较大差异。谷类的脂肪含量较低，多数品种仅有 2%～3%，主要集中于外层的胚、糊粉层和谷皮部分。其中含有丰富的亚油酸等多种不饱和脂肪酸，并含有磷脂和谷固醇等成分。

表 2-1 几种谷类食物的能量、蛋白质、碳水化合物和膳食纤维含量(每 100g 中含量)

谷物种类	能量/kcal	碳水化合物/g	蛋白质/g	膳食纤维/g
白米(特级粳米)	335	75.7	7.3	0.4
黑粳米(糙米)	341	72.2	9.4	3.9
白面粉(富强粉)	351	75.2	10.3	0.6
玉米(黄、干)	348	73.0	8.7	6.4
小 米	361	75.1	9.0	1.6
荞 麦	337	73.0	9.3	2.4
莜麦面	376	67.8	12.2	4.6
薏 米	361	71.1	12.8	2.0

资料来源：杨月欣主编：《中国食物成分表 2002》，北京大学医学出版社 2002 年版。

(三)维生素

谷类中不含有维生素 A、维生素 C 和维生素 D，谷类籽粒中维生素 K 的含量也很低，而谷胚油中的维生素 E 含量较高。故而全谷类食品也是维生素 E 的来源之一，而精白处理后的米面维生素 E 含量极低。

谷类中 B 族维生素比较丰富，特别是维生素 B_1 和烟酸含量较高，是膳食中这两种维生素的重要来源。此外，尚含一定数量的维生素 B_2、泛酸和维生素 B_6。然而，谷类籽粒中的维生素主要集中在外层的胚、糊粉层和谷皮部分，随加工精度的提高，这些维生素的含量迅速下降（维生素 B_1 在加工中的变化见表 2-2）。

表 2-2　　　　　　　　谷类中维生素 B_1 的含量(mg/100g)

谷类名称	维生素 B_1 含量	谷类名称	维生素 B_1 含量
小　麦	0.37~0.61	糙　米	0.3~0.45
小麦麸皮	0.7~2.8	米皮层	1.5~3.0
麦　胚	1.56~3.0	米　胚	3.0~8.0
面粉(出粉率85%)	0.3~0.4	米胚乳	0.03
面粉(出粉率73%)	0.07~0.1	玉　米	0.3~0.45
面粉(出粉率60%)	0.07~0.08		

资料来源：周世英、钟丽玉：《粮食学与粮食化学》，中国商业出版社 1986 年版。

（四）矿物质

谷类中含有 30 多种矿物质，但各元素的含量，特别是微量元素的含量与品种、气候、土壤、肥水等栽培环境条件关系极大。谷类所含的矿物质中，以磷的含量最为丰富，占矿物质总量的 50% 左右，其次是钾，约占总量的 1/3 到 1/4。在全谷类食物中，镁和锰的含量也较高，但谷类食物对膳食钙的贡献较小。

二、薯类的营养价值

薯类包括各种含淀粉的根茎类食品，包括马铃薯、甘薯、芋头、山药、木薯等品种。薯类食物含水分在 60%~90% 之间，在营养成分上介于谷类和蔬菜之间，既可以充当主食，部分替代粮食类食品，也可以充当副食，部分替代蔬菜。薯类营养成分与大米、面粉的比较见表 2-3。

表 2-3　　　　　**薯类营养成分与大米、面粉的比较（每 100g 中含量）**

食物	能量/kcal	蛋白质/g	碳水化合物/g	纤维/g	维生素 B₁/mg	维生素 B₂/mg	维生素 C/mg	胡萝卜素/mg	钾/mg	钙/mg	铁/g
红心甘薯	99	1.1	24.7	1.6	0.04	0.04	26	0.75	39	23	0.5
马铃薯	76	2.0	17.2	0.7	0.08	0.04	27	0.03	40	8	0.8
山药	56	1.9	12.4	0.8	0.05	0.02	5	0.02	213	16	0.3
芋头	79	2.2	18.1	1.0	0.06	0.05	6	0.16	378	36	1.0
炸薯片	568	5.3	50.0	1.6	0.07	0.18	16	—	1130	40	1.8
特级粳米	334	7.3	75.7	0.4	0.08	0.04	0	0	58	24	0.9
富强面粉	350	10.3	75.2	0.6	0.17	0.06	0	0	128	27	2.7

数据来源：杨月欣主编：《中国食物成分表 2002》，北京大学医学出版社 2002 年版。

（一）蛋白质

薯类的蛋白质含量通常在 1%~2% 之间，但按干重计算时，薯类食品的蛋白质含量可与谷类相媲美。从蛋白质中的氨基酸组成来看，薯类蛋白质的质量相当于或优于谷类蛋白质。

（二）脂肪

薯类脂肪主要由不饱和脂肪酸组成，脂肪含量通常低于 0.2%，按干重计算亦低于糙米和全麦。但薯类与脂肪结合的能力极强，故而经过油炸的薯类加工品往往含有较高的脂肪，如炸薯条、炸薯片等。薯类与富含油脂的动物原料共同烹调之后，也会大量吸收其中的油脂。

（三）碳水化合物

薯类食品富含淀粉，其淀粉含量达鲜重的 8%~30%，达干重的 85% 以上，超过谷类中的碳水化合物含量。薯类淀粉易被人体消化吸收，故而可以用作主食。按干重计算，薯类的膳食纤维含量远高于精白米和精白面粉，且其纤维质地细腻，对肠胃刺激小，用薯类替代一部分精白主食食材是增加膳食纤维供应的好方法。

（四）维生素

薯类中含有较为丰富的维生素 C，可以在膳食中部分替代蔬菜。例如，马铃薯和甘薯中的维生素 C 含量均在 25mg/100g 左右，与番茄和白萝卜等蔬菜相当。另外，薯类食物中含有除维生素 B_{12} 之外的各种 B 族维生素，其中维生素 B_1 含量较高，按干重计算可达大米的 2~3 倍。红心甘薯中含有较丰富的胡萝卜素，是膳食中维生素 A 的补充来源之一。

（五）矿物质

薯类富含矿物质，其中以钾含量最高，镁元素亦比较丰富。按干重计算，薯类中的铁含量可达到与谷类相当的水平，钙含量则高于谷类食品。用薯类替代部分精白米和精白面粉作为主食，有利于增加钾、镁元素的摄入量。

第三节　大豆类和淀粉豆类

豆类包括各种豆科栽培植物的可食种子，主要有大豆类和红豆、绿豆、豌豆、蚕豆等各种富含淀粉的杂豆，前者属于可以替代动物性食品的蛋白质类食物，后者则因为富含淀粉而被纳入杂粮范畴当中，可以作为主食的一部分。由于豆类和大豆制品是膳食中优质植物蛋白的主要来源，因而它们在东方膳食中具有特殊的重要意义。几种豆类的营养素含量见表 2-4。

表 2-4　　　　　　　　　　几种豆类的部分营养素含量

名称	蛋白质 g/100g	脂肪 g/100g	硫胺素 mg/100g	核黄素 mg/100g	钙 mg/100g	铁 mg/100g	锌 mg/100g
大豆	35.1	16.0	0.41	0.20	191	8.2	3.3
红豆	20.2	0.6	0.16	0.11	74	7.4	2.2
绿豆	21.6	0.8	0.25	0.11	81	6.5	2.2
扁豆	25.3	0.4	0.26	0.45	137	19.2	1.9
豌豆	20.3	1.1	0.49	0.14	97	4.9	2.4

资料来源：杨月欣主编：《中国食物成分表 2002》，北京大学医学出版社 2002 年版。

目前对豆类与疾病风险方面的研究证据表明，摄入大豆和大豆制品有利于降低绝经期和绝经后亚洲女性乳腺癌的发病风险，也能降低中老年妇女患骨质疏松的风险。有研究提示，摄入大豆和大豆制品有利于降低胃癌风险，还可能对肺癌、肠癌和前列腺癌的预防有利。淀粉豆类替代主食能提升餐后饱腹感，对预防肥胖和延缓血糖上升速度有一定帮助。

一、大豆的营养价值

大豆包括黄大豆、青大豆、黑大豆、白大豆等不同颜色的品种，有大粒型和小粒型，以黄大豆最为常见。其蛋白质含量达 35%~45%，是植物中蛋白质质量和数量最佳的作物之一。

（一）蛋白质

大豆蛋白质的赖氨酸含量较高，但蛋氨酸为其限制氨基酸。如与缺乏赖氨酸的谷类配合食用，能够实现蛋白质的互补作用，使混合后的蛋白质生物价接近肉类蛋白的水平。这一特点，对于因各种原因不能摄入足够动物性食品的人群特别具有重要意义。

（二）脂类

大豆的脂肪含量为 15%~20%，传统用来生产豆油。大豆油中的不饱和脂肪酸含量高达 85%，亚油酸含量达 50% 以上，亚麻酸的含量因品种不同而有所差异，多在 2%~15% 之间。大豆含有较多磷脂，约占脂肪含量的 2%~3%。

（三）碳水化合物

大豆含碳水化合物约 25%~30%，其中含少量蔗糖，大部分是人体所不能消化的棉籽糖、水苏糖、毛蕊花糖，以及由阿拉伯糖和半乳糖所构成的多糖。它们在大肠中能被微生物发酵产生气体，引起腹胀，但同时也是肠内双歧杆菌的生长促进因子，对营养素的吸收并无妨碍。豆制品加工过程中，这些低聚糖类溶于豆清中而大部分被挤水除去。

（四）维生素

大豆中各种 B 族维生素含量较高，如维生素 B_1、B_2 的含量是面粉的 2 倍以上。黄大豆含有少量胡萝卜素,是豆油呈黄色的原因。大豆及大豆油中维生素 E 含量很高,同时含有比较丰富的维生素 K。干大豆中不含维生素 C 和维生素 D。

(五)矿物质

大豆中含有丰富的矿物质,可达干重的 4.5%~5.0%。其中钾、钙、镁和磷元素的含量高于谷类食品,铁、锰、锌、铜、硒等微量元素的含量也较高。然而,大豆中的大量植酸和草酸对铁、锌、钙等元素的吸收有一定妨碍作用,浸泡后发芽、发酵或添加植酸酶的处理可有效去除植酸,提高豆类食物中微量元素的生物利用率。

(六)抗营养物质

除营养成分外,豆类中还含有多种妨碍营养素吸收的因素,称为抗营养因素,包括蛋白酶抑制剂、植酸、单宁、草酸、皂甙、凝集素等。这些因素虽然不利于消化吸收,但也能提高食物的饱腹感,延缓食物的消化速度,降低餐后血糖和血脂的上升幅度。

(七)其他健康相关成分

大豆中含有多种有益预防慢性疾病的生物活性物质,如大豆皂甙、大豆异黄酮、豆固醇等,均有利于预防心脑血管疾病。

二、淀粉豆类的营养价值

除大豆之外,其他品种的豆类也具有较高营养价值,包括红小豆、绿豆、蚕豆、豌豆、豇豆、芸豆、扁豆、鹰嘴豆、小扁豆等。它们的脂肪含量低而淀粉含量高,被称为淀粉类干豆或杂豆。

(一)淀粉类干豆

淀粉类干豆类的淀粉含量达 55%~60%,而脂肪含量低于 2%,所以常被并入杂粮类别中,与谷类食品混合制作主食。这些豆类的碳水化合物消化速度低于全谷类食品,血糖指数通常低于 40,适用于血糖控制膳食中。它们的蛋白质含量在 20%左右,其氨基酸构成比例与大豆相近,可与谷类食品发挥营

养互补作用，作为素食者的主食食材可帮助供应蛋白质。淀粉类干豆的维生素
B 族和矿物质含量也高于谷类食品。

(二) 嫩豆和豆荚

嫩豌豆、嫩毛豆、嫩蚕豆等鲜嫩豆子，各种嫩豆荚如荷兰豆、四季豆、扁
豆角、豇豆等，以及黄豆芽、绿豆芽、黑豆苗等豆类芽苗食物，均属于水分较
高的食品，不属于干豆类，而被列入蔬菜类食物中，被称为豆类蔬菜。其中含
有维生素 C，和其他蔬菜相比，它们含有较为丰富的蛋白质、维生素 B_1 和钾、
镁等矿物质。

第四节　蔬　菜　类

狭义的蔬菜包括植物的鲜食根、茎、叶、花、果实等，但广义来说，还包
括海带、紫菜、裙带菜等藻类蔬菜，以及平菇、香菇、木耳等菌类蔬菜。按照
不同的来源和植物学部位，通常将蔬菜分为根菜类、嫩茎叶和花苔类、茄果
类、鲜豆和豆荚类、瓜类、水生蔬菜类、薯类、食用菌类和藻类等。部分蔬菜
和水果的界限并不明晰，如樱桃番茄和水果黄瓜是按照蔬菜来进行栽培，但生
活中常常作为水果食用。

一、蔬菜的营养价值

(一) 碳水化合物

大部分蔬菜的碳水化合物含量较低，仅为 2%～6% 之间，几乎不含有淀
粉。然而，根和地下茎之类贮藏器官的碳水化合物含量比较高，如藕为
15.2%，其中大部分为淀粉。芋头、山药、荸荠、鲜百合、甜豌豆、甜玉米粒
等含淀粉蔬菜的可消化碳水化合物含量也在 10%～20% 之间。吃了这些食物之
后，需要相应减少淀粉类主食的摄入量。

蔬菜中纤维素、半纤维素和低聚糖等不可消化的碳水化合物含量较高，部
分蔬菜富含果胶，如西蓝花、菜花和南瓜。菌类蔬菜和海藻类中的碳水化合物
主要是菌类多糖和海藻多糖等，它们具有多种保健作用。鲜豆类中也含有少量

低聚糖，如棉籽糖、水苏糖和毛蕊花糖等。

（二）蛋白质和脂肪

新鲜蔬菜的蛋白质含量通常在 3% 以下。按照 2% 的蛋白质含量计算，如果每天摄入 400 克绿叶蔬菜、豆类蔬菜和菌类蔬菜，则可获得至少 8g 蛋白质，是不可忽视的蛋白质来源。蔬菜中的脂肪低于 1%，属于低能量食品。例如，100g 黄瓜所含能量仅为 63kJ（15kcal）。其中的微量脂肪以不饱和脂肪酸为主。

（三）维生素

蔬菜中含有除维生素 D 和维生素 B_{12} 之外的各种维生素，包括维生素 B_1、B_2、B_6、尼克酸、泛酸、生物素、叶酸、维生素 E 和维生素 K。蔬菜在膳食中的重要意义之一是供应维生素 C 和能在体内转化为维生素 A 的胡萝卜素（见表 2-5）。此外，绿叶蔬菜是维生素 B2、叶酸和维生素 K 的重要膳食来源。菌类蔬菜中还含有少量维生素 B_{12}。

表 2-5　　部分蔬菜中的维生素 C 和胡萝卜素含量（单位：mg/100g）

蔬菜名称	维生素 C	胡萝卜素	蔬菜名称	维生素 C	胡萝卜素
红胡萝卜	13	4.13	菠菜	32	2.92
小红辣椒	144	1.39	绿苋菜	47	2.11
绿菜花	51	7.21	芥兰	76	3.45
白菜花	61	0.03	小白菜	28	1.68
番茄	19	0.55	黄瓜	9	0.09

资料来源：杨月欣主编：《中国食物成分表 2002》，北京大学医学出版社 2002 年版。

（四）矿物质

按照营养素密度来比较，蔬菜是矿物质含量最高的食品类别之一，是钙、钾和镁元素的重要膳食来源。绿叶蔬菜铁含量较高，含量在 2~3mg/100g 之间，但生物利用率比动物性食品低。部分菌类蔬菜富含铁、锰、锌等微量元素。因叶绿素中含有镁，故而绿叶蔬菜也是镁元素的最佳来源之一。

（五）其他与健康相关的成分

蔬菜中普遍含有有机酸，包括苹果酸、柠檬酸、草酸等。其中草酸可与多种矿物质形成沉淀，对钙、铁、锌等营养成分的吸收利用具有阻碍作用，但柠檬酸和苹果酸等有机酸则有利于矿物质的吸收利用。

二、蔬菜烹调对营养价值的影响

从健康角度来说，蔬菜加热烹调有利有弊。其优势包括以下方面：

适度烹调可促进组织细胞软化，提升胡萝卜素、番茄红素、维生素 K 等有益成分的吸收利用率。

（1）适度烹调可减少蔬菜的体积，增加蔬菜的摄食量，从而增加了蔬菜的营养贡献。如绿叶蔬菜在烹熟之后体积会大大缩小，使一餐食用 150g 以上蔬菜成为可能。

（2）合理烹调可以提高适口性，通过加热和调味使菜肴的口感更好，有利于提高食用量。

（3）适度烹调可破坏或除去蔬菜中的部分抗营养物质和天然有毒物质，如抑制消化酶成分和草酸等，有利于保护人体的消化吸收功能，并提高营养素的利用率。例如，焯煮虽然会带来维生素 C 的损失，但也会使草酸含量大幅度下降（表 2-6）。

表 2-6　　　　　　　　蔬菜烹调处理后的草酸含量变化

烹调	可溶性草酸含量（mg/100g 湿重）		
	菠菜	土豆	胡萝卜
生	791	26	31
蒸	489	24	15
煮	114	17	14

（4）适度烹调可以杀灭有害微生物，提高食品的安全性。

另一方面，不合理的蔬菜烹调也会带来负面影响，包括以下几个方面：

（1）降低维生素和植物化学物的含量，造成加热损失和溶水损失等（见表

2-7）。

表 2-7　　　　　蔬菜烹煮对叶酸含量的影响（μg/100g 原料鲜重）

品种	芦笋	绿生菜	芽甘蓝	卷心菜	西蓝花	菠菜
烹调前	175	169	88	30	56	143
煮后	146	65	16	16	42	31
蒸煮水中含量	39	116	17	17	47	92

数据来源：阚建全主编：《食品化学》，中国农业大学出版社 2008 年版，第 216 页。

（2）在不注意控制时，蔬菜烹调后钠含量大幅度增加，使多吃蔬菜可能会带来钠摄入量增加的效果。

（3）如不采取少油烹调方法，则蔬菜烹调后脂肪含量大幅度增加，通过烹调油而带来的能量可能远远超过蔬菜本身所含能量（见表 2-8）。

表 2-8　　　三种蔬菜不同烹调处理后的内部脂肪含量＊（g/100g 原料鲜重）

添加烹调油量	油麦菜			茄子		土豆	
	凉拌	清炒	焯后炒	蒸后拌	清炒	带淀粉炒	洗去淀粉炒
10g	8.8	11.1	10.3	4.0	10.1	7.5	8.2
15g	13.4	14.4	14.0	10.5	13.9	8.3	10.6
20g	16.7	18.0	14.6	13.3	17.3	9.0	11.0
25g	18.4	19.6	17.7	13.6	17.9	9.4	11.7
30g	19.3	19.8	18.9	13.8	18.6	10.5	12.6

＊测定时已经除去粘在锅和盘子上的脂肪以及可以滴下的脂肪。

数据来源：贾丽立、范志红、宋歆：《蔬菜烹调后油脂含量及消费者相关认知和选择的研究》，载《食品科技》2009 年第 11 期，第 270~275 页。

烹调时添加油和盐的方式可能对营养素保存率带来影响。早加盐会造成蔬菜组织出水，维生素 C 随水溶出，失去了细胞结构的保护，使其损失率上升；而添加油则会在蔬菜表面形成保护，阻止了维生素 C 的溶出和氧化，从而有利于维生素 C 的保存。有测定证实，采用添加少量水和少量油的混合物，替代大量油来烹调菠菜，烹调结束后再加入盐，可以在低脂肪烹调和良好口感的前提下得到最高96%的维生素C保存率。

【特别关注】蔬菜焯水的利弊分析

蔬菜在沸水中焯水，也称为热烫，是蔬菜加工中的重要步骤，也常在烹调加工中应用。焯水可带来维生素C、维生素B_2、叶酸和钾的溶水损失，维生素C还有氧化损失。

但另一方面，焯水过程可钝化氧化酶类，降低烹调或加工后储藏过程中的维生素损失，避免颜色、风味的迅速变化，并可除去70%以上的草酸、亚硝酸盐以及有机磷农药。故而，这个处理能够提高蔬菜的安全性。同时，炒制之前焯水还可以减少蔬菜的吸油量。只要控制焯水的温度、时间，并迅速降温，可以尽量减少营养素的损失。

三、蔬菜的健康作用

蔬菜中含有多种植物化学物，特别是具有抗氧化作用的成分，其中包括叶黄素、番茄红素、类黄酮、花青素、硫苷类。同时，绿叶蔬菜中富含的硝酸盐已被证明对控制血压、改善血液循环和预防心脑血管疾病有益。

研究证据表明，增加蔬菜摄入量可降低心脑血管疾病的死亡风险，特别是对预防中风具有重要意义。蔬菜食用不足则有增加食管癌和结肠癌的危险。十字花科蔬菜的摄入量与多种癌症的风险呈现负相关性，包括肺癌、胃癌、结肠癌和乳腺癌。增加绿叶蔬菜的摄入量可降低糖尿病和肺癌的发病风险，并有利于减少随年龄增加出现认知能力衰退的危险。

第五节　水　果　类

水果是味甜多汁、可不经烹调直接进食的植物性食物的总称。除果实之外，广义的水果包括少数茎、根等其他植物学部位，如甘蔗、雪莲果、大黄叶柄等。多数水果含水分达85%~92%，其中主要营养成分为碳水化合物、维生素和矿物质，此外还含有有机酸、类黄酮、类胡萝卜素、花青素、芳香物质等有益健康的成分。在同类水果中，不同栽培品种和栽培条件对其维生素、矿物质和生物活性成分的含量影响很大。

一、水果的营养价值

（一）碳水化合物

水果中的碳水化合物主要是蔗糖、果糖和葡萄糖，其比例因品种而异。未成熟果实中淀粉含量较高，随着果实的成熟，其中淀粉分解，糖分含量提高，淀粉含量降至可忽略的水平。但香蕉是个例外，成熟香蕉中的淀粉含量高达3%以上。由于含有糖分，水果是膳食中能量的补充来源之一。

水果中含有较丰富的膳食纤维，是膳食中果胶的重要来源（见表2-6）。细胞结构的存在使水果的餐后血糖反应低于精白谷物制作的主食。

表 2-6　　　　　　　　水果的平均化学组成（可食鲜重的%）

水果	干物质	总糖	滴定酸度	不溶纤维	果胶	灰分	pH
苹果	16.0	11.1	0.6(M)	2.1	0.6	0.3	3.3
梨	17.5	9.8	0.2(M)	3.1	0.5	0.4	3.9
杏	12.6	6.1	1.6(M)	1.6	1.0	0.6	3.7
甜樱桃	18.7	12.4	0.7(M)	2.0	0.3	0.6	4.0
桃	12.9	8.5	0.6(M)	—	—	0.5	3.7
李子	14.0	7.8	1.5(M)	1.3	0.9	0.5	3.3
黑莓	19.1	5.0	0.6(C)	9.2	0.7	0.5	3.4
草莓	10.2	5.7	0.9(C)	2.4	0.5	0.5	—
葡萄	17.3	14.8	0.4(T)	—	—	0.5	3.3
橙	13.0	7.0	0.8(C)	—	—	0.5	3.3
柠檬	11.7	2.2	6.0(C)	—	—	0.5	2.5
菠萝	15.4	12.3	1.1(C)	1.5	—	0.4	3.4
香蕉	26.4	18.0	0.4(M)	4.6	0.9	0.8	4.7
番石榴	19.0	13.0	0.2			0.9	
芒果	19.0	14.0	0.5	—	0.5		

滴定酸度按照 M：苹果酸；C：柠檬酸；T：酒石酸来计算。

资料来源：Food Chemistry, 2nd edition, edited by Belitz H. -D and Grosch, W. Springer, 1999.

（二）蛋白质和脂肪

水果中蛋白质含量多在 0.5%～1.0% 之间，不是膳食中蛋白质的重要来源。脂肪含量多在 0.3% 以下，只有鳄梨（牛油果）、榴莲、余甘、椰子等少数水果脂肪含量较高，如榴莲中脂肪含量高达 10% 以上。椰子肉所含脂肪以月桂酸（中链饱和脂肪酸）为主，而鳄梨的脂肪中富含油酸。

（三）维生素

水果和蔬菜一样，含有除维生素 D 和维生素 B_{12} 之外的所有维生素，是膳食中维生素 C 和胡萝卜素的重要来源（见表 2-7），但其中硫胺素和核黄素的含量通常较低，远不及绿叶蔬菜。有些水果还可以提供叶酸和维生素 B_6，如猕猴桃的叶酸含量较高，而香蕉含有较丰富的维生素 B_6。

表 2-7 **部分水果中的维生素 C 和胡萝卜素含量（单位：mg/100g）**

蔬菜名称	维生素 C	胡萝卜素	蔬菜名称	维生素 C	胡萝卜素
鲜枣	243	0.24	芒果	41	8.05
猕猴桃	62	0.13	菠萝	18	0.20
山楂	53	0.10	草莓	47	0.03
川红桔	33	0.18	鸭梨	4	0.01
红富士苹果	2	0.60	玫瑰香葡萄	4	0.02

资料来源：杨月欣主编：《中国食物成分表 2002》，北京大学医学出版社 2002 年版。

（四）矿物质

水果中含有多种矿物质，是膳食钾的重要来源（见表 2-8）。由于水果无需加盐烹调，摄入水果可有效改善膳食中的钾钠比例。草莓、大枣和山楂的铁含量不可忽视，而且因富含维生素 C 和有机酸，其中铁的生物利用率较高。微量元素含量则因栽培地区的土壤微量元素含量和微肥施用情况不同有较大差异。

表2-8　　　　　　　　　　　几种水果中的主要矿物质含量(mg/100g)

水果种类	钾	钠	镁	铁	钙
苹果	83	1	7	0.3	8
山楂	299	5	19	0.9	52
鸭梨	77	2	5	0.9	4
桃	100	2	8	0.4	10
葡萄	126	2	4	0.1	8
猕猴桃	100	2	8	0.4	10
鲜枣	375	1	25	1.2	22
龙眼	248	4	10	0.2	6
草莓	131	4	12	1.8	18
橙	159	1	14	0.4	20
柚	119	3	4	0.3	4
芒果	138	3	14	0.2	微量
香蕉	256	1	43	0.4	7

资料来源：葛可佑总主编：《中国营养科学全书(食品营养卷)》，人民卫生出版社2004年版。

(五)水果中的其他有益成分

水果中有机酸含量为0.2%~3.0%。其中主要种类为柠檬酸、苹果酸、酒石酸和抗坏血酸，它们均有利于各种矿物质的吸收利用。此外，还含有少量的草酸、水杨酸、琥珀酸、奎宁酸等。

二、水果加工品的营养价值

水果的加工品保存了水果的特有风味，主要的营养损失是维生素C，胡萝卜素损失不大。除柑橘类和山楂等酸味水果外，富含维生素C的水果以生食为佳。

水果加工品中，水果干是营养价值最高的一类。水果干是水果经晒干、烘干、红外干燥或真空干燥等工艺脱水加工而成的干制品，其中不加入油脂、精制糖、糖浆等任何其他配料。常见的水果干有：葡萄干(包括提子干)、干枣、杏干、无花果干、苹果干、柿饼、桂圆干、龙眼干、西梅干、蔓越莓干等，桑葚干和枸杞干也可纳入其中。

用晒干、烘干、红外干燥等传统工艺进行水果干制，可导致10%~90%的维生素C损失，但其中的矿物质得到浓缩。例如，杏干、葡萄干、干枣等均为钾、镁、铁等多种矿物质的良好来源，也是膳食纤维的良好来源。

近年来新兴的真空冷冻干燥是在-40~-60℃的冷冻条件下使水分直接升华除去，最大限度地避免了营养素的热损失和氧化损失，故冻干水果可以保存水果中的绝大部分营养成分，包括维生素C。

水果罐头、果酱、果脯、果汁、果糕等的维生素C保存率与原料特点、加工工艺水平和贮藏条件有很大关系。在适当的加工条件下，柑橘汁等酸性果汁中的维生素C可以得到较好的保存，成为维生素C的日常来源，但多数市售加工品中维生素C含量较低。

纯果汁从形态上分为两类：一类是带果肉的混浊汁，其中含有除部分纤维素之外水果中的全部养分，如柑橘汁等；另一类是澄清汁，经过过滤或超滤，除去了水果中的膳食纤维、各种大分子物质和脂类物质，只留下糖分、矿物质和部分水溶性维生素，如苹果汁。

大部分果汁产品经过杀菌处理，可以在常温下储藏和运输，保质期较长。在水果收获期，水果首先被制成浓缩汁储藏起来，在其他季节再用浓缩汁加水，还原到纯果汁的浓度，保证一年四季出售同样的果汁。但近年来兴起了鲜榨果汁产品，它们经过高压灭菌，不经过加热，可以更好地保持水果的风味和营养，但需要冷藏运输，保质期较短。

需要注意的是，果汁仅仅意味着100%的纯果汁。果汁和果汁饮料在食品分类中不属于一个类别。市售"果汁饮料"中原果汁的含量通常只有10%，其余为糖、有机酸、香精、增稠剂和水等原料配成，仅能提供水分和部分能量，并不能替代水果的健康作用。

三、水果的健康意义

水果是膳食中酚类物质的重要来源，包括酚酸类、类黄酮、花青素类、原花青素类、单宁类等。其中绿原酸、咖啡酸等各种酚酸具有重要的抗氧化作用，黄酮类物质的摄入量与心血管疾病的死亡率之间有着肯定的负相关关系。

花青素和单宁类物质也具有抗氧化活性。

流行病学研究证据表明，水果和蔬菜的摄入总量越大，则心血管疾病、肺癌、结直肠癌的发病风险越小。同时还有部分研究提示，摄入水果对维护骨质密度有益。在日常正常摄入量范围之内，水果与肥胖和糖尿病风险无关。

第六节　坚果和油籽类

大部分坚果具有很高的脂肪含量，包括核桃、榛子、杏仁、巴旦木、开心果、松子、香榧、腰果、碧根果（美洲山核桃）、夏威夷果（澳洲坚果）、鲍鱼果（巴西坚果）等木本植物的有硬壳种子或果核。传统上用来榨油的各种植物种子被统称为油籽，它们与坚果的营养价值相近，包括花生、向日葵籽、西瓜籽、南瓜籽、芝麻、亚麻籽等草本植物的种子。

较多研究证据表明，坚果摄入可改善血脂状况，降低心脑血管疾病如中风和缺血性心脏病的发病风险。还有证据显示，坚果摄入可减少女性的结直肠癌风险。

坚果和油籽的营养价值

1. 蛋白质

含油坚果类的蛋白质含量多在12%～22%之间，油籽类的蛋白质含量更高，能达到20%～30%。它们是植物性蛋白质的补充来源，但不属于优质蛋白，需要与其他食品营养互补后方能发挥最佳作用。

2. 脂类

坚果类食品富含油脂，脂肪含量多在40%～70%之间，可达500～700kcal/100g。故而，绝大多数坚果和油籽类食物含能量很高。坚果油籽中所含的脂肪酸中以亚油酸和油酸等不饱和脂肪酸为主。研究表明，在膳食总脂肪摄入量不变的情况，用坚果替代其他富含脂肪的食物有益心脑血管健康，每日摄入坚果28克可降低缺血性心脏病风险28%。

3. 碳水化合物

富含油脂的坚果中可消化碳水化合物含量较少，多在15%以下，如花生为5.2%，榛子为4.9%。其中膳食纤维含量较高，如花生膳食纤维含量达6.3%，榛子为9.6%，杏仁更高达10%以上。其中除去纤维素半纤维素等成分，还包括少量不能为人体吸收的低聚糖类物质，研究表明这类物质对调节肠道菌群有一定意义。

表 2-9 部分坚果油籽中的主要营养素含量(g/100g)

品种	能量 Kcal	脂肪 %	蛋白 %	纤维 %	钙 mg	镁 mg	铁 mg	锌 mg	VB1 mg	VB2 mg	VB6 mg	VE mg
夏威夷果	718	76.08	7.79	8.0	70	118	2.65	1.29	0.710	0.087	0.359	0.57
碧根果	710	74.27	9.50	9.4	72	132	2.80	5.07	0.450	0.107	0.187	1.30
松子	644	68.37	13.69	3.7	16	251	5.53	6.45	0.364	0.227	0.094	9.33
鲍鱼果	656	66.43	14.32	7.5	160	376	2.43	4.06	0.617	0.035	0.101	5.73
欧洲榛子	646	62.40	15.03	9.4	123	173	4.38	2.50	0.388	0.123	0.620	15.28
核桃	646	58.8	14.9	9.5	56	131	2.7	2.17	0.15	0.14	—	43.21
巴旦木	595	52.05	21.06	10.9	267	281	3.83	3.30	0.084	0.967	0.127	23.80
腰果	574	46.35	15.31	3.0	45	260	6.00	5.60	0.200	0.200	0.256	0.92
开心果	567	44.82	20.95	9.9	107	109	4.03	2.34	0.695	0.234	1.122	2.42
白芝麻	559	46.1	19.1	14.0	780	290	22.7	6.13	0.66	0.25	—	38.28
炒葵花籽	625	52.8	22.6	—	72	267	6.1	5.91	0.43	0.26	0.78	26.46
生花生仁	574	44.3	24.8	5.5	39	178	2.1	2.50	0.72	0.13	—	14.97

注1：核桃、花生、葵花籽和芝麻的数据来自中国食物成分表(第二版)，其他数据来源为美国食物成分数据库。所查品种均为烤干或自然干燥产品，也是不加油、不加盐的品种。

4. 维生素

坚果和油籽类食物中富含维生素 E 和 B 族维生素(见表 2-9)。其中核桃的维生素 E 含量最为突出，杏仁和巴旦木特别富含维生素 B_2，葵花籽、花生和开心果富含维生素 B_1，开心果含有较为丰富的维生素 B_6。

5. 矿物质

含油坚果类的钾、镁、磷、铁、锌、铜、锰、硒等各种矿物质的含量相当突出，是多种微量元素的良好补充来源。例如，芝麻是补充微量元素的传统食品，其中铁、锌、镁、铜、锰等元素含量均高，黑芝麻高于白芝麻。一些坚果具有富集某些元素的特点，如巴西坚果富含硒，而开心果富含碘。

6. 其他健康相关成分

和其他种子类食物一样，坚果和油籽中还含有磷脂、植物固醇、植酸、草酸、多酚类等与健康相关的成分，具体含量和品种、栽培条件关系密切。表2-10为坚果油籽类食物中植酸含量与其他食物的比较。

表2-10　　坚果类食物植酸含量与其他全种子食物的比较（mg/100g）

食物	芝麻	葵花籽	花生	巴旦木	榛子	腰果	碧根果
植酸含量	1.44~5.36	3.9~4.3	0.17~4.47	0.35~9.42	0.23~0.92	0.19~4.98	0.18~4.52
食物	全小麦	小米	玉米	大麦	燕麦	黄豆	芸豆
植酸含量	0.39~1.35	0.18~1.67	0.72~2.22	0.72~2.22	0.42~1.16	1.0~2.22	0.61~2.38

数据来源：Schelemmer U et al. Phytates in food and significance in humans: food source, intake, processing, bioavailability, protective role and analysis. Molecular Nutrition and Food Research, 2009, 53: s330-s375.

第七节　蛋和蛋制品

蛋是鸟类动物的卵，包括鸡蛋、鸭蛋、鹌鹑蛋、鹅蛋、鸽蛋、火鸡蛋和鸵鸟蛋等，以鸡蛋为代表，它们是膳食中优质蛋白质的重要来源。鸡蛋的蛋黄和蛋清分别占蛋可食部分的1/3和2/3。蛋黄中集中了鸡蛋中的大部分矿物质、维生素和脂肪。

研究证据表明，每日摄入1个鸡蛋与心血管疾病和中风的危险无关，与这些疾病的死亡率无关，与亚洲人群的癌症风险也没有关系。然而，有研究发现鸡蛋摄入量高时可增加糖尿病的发病风险，糖尿病患者每周摄入鸡蛋宜少于4个。

一、蛋类的营养价值

(一)蛋白质

鸡蛋蛋白质为优质蛋白质的代表,是各类食物蛋白质中生物价值最高的一种(表2-11),各种氨基酸比例合理,其生物价高达94,易被人体消化吸收和利用。鸡蛋中蛋白质含量为11%~13%,略低于瘦肉,在蛋白和蛋黄中均有分布。每枚鸡蛋平均可为人体提供6克蛋白质。鸡蛋中蛋白质的数量和质量基本恒定,受饲料影响较小。按蛋白质含量来计算,蛋类在各种动物蛋白质来源中是最为廉价的一种。

表 2-11　　　　　　鸡蛋蛋白质与其他食物蛋白质质量比较

食物蛋白质	生物价(BV)	蛋白质功效比(PER)	净蛋白利用率(NPU)
全 蛋	100	3.8	94
牛 奶	91	3.1	82
酪蛋白	77	2.9	76
乳清蛋白	104	3.6	92
牛 肉	80	2.9	73
马铃薯	71	—	—
大豆蛋白	74	2.1	61
稻米蛋白	59	2.0	57

资料来源:葛可佑总主编:《中国营养科学全书(食品营养卷)》,人民卫生出版社2002年版。

(二)脂肪

蛋类的脂肪含量在9%~15%之间,98%的脂肪存在于蛋黄当中。鸡蛋黄的脂肪酸的构成中,以油酸最为丰富,约占50%左右,亚油酸约占10%,其余主要是硬脂酸、棕榈酸和棕榈油酸,含微量花生四烯酸和DHA。鸡蛋中的固醇含量较高，其中 90% 以上为胆固醇，仅有少量植物性固醇。每个鸡蛋中含胆固醇约 200mg，全部存在于蛋黄当中。

（三）维生素

蛋中含有所有的 B 族维生素、维生素 A、维生素 D、维生素 E、维生素 K 和微量的维生素 C。其中维生素 A、维生素 D、维生素 K、硫胺素、核黄素、维生素 B_6 和维生素 B_{12} 较为丰富。一枚鸡蛋约可满足成年女性一日维生素 B_2 推荐量的 13%、维生素 A 推荐量的 22%。绝大部分的维生素 A、D、E 和大部分维生素 B_1 都存在于蛋黄当中。蛋中的维生素含量受到品种、季节和饲料等因素的影响而有所变异。

（四）矿物质

蛋中的矿物质主要存在于蛋黄部分，蛋黄中含矿物质 1.0%~1.5%，其中磷最为丰富，占 60% 以上，钙占 13% 左右，硫元素的含量也较高。蛋中所含铁元素数量较多，但以非血红素铁形式存在，而且由于卵黄高磷蛋白对铁的吸收具有干扰作用，铁的生物利用率较低，仅为 3% 左右。蛋白部分除钾元素外矿物质含量较低。钙元素主要以碳酸钙的形式存在于蛋壳中。蛋中的矿物质含量受饲料因素影响较大。可以通过畜牧学措施生产出高碘、高硒、高锌等特种鸡蛋。

二、蛋类加工品的营养价值

蛋类加工品主要包括传统的皮蛋（松花蛋）、咸蛋、卤蛋，以及工业化生产的蛋粉。几种蛋类加工品的营养成分见表 2-12 所示。

（一）皮蛋

与鲜鸭蛋相比，皮蛋中赖氨酸、饱和脂肪酸、维生素 B_1 和维生素 B_2 含量及含硫氨基酸的评分均有所下降，而单不饱和脂肪酸含量有所上升。

（二）咸蛋

制作咸蛋时，加入盐水腌制会极大地增加钠盐的含量。用包草木灰的方式来制作咸蛋时，因其中富含碳酸钾，也会使咸蛋中的钾含量上升。此外，因为腌制过程中蛋壳中的钙部分溶出并向鸡蛋内部渗透，使咸蛋中的钙含量比腌制前有显著上升，其中蛋清的钙含量升高幅度可达 10 倍以上（何珊丽等，2013）。

（三）卤蛋

卤蛋产品的氨基酸组成与鲜鸡蛋差异不大，但由于水分含量下降，蛋白质含量有所上升。经过长时间煮制之后，卤蛋中棕榈酸、硬脂酸等饱和脂肪酸和花生四烯酸、DHA 等多不饱和脂肪酸含量有所下降，而单不饱和脂肪酸含量上升。由于制作中加入了酱油和盐，并经过长时间煮制，其中钠含量大幅度上升，但钾元素有部分流失，含量下降。其他矿质元素变化不大（余秀芳等，2012）。

（四）蛋粉

将鸡蛋制作成蛋粉对蛋白质的利用率无影响，B 族维生素有较大损失，但维生素 A 和维生素 D 含量受影响较小。国外已有较多去掉蛋壳的液体蛋制品，包括全蛋液、蛋清液和添加 DHA 等活性成分的低胆固醇蛋液等，但国内尚未见这类产品。

表 2-12　　　　　　　　　蛋类加工品的主要营养成分

品种	蛋白质（%）	脂肪（%）	灰分（%）	水分（%）	蛋黄中磷脂（%）
咸鸭蛋[1]	12.8	15.8	9.0	63.7	13.8
皮蛋（松花鸭蛋）[1]	13.3	10.5	6.5	68.8	8.6
全蛋粉[2]	43.4	36.2	6.6	2.5	——
蛋黄粉[2]	31.6	55.1	3.4	4.6	——

数据来源：1. 周有祥、夏虹、彭茂民：《鲜鸭蛋及其制品的营养成分初步分析》，载《湖北农业科学》2009 年第 10 期，第 2553~2555 页。2. 杨月欣主编：《中国营养成分表（第二版）》，北京大学医学出版社 2008 年版。

第八节　乳和乳制品

人类食用的乳类食品以普通牛乳为代表，此外水牛乳、绵羊乳、山羊乳、牦牛乳、马乳、骆驼乳等也在部分地区具有食用传统。牛乳及其制品是膳食中蛋白质、钙、磷、维生素 A，D 和维生素 B_2 的重要供给来源之一。

　　研究证据表明，奶类摄入与髋骨骨折风险无关。近年来的研究认为，奶类摄入与前列腺癌风险关联度小，并有利于降低乳腺癌和肠癌的风险。摄入酸奶有利于降低 2 型糖尿病和心脑血管疾病的发病风险。

一、牛乳的营养价值

（一）蛋白质

　　牛乳中的蛋白质含量比较恒定，约为 3.0%~3.5%，其蛋白质中 80% 以上为酪蛋白（casein），其他主要为乳清蛋白（whey protein）。酪蛋白和乳清蛋白均为优质蛋白质，容易为人体消化吸收，并能与谷类蛋白质发生营养互补作用。

　　羊奶等其他动物奶的主要成分见表 2-13。

表 2-13　　　　几种动物奶的主要营养成分（均按未加工原料状态计）

	蛋白质(%)	脂肪(%)	乳糖(%)	乳干物质(%)
乳牛奶[1]	2.8~4.0	2.8~4.0	4.6~4.9	11.8~13.7
水牛奶[2]	4.0~5.6	6.5~7.9	5.2~5.6	17.0~18.9
山羊奶[3]	3.5	5.2	4.1	13.5
绵羊奶[3]	5.6	6.8	4.9	18.1
骆驼奶[1]	3.5~4.9	5.6~6.9	4.2~4.7	14.3~17.4
牦牛奶[4]	5.3~5.8	5.2~7.0	4.4~4.9	13.5~18.4
马　奶[5]	2.7	0.4	6.2	—
驴　奶[5]	1.9	0.3	12.0	—

　　数据来源：1. 陆东林、张静、何晓瑞：《驼乳的化学成分和加工利用》，载《中国乳业》2008 年第 7 期，第 36~38 页。

　　2. 晋丽娜、黄艾祥：《云南省水牛乳常规营养成分的分析》，载《中国奶牛》2011 年第 18 期，第 31~33 页。

　　3. 王逸斌、徐莎、侯艳梅等：《山羊奶的营养成分研究进展》，载《中国食物与营养》2012 年第 10 期，第 67~71 页。

　　4. 席斌、李维红、高雅琴：《不同地区牦牛乳营养成分比较研究》，载《安徽农业科学》2011 年第 2 期，第 1045~1046 页。

　　5. 王建光、孙玉江、芒来：《马奶与几种奶营养成份的比较分析》，载《食品研究与开发》2006 年第 8 期，第 146~149 页。

(二)脂肪

天然牛乳中的脂肪含量为 2.8%~4.0%，其中饱和脂肪酸含量约占一半，而多不饱和脂肪酸含量在 10% 以下，丁酸、己酸等短链脂肪酸含量达 8% 左右。乳脂中的磷脂和胆固醇含量明显低于肉类和蛋类。

除马奶和驴奶之外，山羊奶、绵羊奶、牦牛奶、骆驼奶等其他奶类的脂肪含量高于乳牛奶，同时脂肪饱和程度也更高。

(三)碳水化合物

各种牛乳中乳糖含量约占 4.6%，占牛奶中碳水化合物的 99.8%，此外还含有微量的低聚糖。除了马奶和驴奶，山羊奶、绵羊奶、骆驼奶、牦牛奶等其他乳类中的乳糖含量与牛奶差异不大。经过乳糖酶处理的牛奶产品中，乳糖被水解为葡萄糖和半乳糖，不再引起乳糖不耐受所带来的腹胀、腹泻等不良反应。

(四)维生素

乳类含有几乎所有种类的脂溶性和水溶性维生素，包括维生素 A、D、E、K、各种 B 族维生素和微量的维生素 C。它是 B 族维生素的良好来源，250g 乳类可以提供超过成年人一日需要量 20% 的核黄素，以及相当多的维生素 B_{12}、维生素 B_6 和泛酸。添加维生素 A 和维生素 D 的营养强化奶是这两种维生素最方便和廉价的膳食来源之一，但脂溶性维生素只存在于牛奶的脂肪部分中，未强化脱脂奶中的脂溶性维生素含量很低。

(五)矿物质

乳类中含有丰富的矿物质，其中以钙最为突出。乳类钙磷比例合理，同时含有维生素 D、乳糖等促进吸收因子，且食用方便，因此乳类是膳食中钙的最佳来源之一。但乳类中铁、锌、铜等微量元素含量较低(见表 2-14)。

表 2-14　　　　　　　　　　牛乳中的矿物质组分

成分	含量(mg/L)	成分	含量(μg/L)
钾	1500	锌	4000
钙	1200	铝	500
钠	500	铁	400

续表

成分	含量（mg/L）	成分	含量（μg/L）
镁	120	铜	120
磷	3000	钼	60
氯	1000	锰	30
硫	100	镍	25
碘	60	硅	1500
硼	200	溴	1000
氟	150		

数据来源：Food Chemistry, 2rd edition, Belitz H-D and Grosch W., 1999.

（六）其他有益健康的物质

牛乳中含有大量的生理活性物质。其中较为重要的含氮物有乳铁蛋白（lactoferrin）、免疫球蛋白（conjugated linoleic acid）、各种生长因子、多种活性肽类以及与健康相关的脂类物质等。乳铁蛋白具有抗感染作用、抗病毒作用和抗自由基作用，同时还有营养肠道粘膜和促进双歧杆菌生长的作用。此外，牛乳蛋白质经过酶水解之后，能够形成多种生物活性肽，包括抗高血压肽、免疫调节肽、促进钙吸收的蛋白质磷肽（CPP）、吗啡样活性肽、抗菌肽等。

二、乳制品的营养价值

按照我国食品工业标准体系，乳制品包括液体乳制品、乳粉、乳脂（奶油）、炼乳、冰淇淋和其他乳制品。

（一）液态未发酵牛奶

按现行国家标准，根据杀菌方式和成分组成，液态奶可以划分成三个类别，即巴氏杀菌乳（pasterized milk）、灭菌乳（sterilized milk）和调制乳（modified milk）。巴氏杀菌乳和灭菌乳产品的蛋白质含量通常在2.9%~3.5%之间，调制乳的蛋白质含量不低于2.3%。巴氏奶和灭菌奶的蛋白质、乳糖、矿物质等营养成分含量基本上与原料乳相同。加热带来 B 族维生素的损失，巴氏奶的 B 族维生素保存率通常在90%以上，灭菌奶也在60%以上（见表2-15）。

表 2-15　　　　　　　　牛乳不同加工处理后维生素的损失%

处　理	维生素 B_1	维生素 B_6	维生素 B_{12}	叶酸	维生素 C
巴氏杀菌	<10	0~8	<10	<10	10~25
超高温瞬时杀菌	0~20	<10	5~20	5~20	5~30
煮　沸	10~20	10	20	15	15~30
高压灭菌	20~50	20~50	20~100	30~50	30~100

数据来源：Renner, 1983. 引自 Nutritional Evaluation of Food Processing, Avi, 1991.

（二）发酵乳

发酵乳（fermented milk）俗称酸奶（yogurt），是牛乳经乳酸菌发酵制成的酸味乳制品。乳酸菌的繁殖发酵使蛋白质被部分分解为肽、游离氨基酸和非蛋白氮，进一步提高了消化吸收率。乳酸发酵消耗了牛乳中的乳糖成分，并能提供乳糖酶，解决了乳糖不耐受问题，而保留了牛乳中的其他所有营养成分。所产生的乳酸亦有利于矿物质的吸收利用。此外，经过发酵还增加了维生素 B_{12} 和叶酸的含量。

（三）乳酪

乳酪（cheese）也称为奶酪或干酪，是由牛乳经过发酵和凝乳，除去乳清，再经加盐压榨、后熟等处理后得到的产品。去掉乳清的加工环节会损失部分乳清蛋白、乳糖和水溶性维生素，但酪蛋白和其他营养素都得到了保留和浓缩。总体来说，乳酪是蛋白质、维生素 A、维生素 B 族和钙等营养素的上好来源，碳水化合物含量则很低，食用奶酪不会发生乳糖不耐现象。

（四）乳粉

乳粉即奶粉，是原料乳经过浓缩和脱水加工后制成的粉状产品。在乳粉的制作过程当中，牛奶中的蛋白质、矿物质、脂肪等主要营养成分得到保存，维生素 B_1、维生素 B_6 等有 10%~30% 的损失。目前，许多乳粉产品都按照产品目标人群的营养需要对营养成分进行了调整，如除去一部分脂肪，添加营养或保健成分，生产出孕妇奶粉、青少年奶粉、老年奶粉等更适合特定人群营养需要的产品。

（五）炼乳

炼乳是原料乳经消毒和均质后，在低温真空条件下浓缩除去 2/3 的水分，再装罐杀菌制成的粘稠产品。炼乳中的蛋白质含量大约在 4%～6%之间，脂肪不低于 7.5%。生产过程中经过多次加热，炼乳中的维生素 A、维生素 B₁、维生素 B₂ 等营养素受到部分破坏，但蛋白质、脂肪和各种矿物质得到浓缩，同样是钙的良好来源。

（六）奶油

把牛乳中的乳脂肪分离出来制成的产品即为奶油。牛乳中的脂溶性营养成分基本上保留在奶油中，胆固醇成分也被浓缩，因而奶油是维生素 A 和维生素 D 的良好来源，也是胆固醇的密集来源。但是，蛋白质和水溶性营养成分如 B 族维生素绝大部分在脂肪分离过程中被除去。

第九节　肉和肉制品

肉类包括畜肉与禽肉。畜肉包括牛、猪、羊等大牲畜肉及内脏，禽肉包括鸡、鸭、鹅、鹌鹑、火鸡、鸽子等。肉类是膳食中蛋白质、脂肪和 B 族维生素的重要来源，但其中的蛋白质、维生素和矿物质的含量随动物的种类、年龄、肥育度和部位的不同而有很大差异。

研究证据表明，畜肉类摄入量增加时，患结直肠癌的风险增加，肥胖和 2 型糖尿病的发病风险增加，男性的全因死亡率也增加，但贫血风险较小。然而，禽肉摄入量与结直肠癌和 2 型糖尿病的风险无关。

一、畜肉类的营养价值

（一）蛋白质

在各种畜肉当中，猪肉的蛋白质含量较低，平均仅在 15%左右；牛肉较高，达 20%左右。羊肉的蛋白质含量介于猪肉和牛肉之间。兔肉蛋白质含量也达 20%左右。在家畜内脏中，以肝脏含蛋白质最高，为 18%～20%；心、肾含蛋白质 14%～17%，与瘦肉相当。

（二）脂肪

畜肉脂肪中含饱和脂肪酸较多，不饱和脂肪酸主要为油酸，多不饱和脂肪酸含量低，且主要为亚油酸。畜肉的肌肉和内脏中富含磷脂，并含有胆固醇。血液中的脂肪含量很低，不足 0.5%；骨中脂肪含量为 15%～21%，其中骨髓含脂肪 90% 以上，主要为饱和脂肪酸。

（三）维生素

家畜的瘦肉是各种 B 族维生素的良好来源，包括植物性食物中所没有的维生素 B_{12}。其中猪肉维生素 B_1 含量较高，而牛肉中的维生素 B_2 和叶酸含量高于瘦猪肉。但瘦肉中所含维生素 A、维生素 D 和维生素 E 均很少，肥肉中含量亦不高。

家畜的肝、肾、心等内脏富含多种维生素。其中肝脏是各种维生素在动物体内的贮藏场所，是维生素 A、D、B_2 和维生素 B_{12} 的极好来源，还有少量的维生素 E 和维生素 C。肾脏和心脏中的 B 族维生素含量也明显高于畜肉。几种畜肉食物的维生素含量见表 2-16。

（四）矿物质

畜肉中含矿物质 1%～2%，是铁、锰、锌、铜、硒等微量元素的重要膳食来源。其中钠和磷含量较高，钾和钙的含量较低。肉类中的铁以血红素铁的形式存在，生物利用率高。其中，肝脏是铁的贮藏器官，含铁量为各部位之冠。此外，畜肉中锌、铜、硒等微量元素较丰富，且其吸收利用率比植物性食品高。家畜内脏也是锌、铜、硒等微量元素的良好来源，含量高于畜肉。

表 2-16 　　　　　　　　　　　　　　**几种畜肉的某些营养素含量**

食物名称	蛋白质（g/100g）	脂 肪（g/100g）	硫胺素（mg/100g）	核黄素（mg/100g）	尼克酸（mg/100g）	视黄醇（μg/100g）	铁（mg/100g）
猪里脊	20.2	7.9	0.47	0.12	5.1	5	1.5
猪排骨肉	13.6	30.6	0.36	0.15	3.1	10	1.3
猪 肝	19.3	3.5	0.21	2.08	15.0	4972	22.6
牛后腿	19.8	2.0	0.02	0.18	5.7	2	2.1
羊后腿	15.5	4.0	0.06	0.22	4.8	8	1.7
兔 肉	19.7	2.2	0.11	0.10	5.8	212	2.0

资料来源：杨月欣主编：《中国食物成分表2002》，北京大学医学出版社2002年版。

二、禽肉类的营养价值

鸡、鸭、鹅、鹌鹑、火鸡、鸵鸟等统称禽类，以鸡为代表。它们被称为"白肉"，与被称为"红肉"的畜肉相比，在脂肪含量和质量方面有较大差异。

(一)蛋白质

去皮鸡肉和鹌鹑的蛋白质含量比畜肉稍高，为 20% 左右。鸭、鹅的蛋白质含量分别为 16% 和 18%。禽肉的蛋白质也是优质蛋白，生物价与猪肉和牛肉相当。各部位的蛋白质含量略有差异，如鸡胸肉的蛋白质含量约为 20%，鸡翅约为 17%。

(二)脂肪

在各种肉用禽类中，火鸡和鹌鹑的脂肪含量较低，鸡和鸽子的脂肪含量居中，鸭和鹅的脂肪含量略高。翅膀部分含有较多脂肪，可达 12% 以上，而胸肉的脂肪含量很低，通常仅有 3%~5%。禽类脂肪中多不饱和脂肪酸的含量高于畜肉，主要是亚油酸，在室温下呈半固态。禽类和畜肉类的脂肪酸比例见表 2-17 所示。其胆固醇含量与畜肉相当。

表 2-17　　　　　　　　禽类脂肪和畜类脂肪的主要脂肪酸含量比较

油脂名称	脂肪酸含量(%)					
	饱和脂肪酸			不饱和脂肪酸		
	棕榈酸	硬脂酸	棕榈烯酸	油酸	亚油酸	亚麻酸
猪油	26.0	15.7	2.3	44.2	8.9	—
牛油	25.3	28.6	3.4	28.8	1.9	1.0
羊油	18.2	35.9	3.1	33.0	2.9	2.4
鸡油	20.0	5.3	6.2	39.6	24.7	1.3
鸭油	21.6	7.3	3.6	51.6	14.2	0.8

资料来源：杨月欣主编：《中国食物成分表 2002》，北京大学医学出版社 2002 年版。

（三）维生素

禽肉中维生素分布的特点与畜肉相同，维生素 B 族含量丰富，特别富含尼克酸（表 2-18）。禽类肝脏是维生素 A、维生素 D、维生素 K、维生素 E 和维生素 B_2 的良好来源，维生素含量往往高于畜肉，而且质地细腻。此外，禽类的心脏和胗也是 B 族维生素含量十分丰富的食物。

（四）矿物质

与畜肉相同，禽肉是血红素铁的来源，但不及红肉类含量高。锌、硒等矿物质含量也较高，但钙含量较低。禽类肝脏和血中的铁含量可达 10～30mg/100g，是铁的优质膳食来源。禽类的心脏和胗也是含矿物质非常丰富的食物。

表 2-18　　　　一些禽肉的主要营养素含量（每 100g 当中含量）

食物名称	蛋白质（g）	脂肪（g）	硫胺素（mg）	核黄素（mg）	尼克酸（mg）	视黄醇（μgRE）	铁（mg）
鸡胸脯肉	19.4	5.0	0.07	0.13	10.8	16	0.6
鸡 肝	16.6	4.8	0.33	1.10	11.9	10414	12.0
鹌 鹑	20.2	3.1	0.04	0.32	6.3	40	2.3
鸭	15.5	19.7	0.08	0.22	4.2	52	2.2
鸭 血	13.6	0.4	0.06	0.06	—	—	30.5
鹅	17.9	19.9	0.07	0.23	4.9	42	3.8

资料来源：杨月欣主编：《中国食物成分表 2002》，北京大学医学出版社 2002 年版。

三、肉类加工品的营养价值

肉、禽等食物在加工中，主要损失水溶性维生素，而蛋白质和矿物质的损失不大。脂肪含量可能因处理方式而有较大的变化。肉类加工品包括中式、西式两类，中式肉制品当中有香肠、腊肉、卤肉、熏肉等；西式肉制品主要有西式灌肠、西式火腿、培根等。

（一）各种西式肉制品

西式灌肠通常是用瘦肉和肥肉糜经食盐、磷酸盐、亚硝酸盐、调味料等腌制并搅拌之后，装入肠衣，然后经过煮制而成，有的还经过烟熏或风干。其中水分含量在50%左右。多数灌肠的蛋白质含量在10%~15%左右，脂肪含量在20%~30%之间。产品中的蛋白质、维生素和矿物质的含量随着肥肉、淀粉、胶质等配料的增加而下降。

（二）中式肉制品

中式香肠的特点是不加入淀粉，也不经过煮制，而是经过腌制后干制保存。其主要原料是瘦肉丁、肥肉丁、盐、糖、亚硝酸盐、香辛料等，水分含量明显低于西式灌肠。其蛋白质含量在20%以上，但脂肪含量高达40%以上，因此是一种高能量食品。其中的维生素和矿物质含量与原料肉基本相当。

（三）肉松

肉松是把肉煮烂后再经过炒干制成的。加工过程中B族维生素损失较大。长时间受热过程中，可能发生羰氨褐变反应和蛋白质的交联作用，使一些氨基酸的利用率降低，导致蛋白质生物价下降，但其中的矿物质如铁元素得到浓缩，含量有所增加。

（四）酱卤肉

制作过程中并不加入脂肪，故产品中的脂肪含量往往低于原料肉。同样，由于长时间煮制，B族维生素有部分损失。但因肉类缩水，并取出一部分脂肪，可以使矿物质含量得以浓缩。因此，它们是蛋白质、铁、锌等矿物质的良好来源。

（五）罐头制品

在罐头制作中，因为除去了部分水分，蛋白质含量往往有所升高。在罐藏加工后，各种B族维生素均有明显损失，特别是维生素 B_1（见表2-19）。在带骨肉罐头和鱼罐头中，由于长时间的加热使骨头酥软，其中的矿物质溶入汤汁中，大大增加了钙、磷、锌等元素的含量。

表 2-19　　　　　　　　肉类罐头灭菌后某些维生素的平均损失率(%)

食物名称	硫胺素	核黄素	尼克酸
牛肉丁	67	0	0
牛肉块	81	24	44
原汁猪肉	67	0	23
绞羊肉	84	0	13

　　数据来源：〔美〕M. 里切西尔：《加工食品的营养价值手册》，陈葆新等译，轻工业出版社 1989 年版。

（六）干制品

　　因为水分被除去，肉类干制品的蛋白质含量可高达 50% 左右，而脂肪含量很低。水产类干制品浓缩了矿物质，是钙和各种微量元素的优质来源，如钙的含量可高达 500mg/100g 以上。但它们的钠含量也很高，而且其中含有微量的亚硝胺类物质。

第十节　鱼类和其他水产品

　　水产类包括鱼、虾、贝类、甲壳类动物、软体动物等水生动物的组织。

一、水产品的营养价值

（一）蛋白质

　　水产类的蛋白质含量约为 15%~20%，按鲜重计算的含量和生物价值均与肉类相当。但由于其含水量和脂肪率低于肉类，按干重计算的蛋白质含量高于肉类，且鱼类的肌肉纤维细嫩柔软，蛋白质的消化吸收率高于畜肉。

（二）脂肪

　　水产的脂肪含量因品种不同而差异较大。脂肪含量低的品种仅有 0.5% 左右，如鳕鱼等；而脂肪高的品种可达 10%~26%，如鳗鱼、鲱鱼和金枪鱼。多数鱼的脂肪含量介于两者之间。水产类脂肪中含不饱和脂肪酸比例较高，其一大特点是富含 20~24 碳的长链不饱和脂肪酸，包括 EPA、DHA 等（表 2-20）。另外，鱼类的胆固醇含量通常在 50~70mg/100g 之间，略低于畜肉的含量。

表 2-20　　　　　鱼油中的 ω-3 脂肪酸含量（g/100 鲜鱼肉）

鱼种	EPA（20：5）	DHA（22：6）	鱼种	EPA（20：5）	DHA（22：6）
鲐鱼	0.65	1.10	鳕鱼	0.08	0.15
鲑鱼（大西洋）	0.18	0.61	鲽鱼	0.11	0.11
鲑鱼（红）	1.30	1.70	鲈鱼	0.17	0.47
鳟鱼	0.22	0.62	黑线鳕	0.05	0.10
金枪鱼	0.63	1.70	舌鳎	0.09	0.09

资料来源：Belitz H.-D., Grosch W, Schieberle P. Food Chemistry, 4th edition, Springer., 2009.

（三）维生素

水产品中的维生素 A、D、E 含量均高于畜肉，有的含有较高维生素 B_2。鱼油和鱼肝油是补充维生素 A、D 的主要来源。多脂的海鱼肉也含有一定数量的维生素 A 和维生素 D，是膳食中维生素 A、D 的重要来源，也是维生素 E 的一般来源。水产类中水溶性维生素如核黄素的含量也较高，但硫胺素的含量往往低于肉类食物。（见表 2-21）

（四）矿物质

水产品中的钙元素含量明显高于畜肉，微量元素的生物利用率也较高。甲壳类食品是锌、铜等微量元素的最佳来源。贝类、虾和鱼罐头是钙的好来源。海鱼和海生虾贝类还是碘、硒、锌、铜、锰等元素的优质来源。

表 2-21　　　　一些淡水产品中的维生素和矿物质含量（每 100g 鲜重）

鱼类	钙（mg）	钾（mg）	硒（μg）	维生素 A（μgRE）	维生素 E（mg）	维生素 B_1（mg）	维生素 B_2（mg）
草鱼	38	331	6.66	11	2.03	0.04	0.11
黄鳝	42	263	34.56	50	1.34	0.06	0.98

续表

鱼类	钙（mg）	钾（mg）	硒（μg）	维生素 A（μgRE)	维生素 E（mg）	维生素 B$_1$（mg）	维生素 B$_2$（mg）
泥鳅	299	282	35.30	14	0.79	0.10	0.33
鲶鱼	42	351	27.49	—	0.54	0.03	0.10
河虾	325	329	29.65	48	5.33	0.04	0.03
河蟹	231	214	56.72	389	6.09	0.06	0.28

资料来源：杨月欣主编：《中国食物成分表 2002》，北京大学医学出版社 2002 年版。

二、水产品的健康价值

研究证据表明，摄入鱼类和水产品可以增加 omega-3 脂肪酸的摄入量，有利于降低心血管疾病和中风的发病风险，减少随着年龄增加发生认知功能障碍和视网膜黄斑变性的风险。水产品本身脂肪含量较低，在少油烹调时，有利于减少膳食中的过多脂肪摄入，从而预防肥胖。

然而，贝类往往具有富集重金属污染的特性，食肉鱼因处在食物链的顶端，也极易富集汞、镉等重金属。故而食用水产品应适量，特别是金枪鱼、鲨鱼等食肉鱼和贝类。

第十一节　油脂和调味品

油脂是一大类从植物种子及果实或动物的组织中提取出的三酰甘油的混合物，包括豆油、花生油、玉米油、棉籽油、菜籽油、棕榈油、亚麻油等。由于原料来源及提取、加工方式等的差异，油脂的脂肪酸组成、比例、脂溶性成分、色泽香气及用途等各有特色。

调味品是用来调味增味的一类食品，主要指以粮食、蔬菜等为原料，经分离纯化、发酵、腌渍、水解、混合等工艺制成的各种用于烹调调味、食品加工的产品以及各种食品添加剂。许多改善食品口味、色泽、质地的产品、小菜以及增鲜用的食品添加剂等也被归入调味品类别当中。

油脂和调味品均是日常饮食中不可缺少的重要组分，不仅改善了食品的风味口感，也可以提供部分必需脂肪酸和维生素 E。但研究证据表明，过量油、糖和盐的摄入会增加高血压、心血管疾病、糖尿病及肥胖等发病风险，日常烹调过程一定要注意控制油和盐的添加量，酱油、味精等调味品中的盐分摄入也同样不可忽视。

一、油脂的营养价值

(一)脂肪

油脂可提供人体无法合成而必须从食物中获得的必需脂肪酸(如亚油酸和 α-亚麻酸)。同时，油脂几乎是纯脂肪产品，脂肪含量高达 99.9%，是日常饮食中重要的能量来源之一。精炼烹调油中不含蛋白质和碳水化合物。

(二)维生素

油脂供给人体多种脂溶性维生素并有助于这些维生素的充分吸收。植物油是维生素 E 和维生素 K 的来源，但氢化植物油中的维生素 E 含量很低。乳脂中含有维生素 A、维生素 D 以及少量胡萝卜素和叶黄素。鱼肝油主要作药用，其中含有很高的维生素 A 和维生素 E。

(三)其他健康相关成分

乳脂中含有共轭亚油酸(CLA)、醚酯、神经鞘磷脂和酪酸等抗癌成分。未精炼的植物油中含有植物固醇、磷脂和多酚类物质。如向日葵油中含有绿原酸，芝麻油中含有芝麻酚，具有抗氧化作用。棉籽油中含有 1% 左右的棉酚，为毒性物质。为延长贮藏期，避免氧化变质，市售烹调油中通常会加入少量合成抗氧化剂。

二、甜味调味品的营养价值

甜味调味品包括含能量的天然糖和非糖甜味剂(俗称代糖)。它们几乎不含有蛋白质和脂肪，提供维生素和矿物质的价值也很低。

（一）天然糖

常见用于调味的天然糖包括以下几类。

蔗糖，包括绵白糖、冰糖、白砂糖、赤砂糖、红糖、黑糖等。它们大部分是从甘蔗中提取出来，少部分是从甜菜中提取出来的。其中冰糖和白砂糖是纯净度很高的结晶状态蔗糖，而带有颜色的糖则是含有杂质、未经漂白的蔗糖。

麦芽糖，传统上是由大麦发芽制成的糖，甜度略低于蔗糖。民间节日食用的糖瓜、糖棒、饴糖等属于麦芽糖。

蜂蜜，为蜜蜂用花蜜或糖酿制而成的产品，其中含有果糖、葡萄糖和蔗糖。各种蜂蜜的3种糖比例差异较大。其含糖量在70%~80%左右。

食品工业用糖浆，为玉米等谷物中提取的淀粉经过酶水解制成的一系列产品。淀粉先水解为糊精，然后转化为麦芽糖和葡萄糖。产品中包括不同水解度的淀粉糖浆、麦芽糖浆、葡萄糖浆，以及经过葡萄糖-果糖异构酶制成的果葡糖浆等。水解度越高，则甜度越高。葡萄糖浆转化为果葡糖浆之后，果糖含量越高，则甜度越高。各种糖浆广泛用于食品加工制作。果葡糖浆有清凉的甜味，其中的果糖在低温下甜度增强，特别适合用来制作清凉饮料。

其他植物糖浆，如枫糖浆、龙舌兰糖蜜等。枫糖浆中含有约66%的蔗糖，其糖浓度略低于蜂蜜。龙舌兰糖浆则大部分由果糖构成，类似于高果葡糖浆。

各种糖都是膳食能量的密集来源。无论是蔗糖、葡萄糖还是果糖，1克纯糖和1克纯淀粉一样，均含能量4千卡。其中葡萄糖血糖指数为100，果糖仅为30左右，但大量摄入果糖时可促进肝脏中脂肪合成，升高血脂水平，因此并不是适合糖尿病患者和减肥者随意使用的甜味剂。

虽然蜂蜜和枫糖浆中含有少量B族维生素，但其对一日营养供应的贡献很小，并不是维生素的重要来源。红糖、黑糖等含有少量矿物质，但也不是膳食中钙、铁等营养成分的主要来源。颜色很深的黑糖含有较高水平的丙烯酰胺等美拉德反应产物。白糖、冰糖、砂糖和各种来自淀粉的糖浆产物则不具备提供维生素和矿物质的营养价值。

世界卫生组织和中国营养学会均建议限制饮食中的添加糖摄入量，成年人每日摄入添加糖的上限为50克，最好能限制在25克以内。以上各种来源的天然糖均在限制之列，并不存在可以不限量的"健康天然糖"。

（二）非糖甜味剂

甜味剂中包括糖醇类、一些天然甜味物质以及合成甜味剂。

作为甜味剂使用的糖醇类物质包括木糖醇、山梨糖醇、麦芽糖醇、甘露糖醇、赤藓糖醇等，为天然糖经过氢化或发酵制成。它们的甜度和蔗糖相当，或者略低于蔗糖。糖醇类物质细菌发酵性低，不引起龋齿。它们吸收利用率较低，对血糖的升高幅度影响也很小。大部分糖醇类物质具有促进肠道运动的作用，食用过多时可能造成腹泻。

天然甜味物质包括甜叶菊甙、甘草甙、罗汉果甙等。合成甜味剂包括糖精、甜蜜素、安赛蜜、阿斯巴甜、阿力甜、纽甜、蔗糖素等，它们的甜度远远高于蔗糖。

合成甜味剂没有营养价值。虽然合成甜味剂本身不含有能量，但从未发现它们能够帮助降低体重。近年来有研究发现，合成甜味剂可能降低胰岛素敏感性，增加食欲，从而不利于控制体重。

三、发酵调味品的营养价值

发酵调味品包括酱油、醋、豆豉、腐乳、酱类（如黄酱、大酱、甜面酱、味噌酱）等。它们保留了原料中的蛋白质、碳水化合物和矿物质，发酵中会产生一些 B 族维生素。但是，咸味发酵调味品中添加了大量的盐。

（一）蛋白质与氨基酸

以大豆为原料制作的酱蛋白质的含量比较高，可达 10%~12%；以小麦为原料的甜面酱蛋白质的含量在 8% 以下；若在制作过程中加入了芝麻等蛋白质含量高的原料，则蛋白质的含量可达到 20% 以上。酱油和酱的鲜味主要来自于其中的氨基酸、肽类等含氮化合物。

（二）碳水化合物

酱油中含有少量还原糖以及少量糊精，它们也是构成酱油浓稠度的重要成分。以黄豆为原料制成的酱中含糖量较低，但以面粉为原料的甜面酱含糖量可高达近 20%。以黄豆和谷物混合原料制成的黄酱、味噌酱等也含有较丰富的糖，故而略有甜味。

（三）维生素

酱油中含有一定数量的 B 族维生素，其中维生素 B_1 含量在 0.01mg/100g 左右，而维生素 B_2 含量较高，可达 0.05～0.20mg/100g，尼克酸含量在 1.0mg/100g 以上。此外，经过发酵产生了植物性食品当中不含有的维生素 B_{12}，对素食者预防维生素 B_{12} 缺乏具有重要意义。腐乳中也含有较为丰富的 B 族维生素，特别是维生素 B_2 和 B_{12}。

（四）矿物质

醋中含有较为丰富的钙和铁（见表 2-22）。添加 EDTA 铁的铁强化酱油也可额外增加膳食中铁的摄入。咸味调味品是钠的重要来源，因为加工中添加了大量的盐。

表 2-22　　　　常用醋的营养素含量（以每 100g 可食部计）

名称	水分 g	蛋白质 g	脂肪 g	碳水化物 g	硫胺素 mg	核黄素 mg	钙 mg	钾 mg	钠 mg	铁 mg
醋	90.6	2.1	0.3	4.9	0.03	0.05	17	351	262.1	13
白醋	99.4	0.1	0.6	0	…	…	26	12	225.9	2.2
陈醋	66.0	9.8	0.3	17.9	0.11	0.16	125	715	836.0	13.9
黑醋	73.1	3.7	0.2	18.5	0.02	0.03	45	286	349.5	—
香醋	79.7	3.8	0.1	13.0	0.03	0.13	37	117	183.9	2.9
熏醋	86.8	3.0	0.4	6.9	0.01	0.03	41	276	444.0	4.8

…未检测；—未测出。

（五）有机酸

酱类含有多种有机酸，包括柠檬酸、琥珀酸、乳酸、乙酸、焦谷氨酸等。酱油中有机酸含量约2%，其中60%～70%为乳酸，还有少量琥珀酸。粮食醋的主要酸味来源是醋酸，但醋酸菌发酵还可产生多种有机酸，包括乳酸、丙酮酸、苹果酸、柠檬酸、琥珀酸、α-酮戊二酸等。

（六）其他健康成分

天然酿造的酱油抗氧化性极强，含有许多对人体健康有益的物质，部分还具有抗癌的功能。醋中含有多种有助消化、降低血脂的保健成分，其中的醋酸能够有效减缓血糖上升，减少胰岛素的分泌。腐乳中红曲所含的洛伐他丁对降低血压和血脂具有重要作用。

四、非酿造含钠调味品的营养价值

（一）盐

如果使用的是加碘盐，则每公斤加碘食盐中添加了 20~50mg 碘，可有效预防碘营养缺乏。目前已经开发出来的营养型盐制品包括钙、锌、硒强化营养盐等及复合元素强化盐，还有富含多种矿物质的竹盐等。但其中钙和锌的强化数量较低，按每日摄入 8g 食盐计算，低于每日推荐摄入量的三分之一。

世界卫生组织和中国营养学会提倡每人每日摄入盐不超过 6g，以 5g 左右为宜，而目前我国平均摄入量已经达到 9g 以上。日常三餐菜肴中的盐可以充分满足人体对钠的需求，故正常情况不会缺钠。除非是大量出汗或因呕吐、腹泻出现电解质损失的情况下，才需要额外补钠，或需要喝含盐的饮料、汤水。

（二）增鲜调味品

增鲜调味品主要是谷氨酸单钠(monosodium glutaminate，MSG)、核苷酸钠盐、一些呈鲜肽类和含有这些成分的复合型调味品。

谷氨酸单钠俗称味精，作为蛋白质中的氨基酸成分之一，存在于几乎所有食品当中。最早的味精提取于海带，而最早的工业制造味精则是从小麦中提取的。目前味精生产使用谷氨酸细菌发酵谷物淀粉的方法。

（三）其他含钠食品添加剂

家用纯碱、食用碱的化学成分是碳酸钠，家用膨发剂中均含有碳酸氢钠（俗称小苏打）。它们都是膳食中钠的来源，使用较多时也会有升高血压的风险。故而需要控盐的高血压等慢性疾病患者也需要少用碳酸钠和碳酸氢钠等含钠添加剂。

其他很多食品添加剂也是含钠物质，如面包中经常添加的防霉剂丙酸钠，饮料和熟肉中经常添加的品质改良剂磷酸二氢钠，果冻蜜饯中经常添加的防腐剂苯甲酸钠等。熟肉、蜜饯等产品中往往还添加过多的盐。故而摄入过多零食、饮料、熟肉等加工品，也会因钠摄入过量而增加血压升高的风险。

五、香辛料的营养价值

香辛料包括干制香辛料，如干辣椒、大茴香、小茴香、肉桂、月桂叶、陈皮、孜然、姜黄、肉豆蔻、丁香、白芷、草果、迷迭香、百里香、甜紫苏等，也包括生鲜香辛料如生姜、大蒜、蒜苗、大葱、小葱、洋葱、韭菜、芫荽（香菜）等。

生鲜香辛料属于蔬菜，具有蔬菜的基本营养价值。其中韭菜、芫荽、小葱、蒜苗属于绿叶蔬菜，大蒜、洋葱属于浅色蔬菜。葱蒜韭菜等葱属蔬菜对预防心脑血管疾病有益。干制香辛料含有丰富的微量元素，同时也有较高的抗氧化能力。研究表明，它们有一定的促进消化液分泌、改善胃肠消化功能、保护肝脏、抗血栓等保健功能。而姜黄和肉桂对预防多种慢性疾病、癌症和认知退化具有一定益处。

本章总结

1. 食物的营养价值包括提供营养素的价值，以及预防疾病、改善健康状态的价值。这种价值是相对的。在选择食物的时候，不仅要考虑到营养素的绝对含量，还要考虑到食物中的营养素密度如何，营养素的生物利用率如何，含什么样的抗营养因素，这种食物在膳食中的营养贡献，各种元素的平衡如何等。此外，还要考虑到这种食物是否会引起少数人的过敏和不耐受问题。

2. 谷类和薯类食物都是淀粉丰富的食物，在膳食中可以作为主食，对能量供应十分重要。谷类食物同时也提供了日常一半左右的蛋白质和除了维生素 B_{12} 之外的各种 B 族维生素。它的主要缺点是蛋白质质量偏低，钙、铁、锌的生物利用率低，不含维生素 A、维生素 C、维生素 D 和维生素 B_{12}。薯类食物的营养价值介于蔬菜和粮食之间，它们含有维生素 C 和丰富的钾元素，替代谷类作为主食时有益于营养平衡。胚是谷类的营养精华所在，谷物精白加工会损失其中大部分维生素和矿物质。

3. 豆类分为淀粉豆类和大豆类。淀粉豆类与谷类一样可以作为日常主食，但可以提供更多的蛋白质、维生素 B 族、维生素 E 和矿物质。大豆富含蛋白质和脂肪，几乎不含淀粉，维生素 E、维生素 B 族和矿物质含量丰富。豆类富含蛋白酶抑制剂、凝集素、植酸、单宁等抗营养物质。加工烹调可以有效减少或去除抗营养物质的影响，提高其中蛋白质和矿物质的吸收利用率。

4 坚果类富含脂肪，其中维生素 E、维生素 B 族、钾、镁、锌、铁等矿物质含量较高，膳食纤维丰富，但能量较高。

5. 蔬菜和水果都是高水分食品，其中脂肪含量极低。除薯类之外的各种蔬菜因糖分含量少，能量低于水果。蔬菜是我国膳食中维生素 C、钾、镁、叶酸、维生素 K、膳食纤维等多种营养素的最重要来源。深绿色蔬菜营养价值最高，其中各种营养素的含量均高于浅色蔬菜和大部分水果。蔬菜和水果还是膳食中抗氧化成分的最重要来源。水果中富含维生素 C 和钾，深色水果富含类胡萝卜素或花青素类抗氧化成分。蔬菜和水果中普遍含有多种类黄酮物质。水果中的有机酸有利于矿物质的吸收利用。

6. 肉类和水产品都是膳食中蛋白质和各种微量元素的良好来源。其中肉类分为畜肉和禽肉，畜肉类红色较深，是血红素铁的良好来源，但其脂肪中饱和脂肪所占比例较大。禽肉类颜色较浅，血红素铁含量略低，但其脂肪饱和程度低于畜肉。红色内脏部分的血红素铁、其他微量元素和各种维生素的含量高于肌肉，特别是肝脏是多种营养素的最丰富来源。水产品的蛋白质组织更细腻，其脂肪含量多数低于肉类，而且其中含有较高比例的 ω-3 脂肪酸，对于心血管健康有利。其中的维生素 B 族、维生素 E 和锌、硒、碘等微量元素的含量高于肉类。

7. 奶类是膳食中钙、维生素 A 和维生素 D 的重要来源，也是蛋白质和多种 B 族维生素的补充来源。其脂肪含量不高，但其中饱和脂肪酸比例较高。由于我国居民膳食钙和维生素 A 摄入量普遍不足，因此适量食用奶类食品有益于膳食营养平衡。在奶类加工品当中，酸奶和乳粉对于补充钙也具有较为重要的意义。

8. 蛋类食品是蛋白质的优质来源，也是维生素 A、维生素 D 和所有 B 族维生素的重要来源。其中还含有磷脂、叶黄素、玉米黄素等有益于健康的成分。其脂肪中以单不饱和脂肪酸为主，胆固醇含量较高。

9. 咸味调味品是钠的主要膳食来源，在膳食控盐的同时也应将它们纳入控制范围当中。其中发酵调味品含有较多的 B 族维生素，并含有一定量的蛋白质和矿物质。用它们替代盐用来调味有一定的营养价值。糖和糖浆几乎不能提供其他营养素，是能量的密集来源。

本章思考题

1. 人们对食物营养价值的概念有哪些常见的误解？

2. 为什么说谷类和豆类在营养上有互补作用？请举出一些谷类和豆类混合制作的传统食品。

3. 如果不吃蔬菜，完全用水果替代，在营养方面可行吗？

4. 对于不吃肉类和水产品的素食主义者来说，如何用其他食物来替代，使膳食营养摄入不受影响？

5. 某女生因为有乳糖不耐症，只能用酸奶来替代牛奶。她在营养和保健特性上能得到同样多的好处吗？

6. 在调味品的使用上，如何在保证食物基本美味的同时，尽量减少钠的摄入量？

第三章　全生命周期的营养需要

本章预习问题

1. 备孕期为什么要注重调整饮食营养?
2. 孕期哪个阶段需要比孕前额外增加营养?
3. "月子"之后,母乳妈妈还需要增加哪些营养物质?
4. 婴幼儿应当在什么时候添加辅食,要注意哪些问题?
5. 糖尿病、高血压等慢性病人有哪些饮食注意?

生命的精彩历程从胚胎时代开始,经过婴幼儿期、童年期、青春期、成年人,到老年期结束。精彩的人生,建立在全生命周期健康的基础上。无论哪一个阶段,都有这个阶段的营养需要特点。

生命早期的 1000 天包括孕期和 2 岁之前的婴幼儿期,是人体先天体质形成的基础,这个阶段的营养状况极为重要,营养不良所带来的不良后果是此后所无法弥补的。而要得到良好的孕育条件,就需要从备孕环节开始努力。也正因为负担着孕育和哺育下一代的任务,女性的孕期和哺乳期营养受到全社会的重视。

在 3~18 岁之间,儿童期和青少年期都是人体生长迅速的阶段,不仅对营养素的需求量大,还需要及早养成良好的饮食习惯。未成年时期的营养状况,与学习能力、形体美感、体能和抗病力有着重要的关系。

在 50~65 岁进入老年前期,人体出现衰老迹象,各种慢性疾病的发病率明显升高。65 岁之后进入老年期,80 岁之后称为高龄老人。老年期可能出现咀嚼能力下降、吞咽能力下降、消化吸收能力下降、疾病缠身等一系列问题,容易出现营养不良情况,给膳食营养供应带来了新的挑战。

第一节 备孕和孕期

一、备孕期

备孕是指从夫妇决定为生育孩子做各种准备，但还没有怀孕之前的一段时期。备孕是优孕优育的重要前提，因为未来父母健康的身体状况、合理膳食、均衡营养、良好的作息及生活方式，都是孕育优质新生命所必备的基础。很多夫妇出现受孕困难的情况，或孕期不顺利的情况，甚至新生儿质量不佳的情况，重要原因之一是没有在备孕期做好准备，把自己的身体状况调整到最佳状态。

在孕育孩子之前，除了育儿资金等经济准备之外，其他需要做的主要准备工作大致包括环境准备、心理准备、生活习惯准备和营养准备几大方面。

（一）环境准备

准备生育的夫妇，应尽量远离各种不良环境。如空气污染严重的场所、刚刚装修的房间、刚买的有味道的家具、有味道的新车，以及有辐射、有污染、有毒性和危险性的工作环境等，都最好尽量远离。

特别需要注意的是，夫妇双方要远离烟草污染。大量研究证明，烟草的烟雾不仅危害成年人的健康，也会使胎儿受到明显影响。孕妇和儿童长期接触烟雾污染，会影响孩子肺部的发育，增加孩子出生后罹患呼吸道感染、中耳炎、哮喘等疾病的比例。接触烟雾还与婴儿呼吸系统疾病、猝死、儿童行为异常、神经认知障碍等问题有关联。男性吸烟会降低精子的活性和功能性，从而可能降低生育能力。这种效果和吸烟的程度之间有效应关系。所以，最好在备孕期间就远离二手烟环境。

此外，寄生虫、病毒等因素可能会影响胎儿发育，甚至造成胎儿畸形等问题。家有各种宠物的家庭，要咨询妇产科医生，孕妇是否适合接触这些动物，并咨询宠物医生，做好宠物的检疫。在一些蚊传流行病的病区，要避免蚊虫叮咬，不要去有疫情的区域旅游。例如，近年研究发现，孕妇被携带寨卡病毒的蚊虫叮咬之后，可能会生出"小头症"的畸形婴儿。

(二)心理准备

备孕的女性一定要调整好心情，特别是原本有些急躁、苛求、敏感、悲观失望、患得患失、怨天尤人情绪的女性，更要注意改善情绪，让自己变成一个愉悦安然的女子。要开始学习健康知识、孕产知识和育儿知识，想好事业前途和育儿工作如何相互协调。

未来的父亲也要做好思想准备，在备孕期间和整个孕期，让妻子保持愉悦的心情，陪妻子去孕检、产检，照顾她的生活，可能需要花费很多时间精力；孕期可能需要减少性生活的频率；孕期和产后的妻子可能会心情容易波动，需要更多的关心和支持；孩子降生之后，妻子可能暂时减少对丈夫的关注，而把全部精力集中在婴幼儿身上。还要做好准备为教育孩子投入精力和时间。

同时，怀孕生子意味着生活不再只是两个人的事情。孩子一旦降生，可能需要双方老人的照顾，或者请来月嫂和育婴师。原本私密温馨的小家突然变得人来人往，各种人际关系摩擦也可能随之而生，特别容易出现家庭矛盾。如果是生育第二个孩子，还要做好第一个孩子的思想工作，让她/他能够接受弟弟妹妹的到来，避免未来可能存在的冲突。

(三)生活方式准备

生育是对夫妇健康状况的检验，也是对身体能力的巨大挑战。为了提升健康状态，夫妻双方最好在孕前半年就调整生活习惯。其中包括：过有规律的生活，早睡早起，避免熬夜，充足睡眠；减轻精神压力，避免过度疲劳；适量运动，规律性地健身；戒烟戒酒，控制咖啡因数量；良好的个人卫生习惯。

怀孕后，女性的心脏要负担母子两个人的供血，肺脏要负担两个人的氧气供应，肌肉骨骼也要支撑两个人的体重。按照世界卫生组织（WHO）的建议，健康成年人每周应有 150 分钟以上的中强度运动。备孕的夫妇最好在孕育孩子之前半年前开始有规律地健身，至少达到 WHO 的锻炼标准，以便提高心肺功能，改善血液循环，加强下肢肌肉力量，提高身体利用血糖的能力，为孕育过程做好身体准备。现在很多女子孕前就不爱运动，怀孕之后更是过度保护，结果内脏功能低下，肌肉薄弱，全身无力，自然顺产分娩都很感困难，产后全身松垮肥胖的结果更是难以避免。

研究发现，那些规律健身的男人，精子质量会比很少运动的同龄人更高。特别是对不再年轻的男性而言，保持好的体能状态对提高生育能力更为重要。

不过还需要提醒一下，这并不意味着肌肉块越大，运动强度越高，生育能力越强。过量的运动（比如职业运动员的高强度训练）对生育并无好处。

此外，夫妇双方在准备怀孕前6个月就应当开始戒酒，烟酒都会影响到精子和卵子的质量，也影响受精卵的着床。男性饮酒不仅会降低精子的数量和质量，酗酒后生育的孩子还有较大风险出现畸形。女性饮酒会降低受孕率，增加自然流产率、死胎率和胚胎发育异常的风险。

摄入大量咖啡因可能会延迟女性的受孕时间，每天100mg以上的咖啡因摄入量会提升流产率、死胎率和死产率。有西方国家的研究调查发现，出现死胎和死产的女性平均每日咖啡因摄入量为154mg，比正常生产者的咖啡因摄入量高50%。因此，备孕期间和怀孕期间，都最好将每日咖啡因摄入量控制在100mg以下。

（四）营养准备

在备孕期间，应当做个全面体检。其中包括各项生化指标的测定，也包括身体成分的测定，还需要做口腔检查和消化吸收能力的评估。其中包括以下几个要点。

1. 把孕前的体重和体脂率调整到适宜水平

孕前体重过低和过高，都影响受孕概率和孕期安全，更可能影响到未来孩子的质量。肥胖是备孕的大敌，瘦弱也是备孕的拦路虎，因此备孕妇女宜通过平衡膳食和适量运动来调整体重，使身体体质指数（BMI）达到$18.5\sim23.9kg/m^2$范围，同时注意体脂。

2. 把生化指标调整到适宜水平

在孕前体检中如有发现糖耐量受损、贫血、碘水平不足、血脂异常、血压偏高等情况，就要计划管控好日常饮食和生活起居，严格监控疾病指标和各项生化指标，在备孕过程中尽量控制到适宜妊娠的水平上。

3. 改善消化吸收能力

如有牙齿问题、消化不良、慢性胃病、肠道炎症、肝胆疾病等，都需要提前进行调整，避免孕期无法充分消化吸收食物，营养供应不足，影响胎儿正常发育。如果有食物急性或慢性过敏，建议咨询专业医生或营养师，提前了解对策。

4. 评估营养状况，常吃铁丰富的食物，选用碘盐，补充叶酸

营养水平的改善并非一朝一夕，怀孕之前，夫妻双方都要遵循膳食平衡、合理营养的原则，在身体中建立充足的营养储备。对于准妈妈来说，如果备孕期的营养基础打得好，即便怀孕初期出现比较严重的妊娠反应，也能够供应胎儿早期发育所需要的营养。

怀孕之前，需要确定有无贫血、缺碘、缺锌、缺钙、蛋白质营养不良、维生素缺乏等问题，最好能够去三甲医院营养科咨询，或请注册营养师帮助评估膳食状况。

如果怀孕前缺铁性贫血，可导致妊娠期缺铁性贫血。孕期缺铁，会出现孕妇免疫力下降、容易生病感冒、影响食欲的情况，而且胎儿的智力发育和身体生长受限、甚至可能出现早产、新生儿低出生体重等问题。因此，如发现贫血，在备孕期应纠正贫血问题后再怀孕。

碘是对神经系统发育特别重要的微量元素，碘缺乏会对胎儿的智力和体格发育产生严重的不良影响。如摄入的海产品不是很多，建议备孕期及整个孕期选用加碘盐。

叶酸缺乏可影响胚胎细胞增殖和分化，增加神经管畸形和流产风险，备孕妇女应提前3个月每天补充400微克的叶酸，并补充至整个孕期。

除了这些重要营养素外，备孕还需要综合均衡的营养，如果身体较弱或者营养基础较差，建议适当补充营养补充剂，并增加鱼、肉、蛋、奶、豆制品等富含优质蛋白质食物的摄取。

二、孕期

孕期是生命早期1000天的机遇窗口期起始阶段，分为三个阶段：妊娠前3个月为孕早期，4~6月为孕中期，7~9月为孕后期。

（一）孕期的生理特点

营养状况是胎儿发育中最重要的环境因素。从受精卵着床到足月婴儿降生，胎儿经历了细胞快速分裂、组织快速分化的过程，而这个过程所需要的全部营养都来自于母体的供应。孕期母亲的饮食，不仅要满足自身的需求，还要满足胎儿发育的需求，甚至还要为分娩的失血和分娩后乳汁的分泌做准备。所以，孕期的饮食营养状况，对母子双方的近期和远期健康都产生至关重要的影响。

孕早期时孕妇消化功能下降，容易出现恶心、呕吐、胀气、烧心、便秘、食欲不振等情况，影响到食物摄入。孕中期由于血容量增加，容易出现缺铁性贫血。而孕后期时由于胎儿和胎盘的压迫，往往出现肠道运动慢导致便秘的情况。同时，随着胎儿的生长，心脏、肾脏、肝脏的负担均会增加。

孕期甲状腺激素水平升高，加强蛋白质合成功能，基础代谢率上升。人绒毛膜生长素分泌增加，促进母体营养物质输送给胎儿。孕激素和雌激素水平上升，促进子宫和乳腺发育。

孕期体重增加，其中除了胎儿重量，还包括胎盘、羊水、乳房发育，以及为了预备哺乳所需增加的身体脂肪。

（二）孕期的营养要点

有关孕期女性的饮食营养，中国居民膳食指南（2016）版提供了以下建议。

1. 补充叶酸，常吃含铁丰富的食物，选用碘盐

孕早期是胎儿各个器官形成的重要时期，孕期叶酸需求量较孕前增加50%。建议孕妇在孕期全程口服叶酸补充剂 400 微克/天，同时每天至少摄入绿叶蔬菜 200 克。这是为了保证叶酸摄入充足，降低新生儿的神经管畸形风险。

在孕中后期（孕 4~9 月），铁的供应十分重要。孕后期的铁供给量参考值比孕前增加45%。为了预防早产流产，保证孕期合成足够血红蛋白，满足胎儿出生前肝脏中积累足够的铁元素，要比孕前多增加 20~50g 的红肉（猪牛羊的瘦肉），每周吃 1~2 次动物内脏或动物血。贫血的孕妇要遵医嘱治疗，否则会影响胎儿的智力发育，新生儿出生后也容易患上贫血。

建议孕妇摄入加碘盐。碘是合成甲状腺素的原料，缺碘会严重影响胎儿智力发育。孕期的碘需要量比孕前增加接近一倍，建议孕妇每周吃 1~2 次含碘丰富的海产品。比如海鱼、贝类、海带、紫菜、裙带菜等都能提供丰富的碘。如果患有甲亢或甲减的孕妈，遵医嘱进行治疗及饮食调整。

有关孕期各营养素摄入量参考值，参见本教材的附录 1：中国居民营养素参考摄入量（DRIs）2013 版。

2. 孕吐严重者，可少量多餐，保证摄入含必要量碳水化合物的食物

部分孕妇在孕前三个月会出现恶心、呕吐、烧心、犯困等反应，属于正常妊娠反应。早孕反应轻微者可以继续保持孕前营养平衡的饮食，少量多餐，不必以怀孕为理由胡吃海喝，乱吃营养价值低的高度加工食品和煎炸熏烤食品。

如果孕吐严重，影响到进食数量和品种时，如果明显饥饿，可能会造成血

液中酮体升高,影响到胎儿的大脑和神经系统发育。故而,在妊娠反应严重时,也必须保证每天摄入足够的淀粉类食物,大约为 150 克的谷类主食(干重)。可以根据孕妇口味,少量多次进餐,丰富主食花样。例如,除了日常的米、面制成的主食品,以及饼干、面包等,还可以补充杂粮、薯类食材,如小米粥、甜玉米、红豆沙、炖土豆、芋头泥、杂粮糊、藕粉羹等,只要是孕妇能接受的淀粉类食物均可食用。此外,还可以补充水果、水果干、酸奶等含碳水化合物的食品。必要时可寻求医师或营养师帮助,适当使用营养补充剂。

3. 孕中后期适量增加奶、鱼、禽、蛋、瘦肉的摄入。

孕中后期(孕 4~9 月)胎儿生长发育和母体生殖器官的发育加速,对营养素的需求量增加较多,特别是能量、蛋白质和钙、铁等营养素的需要增大。孕中期和孕后期每日应比孕前分别增加 15g(孕 4~6 月)和 30g(孕 7~9 月)蛋白质,以及 200 毫克的钙。

孕中期每天可摄入牛奶 300~500g,鱼禽蛋肉类约 150~200 克,每周 1~2 次动物血或肝脏;孕晚期同样建议每天摄入牛奶 300~500g,鱼禽蛋肉类合计约 200~250g,每周 1~2 次动物血或肝脏。同时每周最好食用 2~3 次富含 ω-3 脂肪酸的鱼类,其中的 DHA 对胎儿大脑和视网膜功能发育有益。

4. 保证食品安全,提高食物质量。

孕期需要格外注意食品安全状况,避免微生物超标和致病菌污染风险较大的食物。在外就餐时注意餐厅的食品安全等级,不建议经常食用油炸、烧烤、熏制食物,因为其中含有微量致癌物质。家里的剩食物需要及时冷藏,吃剩食物之前需要彻底加热杀菌,避免出现细菌性食物中毒。致病菌污染的食物可能造成上吐下泻、腹痛难耐,危及妊娠安全,有的致病菌如单核增生李斯特菌甚至可能长时间潜伏于体内,造成不明原因的流产。

由于孕期的营养素需求大幅度增加,食物选择宜以新鲜天然食物为主,注意食物的营养质量,避免过多的盐、糖和不必要的食品添加剂。不能因为怀孕而贪吃营养价值低的高度加工食品。

5. 适量身体活动,维持孕期适宜增重。

怀孕期间,保持适宜体重增长十分重要。对孕前体重正常的孕妇来说,孕期合理增重约为 11~13kg。其中约 6.0~7.5kg 为胎儿、胎盘、羊水、增加的血容量及增大的子宫和乳腺,约 3~6kg 为身体储备脂肪。孕前不同体重孕妇的适宜体重增长范围见表 3-1。

表 3-1　　　　　　按孕前体质指数（BMI）推荐的体重增长适宜范围

孕前 BMI（kg/m²）	孕期适宜增加体重（kg）	平均每周增加体重（kg）
低体重（<18.5）	12.5~18.0	0.51（0.44~0.58）
正常体重（18.5~23.9）	11.5~16.0	0.42（0.35~0.50）
超重（24.0~27.9）	7.0~11.5	0.28（0.23~0.33）
肥胖（≥28.0）	5.0~9.0	0.22（0.17~0.27）

数据来源：美国医学研究所，2009. 孕期增重指南。但体重范围按中国标准进行了修改。

孕期增重过少可导致胎儿营养不良、生长受限、低出生体重（出生体重低于 2500g）的风险。孕期增重过多可能导致妊娠糖尿病和巨大儿（出生体重达到或高于 4000g），难产和剖宫产风险上升，还使母子双方未来容易罹患 2 型糖尿病。因此，孕期要监测体重增长，增长过多或过少时应咨询医生和营养师，在保证营养的前提下调节饮食结构。

只要没有医学禁忌，避免跌倒和冲撞，孕期可以进行正常家务活动和日常运动。健康孕妇孕中晚期每天应进行不少于 30 分钟的中等强度身体活动，不仅能预防肥胖，还能促进胎盘生长，改善胎儿供血状况，增强肌肉收缩能力，有利于自然分娩。可以根据自身情况，结合主观感觉选择活动类型，量力而行，循序渐进。

6. 禁烟酒，愉快孕育新生命，积极准备母乳喂养

烟草和酒精对胚胎发育有明显的毒性作用，易引起流产、早产和胎儿畸形。孕妇本人必须戒烟戒酒，远离吸烟环境，避免接触二手烟。

母乳喂养对孩子和母亲都是最好的选择，孕妇应尽早了解母乳喂养的益处，增强母乳喂养的意愿、心理准备、营养储备，更换适合的内衣，经常擦洗乳头，纠正乳头内陷，学习母乳喂养的方法和技巧，为产后尽早开奶和成功母乳喂养做好各项准备。

（三）孕期的常见营养问题

妊娠期常见的营养相关问题包括孕早期的妊娠呕吐、妊娠期贫血、以及孕中后期出现的血糖问题。

1. 妊娠呕吐

孕早期部分孕妇出现较为严重的恶心呕吐、食欲不振、消化不良情况，以

至于明显影响到食物摄入和生活质量。

此时应当注意选择清淡、易消化的食物，避免油腻浓味食物。在食材方面，宜增加蔬菜、水果、薯类、全谷杂粮等食物的种类，找到孕妇能够接受的食材品种和烹调方式，保证碳水化合物摄入充足。在肉类不足时，可以采用牛奶、酸奶等奶类食物和豆制品来补充蛋白质。在餐次方面，不妨多量多餐，在恶心呕吐程度较轻的时段加餐。适当补充维生素 B_1、B_2、B_6 等有利于缓解不适。特别严重的情况下，可以通过静脉输液补充营养。

2. 妊娠期贫血

妊娠期血容量增加，其中血浆容量可增加 50%，而血红细胞的增加量较少，导致血液稀释，血红蛋白含量下降，从孕中期开始容易出现生理性贫血。据 2012 年全国营养与健康调查数据，我国孕妇贫血率高达 17.2%，其中城市为 17.0%，农村为 17.5%。贫血使宫内处于缺乏血氧的状态，影响到胎儿的身体和智力发育，也会使早产、死产的风险上升。

改善孕期贫血，需要增加优质蛋白质食物，特别是富含血红素铁的食物，包括各种深红色的动物内脏和红色的肉类，以及各种动物的血液。同时，还需要增加富含维生素 C 的蔬果食物摄入量，以便促进非血红素铁的吸收利用。保证维生素 B_6、B_{12} 和叶酸的摄入量，也对预防贫血有关，因为它们都与血红蛋白的合成有关。建议贫血孕妇每天摄入 100~200g 肉类食物，每周进食 50~100g 肝、肾等内脏食物或 100g 动物血。

3. 妊娠糖尿病

由于激素水平的变化，孕中后期时胰岛素敏感性下降，使孕妇容易出现糖耐量下降甚至患上妊娠糖尿病。我国孕妇约有 17% 左右出现妊娠糖尿病。在妊娠结束之后血糖水平虽然可能恢复正常，但此后患上 2 型糖尿病的风险会显著上升。

妊娠糖尿病患者需要注意按时按量进餐，体重过高的要适当控制能量摄入，但要避免饥饿和酮症。戒掉甜食、甜饮料，降低白米白面制作主食的比例，增加全谷杂豆主食。用燕麦、糙米(包括黑米红米等)、大麦、荞麦、全麦粉、红小豆、鹰嘴豆、各种芸豆等升血糖速度较慢的食材替代至少一半的白米白面食物。注意保持足够的蛋白质供应，鱼、瘦肉、鸡鸭、蛋类、奶类、豆制品均须正常摄入，但需要控制炒菜油的数量。摄入过多脂肪不利于胰岛素敏感性。可以参阅第五章中的控血糖食谱。

4. 妊娠高血压综合征

孕后期血压往往轻度升高，脉压增大。少数孕妇会出现血压明显升高、蛋白尿、水肿等情况，称为妊娠高血压综合征，简称为"妊高症"。妊高症是孕产妇死亡的重要风险因素。

要预防和控制妊高症，需要注意避免孕期体重过度增加，避免摄入过多的脂肪和精制糖，应当多采用少油的蒸煮炖烹调方法，不吃油炸食品和肥肉，避免各种高脂肪的点心零食。控制盐和其他咸味调味品的摄入量，还要摄入充足的钙、钾、镁、锌等有利于预防高血压的矿物质元素。奶类食物富含钙，豆类富含钾，绿叶蔬菜富含钾和镁，宜每日食用。

第二节　哺乳期的营养

女性从分娩之后，到产道伤口修复，身体恢复到孕前基本状态的期间，称为产褥期。从开始分泌乳汁到持续哺乳的期间，称为哺乳期。

一、哺乳期的生理特点

分娩之后，母亲一方面要愈合产道的伤口，从疲劳中恢复体能，一方面又要给孩子哺乳，和孕期相比，营养需求并没有下降。等到身体逐渐恢复，随着婴儿的成长，对乳汁的需求量逐渐增加，营养需求一直处于高水平状态。同时，照顾孩子也增加了母亲的劳累。因此，哺乳期是女性一生之中营养素需求总量最大的时期。

人类作为哺乳动物，母亲具有哺乳的生物本能。分娩之后，婴儿的吮吸刺激使母体产生催乳素和催产素从而分泌乳汁。产后第一周所分泌的乳汁为初乳，其颜色为淡黄色，质地较浓，其中富含免疫蛋白。此时婴儿幼小，乳汁总量较少。产后第二周所分泌的乳汁为过渡乳，其中乳糖和脂肪的含量逐渐增加，乳汁数量也逐渐增加。此后的乳汁为成熟乳，但其中成分随着婴儿的成长仍略有变化。每日泌乳量约为 $800mL/d$ 左右。

二、母乳喂养的益处

无数研究证实，母乳喂养是最有利于婴儿身心健康的喂养方法，母乳使母亲对宝宝的保护从子宫拓展到宫外。母乳不仅能提供最适当的营养，保障宝宝的健康生长，降低婴儿罹患消化不良、过敏、感染性疾病的风险，降低孩子未来罹患肥胖和多种慢性疾病的风险，也能更好地促进婴儿的情感和智力发育。

婴儿配方奶粉是按照母乳的成分对牛乳进行大幅度调整并添加多种营养素制成的产品，但无论如何调整，都不可能把牛的蛋白质改为人类蛋白质，也不可能把牛乳中具有生物活性的免疫因子改成人类的免疫因子，亦不可能模拟人类乳汁中品种丰富的母乳低聚糖。研究表明，即便是用最先进的婴儿配方奶粉喂养，婴儿的肠道菌群也与母乳喂养婴儿有显著差异。

世界卫生组织和联合国儿童基金会大力提倡母乳喂养，各国营养专业人员也都致力于支持母乳喂养的工作。然而，目前我国的母乳喂养率仅为 26%，远低于发达国家水平。因此，在《健康中国行动计划（2019—2030）》中提出，"倡导 0~6 个月婴儿纯母乳喂养"。

母乳喂养不仅有益于婴儿，也会给产后的母亲带来益处。母乳喂养促进妈妈子宫复原，减少产后体重滞留，降低患乳腺癌、卵巢癌和 2 型糖尿病的风险。母亲应当积极学习哺乳知识，坚定母乳喂养的信念。

三、哺乳期饮食的要点

乳汁中富含蛋白质、脂肪、乳糖、各种维生素和矿物质，均需来源于母亲的膳食。母亲蛋白质营养不良可能降低泌乳量，而母亲膳食中的维生素供应不足，特别是水溶性维生素供应减少时，会降低母乳中的维生素含量，造成婴儿的维生素供应减少。

哺乳期母亲在一般健康人群的基础上，需要注意以下饮食生活要点：

（一）产褥期食物多样但不过量，重视整个哺乳期的营养

女性生产之后的产褥期，被民间俗称"月子"。传统月子饮食方式有浓厚的地方风俗色彩，也存在不少误区，如食用大量的鱼肉蛋类食物，不吃蔬菜水果，不喝牛奶，忽视豆类、坚果和全谷杂粮，喝乳白色浓汤等，有可能影响母乳的质量和母亲的健康。而产褥期之后，母亲的饮食又回到孕前状态，往往并没有得到足够的营养照顾。

除非母亲产后身体过于瘦弱，否则并不需要增重，食物不宜油腻，不需要过高的热量，而应该注意营养，食物多样化。对于孕期体重增长过多的哺乳母

亲来说，产后需要适当控制脂肪和精制糖的摄入量，避免体重进一步增加。母亲只要持续哺乳，就处在哺乳期。在结束了"月子"生活后，仍要持续注意整个哺乳期的营养充足饮食合理供应，才不会影响母乳妈妈的健康，并保障婴儿的生长发育。

(二)增加富含优质蛋白质、维生素和钙的食物，多喝汤水，选用碘盐

乳母的营养是泌乳的基础。哺乳期制造乳汁需要大量的蛋白质和钙，每日蛋白质较孕前增加 30g，钙增加 200mg，故应当增加摄入富含钙和蛋白质的奶类，每天最好能喝 500 克的牛奶或酸奶，并适当增加鱼类海鲜、瘦肉、鸡肉、豆制品等优质蛋白食物的摄入。

哺乳期还需要增加所有水溶性维生素和维生素 A 的供应。维生素供应不足时，乳汁中的含量也会下降，从而影响婴儿的生长发育。摄入小米、糙米、红小豆、燕麦、黑米、红米等全谷杂粮有利于提供充足的 B 族维生素，提升乳汁质量同时促进泌乳。

乳汁含有大量水分，因此哺乳母亲也需要多补充水分。豆浆、牛奶、鱼汤、瘦肉汤等都是汤水的良好来源，其中牛奶还能同时补充蛋白质和钙。小米粥汤、玉米汤、糙米汤、红小豆汤等也是非常好的汤水来源，能在补水的同时增加 B 族维生素。但是，如果乳母身体并不瘦弱，体内储备的脂肪就已经足够制造乳汁，并不需要大量含有脂肪的"油汤"和"奶白汤"。炖汤时可选择脂肪较少的肉类，如鱼、瘦肉、去皮的鸡肉、腱子肉等，并且搭配一些玉米、山药、胡萝卜、菌菇、海带等耐炖的食材一起烹调，使食物多样化。喝鱼汤、肉汤、鸡汤等汤品时宜去掉表层油脂，而且要少放盐。由于营养大部分在肉里，喝汤同时吃肉，能更好地保证营养供应。

哺乳期的碘需求量较孕前加倍，每天增加 120 微克。所以建议哺乳妈妈食用碘盐，并适当摄入海鱼、贝类、紫菜、海带、裙带菜等海产品，避免碘供应不足，影响婴儿智力发育。

(三)忌烟酒，避免浓茶和咖啡

咖啡因可以进入乳汁，婴儿对其缺乏解毒能力，会影响到婴儿的睡眠，妨碍孩子的生长发育。故哺乳母亲如果原来没有饮用咖啡的习惯，最好不要喝咖啡。有喝茶习惯者，可以把茶泡得很淡，不要饮用浓茶。此外，巧克力饮料、可可饮料、可可粉、可乐饮料、提神饮料等也含有咖啡因，应慎用。

酒精和香烟中的有害物质也会进入乳汁，进而危害婴儿，哺乳妈妈要避免饮用任何酒精饮料，并坚决远离烟草和二手烟。但是，烹调使用一两勺料酒是无需担心的，因为本来其中酒精总量较少，在烹调加热之后大部分挥发，留下的部分微乎其微，不会带来有害作用。

（四）愉悦心情，充足睡眠，促进乳汁分泌

在生活中，产后女性压力过大、过度疲劳、睡眠不足、心情抑郁等可能都会影响到泌乳。全家人要给哺乳妈妈最大的支持，让她保持愉快的心情，得到充足的休息，才能保证母乳的数量和质量。特别是妈妈喂夜奶非常辛苦，可能影响到睡眠，可以白天适当午睡来加以弥补。

四、哺乳期常见的营养问题

哺乳期常见的问题是饮食不合理，影响到泌乳数量和质量，或影响到母亲的健康，以及生育和哺乳之后体重保持过高状态，不能及时恢复到孕前状态。

（一）饮食不合理

饮食不合理分成两种情况，一种是蛋白质不足，营养不良；另一种是微量营养素缺乏。

营养不良的情况常常是由于营养知识不足，在产褥期结束之后，不再给哺乳母亲供应足够的鱼、肉、蛋、奶等优质蛋白质食物造成的。一些纯素食或消化吸收不良的母亲也可能出现蛋白质营养不良的情况。这种情况会造成乳汁分泌不足，或母亲体质下降，疲劳、瘦弱、抵抗力下降等。

微量营养素缺乏的情况更为常见，特别是钙、维生素 A 和维生素 B 族摄入不足。很多家庭没有给哺乳母亲吃足够的绿叶蔬菜和水果，没有喝牛奶或酸奶，全谷杂粮和豆类食物比例过低，是造成这种状况的原因。

应当在哺乳全程加强营养供应，每天保证 1~2 个鸡蛋，2 杯牛奶或酸奶，100~150g 去骨鱼或肉，每周要有 2~3 次鱼类；豆类 40~50g，最好能每天吃豆制品或喝豆浆；每天要供应至少 500g 蔬菜，其中至少有一半绿叶蔬菜；每天供应新鲜水果 150~250g；主食中宜有 1/3 到 1/2 的全谷杂粮。

（二）体重滞留

调查表明，我国孕妇体重过度增长的情况较为普遍，哺乳母亲的超重肥胖率为 28.2%，影响到后期的健康状况。实际上，在合理营养的基础上，坚持哺乳有利于身体脂肪逐渐分解。在此基础上适度增加运动，即可逐步恢复适宜体重。

哺乳期母亲制造乳汁需要增加营养供应，比平时多消耗约 500kcal 的能量，但如前文所述，主要需要保证蛋白质、钙和各种维生素的供应充足。母亲分娩之前，已经在身体里储备了足够的脂肪供哺乳期间消耗。

但是，如果母亲产后体重已经偏高，还在哺乳期摄入过多的脂肪和能量，同时有家人帮助照顾婴儿，母亲体力活动量小，产褥期结束之后仍然缺乏运动，则很难逐步恢复适宜体重。从孕期时积累的过多脂肪仍然停留体内，称为"产后体重滞留"。

据研究，产后一年内是减少产后体重滞留的最佳时期，在产褥期时可以根据身体恢复和伤口情况，循序渐进地做产褥期保健操。如果在哺乳期适当控制脂肪摄入量，在保证其他营养素供应的前提下适当降低能量供应标准，身体储备的这部分脂肪就可以逐渐作为乳汁原料被消耗，从而体重自然下降到正常水平。同时，随着体力逐步增强，可以陪婴儿玩耍，做适量的家务活动。如果后续逐渐增加一些有氧运动和力量训练，对消除过多的体脂，恢复苗条身材更有帮助。

第三节　婴幼儿期的营养

婴幼儿期是指从出生到满 2 周岁的阶段。从胎儿开始孕育，到满 2 周岁的阶段，构成了生命早期的 1000 天。这段时间的营养状况，对孩子的身体和智力发育极为重要。由于婴幼儿期尚不能和成年人一样食用三餐，而是先食用母乳或母乳代用品，然后逐渐接触天然食物，最后在 2 岁左右过渡到接受日常食物，如不能按营养要求对婴幼儿进行科学合理的饮食照顾，造成营养不良状况，是以后一生中所无法弥补的。

一、婴幼儿生理特点

婴幼儿期生长速度非常快，出生 6 个月左右体重就达到出生体重的 2 倍左右，以后逐渐减慢。按单位体重计算，是人类一生当中营养需求量最大的时期。同时，婴幼儿时期也是大脑发育的关键时期，特别是出生后第一年，脑细胞数目和脑重量快速增加。故而，这个期间的营养状况对孩子的发育状况影响极大。

婴儿的消化系统还没有发育成熟，唾液腺不发达，牙齿没有完全萌出，咀嚼能力弱。胃容量小，消化酶活性也低于成年人。肠道透过性强，屏障功能差，容易发生过敏和肠道感染。同时，婴儿的肝脏和肾脏尚未发育成熟，不能处理过多的蛋白质和矿物质，过量的盐、过量的钙、过量的蛋白质都会对婴儿产生伤害。

二、6 月龄内婴儿母乳喂养指南

由于婴儿的生理状态，母乳是 0~6 月龄这个特殊阶段婴儿最好的食物。母乳中含人类蛋白质、人类免疫因子和人类生长促进因子，没有异体蛋白质，不易出现过敏状况；母乳营养成分完全适应人类婴儿需要，不易发生消化不良，不会给婴儿幼小的肾脏和肝脏带来负担；母乳致病菌污染风险小，婴儿不易患上感染性疾病。

母乳能满足 6 月龄内婴儿全部液体、能量和营养素需求。婴儿前 6 个月应当纯母乳喂养，即只喝母乳，除非特殊情况，连水也不用喂。这是因为母乳中水分充足，婴儿胃容量有限，一旦喂了水或其他液体，就会影响到母乳的摄入量，从而降低营养供应，影响婴儿发育。总之，母乳是最适合 6 月以内婴儿的饮品和食物，不要用其他食物或饮品来干扰母乳的摄入。

母乳喂养要提前做好准备，树立信心，也要科学指导，需注意以下几方面的要点：

（一）产后尽早开奶，坚持新生儿第一口食物是母乳

婴儿降生后，要早吸吮，早开奶。如果顺利分娩，母子健康状况良好，应尽早让宝宝与妈妈皮肤接触，并让新生儿分别吸吮两侧乳头，给予妈妈足够的刺激，有利于乳汁分泌。正确的哺乳姿势可以减少哺乳时的不适感。

新生儿把母乳作为第一种接触的食物，能减少过早接触其他食物成分带来的过敏危险。尽管母亲刚分娩时，分泌乳汁的量较少，但营养素密度高，其中所含的免疫活性物质和生长因子特别丰富，对新生儿的肠道功能发育和多种感染性疾病预防极为重要。新生儿出生时胃容量非常小，只有十几毫升到几十毫升，而且体内有一定的能量储备，因此出生后前两三天无需担心初乳数量不足，也不要担心新生儿体重有轻微下降。只要通过宝宝反复吮吸刺激母亲分泌母乳，绝大多数健康母亲都能成功开奶，此后泌乳量会逐渐增加。

（二）坚持 6 个月之内纯母乳喂养

纯母乳喂养就是不加任何食物，甚至不加水。正常状况下，纯母乳喂养能够满足婴儿对各种营养素和水分的需求，能够帮助婴儿建立最佳的肠道微生态环境，降低胃肠感染和呼吸道感染的危险，而且有利于婴儿的心理安全和情感发育，对孩子一生的健康成长意义重大。

母亲无需和别人攀比泌乳量，也不要因为没有胀奶而担心泌乳量不足。应当按婴儿需要喂奶，两侧乳房交替喂养，每天喂奶 6~8 次或更多。要坚持让婴儿直接吮吸母乳，尽可能不使用奶瓶间接喂哺人工挤出的母乳。

母乳婴儿因特殊情况需要在满 6 月龄前添加辅食者，应咨询医师或其他专业人员后，谨慎作出决定。

（三）顺应喂养，建立良好的生活规律

随着婴儿的成长，胃容量也在不断增加，每次喂养量也需随之调节。母乳喂养的次数和数量应当按照婴儿的需求、胃肠道成熟和生长发育过程，逐渐建立喂养的规律，从按需喂养模式到规律喂养模式递进，慢慢促进婴儿建立良好的睡眠和生活规律。婴儿哭闹可能有饥饿、渴了、尿便、犯困、环境温度、肠绞痛等原因，并非都是饥饿引起的，不能都通过喂哺安抚。如果排除常规原因，发现婴儿异常哭闹，应及时就医。

（四）生后数日开始补充维生素 D，不需要补钙

充足的维生素 D 能促进钙的吸收。0~6 个月的孩子，因为养育方式的限制，无法保证获得充足的阳光照射，并且母乳中维生素 D 含量较低，因此母乳喂养的宝宝在出生后 2 周左右开始需要额外补充维生素 D，每天补充 10 微克（400 国际单位），以保证其生长发育。

只要奶量充足，纯母乳喂养中的钙供应可以满足婴儿骨骼生长需求，婴儿奶粉中的钙含量也做了精确的计算。婴儿的肾脏功能不成熟，再额外补钙会增加肾脏负担，不利婴儿健康。母乳中的钙含量是相当稳定的，但建议母乳妈妈多摄入富含钙的食物，否则泌乳可能会动用母亲骨骼中的钙储备。

推荐新生儿出生后及时补充维生素 K，特别是剖宫产的宝宝，因为剖宫产没有母体肠道菌群的传递，肠道合成维生素 K 更少。维生素 K 不仅对凝血功能十分重要，而且对形成健康骨骼也是必须的因素。

（五）婴儿配方奶粉是不能纯母乳喂养时的无奈选择

无论多么优质的婴儿奶粉，都不能提供母乳中丰富的健康成分和生长因子，也不能替代母乳在预防过敏、预防疾病和促进心理成长方面的作用。在母亲患病或其他母乳喂养无法实施的特殊情况下，婴儿只能用适合月龄的婴儿配方奶粉喂养，绝对不能直接用牛奶、成年人奶粉、牛初乳、蛋白粉、豆奶粉等来喂养。

（六）监测体格指标，保持健康生长

每个婴儿不同月龄的增重有差异，不必攀比体重数据，也不必要求孩子的生长曲线是一条直线。要判断宝宝是否处于正常生长状态，父母可以在日常生活中定期记录婴儿身长（高）、体重等数据，并且定期体检，监测婴儿身长、体重、体质指数，对比世界卫生组织发布的《儿童生长曲线》来确认。同时，仔细观察婴儿的饮食、排泄、睡眠、体力、精神、对环境的反应等各方面状态，综合评价孩子的生长发育状况。

三、7~24 个月婴幼儿期的营养

在 6 个月之后，7~24 月龄的婴幼儿对营养素的需求总量不断增大，单一的母乳喂养已经不能满足其对能量和营养素的需求，必须引入其他营养丰富的食物。这就需要在继续母乳喂养或奶粉喂养的基础上添加辅食，逐渐过渡到可以吃多种天然食物的状态。这个阶段可以说是婴儿从被动接受喂养到慢慢可以自主进食的一个过渡期。

在这个阶段中，婴幼儿的味觉、嗅觉、触觉、视觉、听觉等感知觉发育迅速，同时具有一定的自我认知能力，大动作和精细运动能力也不断加强。孩子对食物的认知和接受度，以及初步的饮食习惯，也是在这个阶段中打下重要基础。

7~24 月龄婴幼儿的主要喂养要点是以下几点：

（一）继续母乳喂养，6 月龄开始添加辅食

在满 6 月龄之后，母乳的营养和保护对婴幼儿仍然具有重要的意义，但不能只喝母乳，也不能仅仅在母乳之外加奶粉。由于婴儿的营养素需求量增大，咀嚼、消化、吸收能力逐渐增强，要让宝宝逐渐适应各种天然食物。所谓味道养育心灵，天然食物不仅提供了更全面的营养，其质地、气味、味道对宝宝的感知体验和心理发育也十分重要。

（二）从富含铁的泥糊状食物开始，逐步添加多样化的食物

在健康婴儿出生前，已经在肝脏中储备了供出生后 6 个月使用的铁。到 6 月龄左右，铁储备已经基本耗竭，不能满足需求。由于母乳中含铁量很低，因而婴儿的辅食应当优先选择富含铁和优质蛋白质的高能量食物，如强化铁的高蛋白婴儿米粉、肉泥、肝泥等。不能只给孩子吃米糊、烂粥等淀粉类食物。

添加辅食的时候，每次只尝试一种新食物，适应两三天，再尝试新食物。根据孩子发育和出牙状况，食物从糊状开始，逐渐过渡到半固体、固体食物，如蛋羹、肉末、水果泥、软面条、蔬菜碎等。逐渐达到食物类别多样化，注重搭配，营养才会比较全面，促进生长发育。

在添加辅食过程中建议妈妈们可以记录下孩子添加辅食的整个过程，比如种类，数量，是否出现便秘腹泻、呕吐、皮疹等不良反应，以便于辅食添加的顺利进行。

（三）辅食不加调味品，尽量减少糖和盐的摄入

制作婴儿辅食时，要保持食物原味，除了少量的植物油，不加入盐、糖、增鲜剂和各种刺激性调味品。婴幼儿的味觉远比成年人敏感，原味食物能帮助婴儿更好地接受天然食物的味道，减少挑食行为，降低未来患上肥胖、糖尿病、高血压的风险。因此，千万不要用成年人的口味来取悦婴儿。婴幼儿 1 岁以内不能摄入添加盐、糖、味精的食物。

要避免给孩子吃糖果、蛋糕等高度加工食品，尽量避免摄入香精、人工色素等成分。油炸食品、薯片、锅巴等含较多丙烯酰胺，且营养价值较低，也不

适合婴幼儿。

（四）注重饮食卫生和进食安全

婴儿辅食要选择新鲜、优质、安全的天然食物制作，或选择可靠、专用的婴儿辅食产品。制作辅食之前要充分清洁卫生，餐具和环境要干净，处理生食和熟食的菜板、道具、容器都要分开。辅食单独制作，现做现吃，清淡烹调，保证食物安全。

给宝宝喂食之前要洗手，进食过程要固定位置，必须有大人看护，注意进食环境安全，哭闹时不要喂食。三岁以下孩子的吞咽功能尚不健全，吃颗粒状和冻状食物（如花生、坚果、果冻等）要特别小心看护，避免噎住或呛入气管，避免鱼刺卡喉。

（五）提倡顺应喂养，鼓励但不强迫进食

很多家长看到孩子吃得不多，就要追喂、强喂、哄喂，这些不正确的做法要避免或及时调整，要找出孩子吃饭的规律和需要改进的地方。在生活中，要让孩子自己通过感受饥饱，习惯于合适的食量，不要在宝宝不饿时逼迫进食，也不要给宝宝盛过多的食物并逼迫吃完。不要在进餐时边看电视、看手机、玩玩具，也不要以食物作为奖励或者惩罚。如果从小由父母确定食量，孩子对正常的饱饿感缺乏感知能力，可能会带来一生中的发胖隐患。对吃饭毫无兴趣、或存在心理反感，不能和很多天然食物和谐相处，也会影响到孩子的未来体质。

作为家长，应耐心喂养，顺应规律，鼓励孩子独立进食。父母也要做好榜样，调动宝宝的主观能动性，养成良好的饮食习惯。要定期监测宝宝的生长发育状况，如有生长延缓、低体重、超重、肥胖等情况，要及时咨询医生和营养师，找出喂养中的不正确做法并及时调整。

四、婴幼儿期的常见营养问题

婴幼儿期的营养管理如果做不好，可能会出现各种营养问题。我国常见的情况是，母乳喂养期间婴儿发育良好，但因为辅食添加不当，添加太早太晚，或添加的品种不合理，都会影响到孩子的营养状况，可能增加过敏风险，也会给孩子将来偏食挑食埋下隐患。不合理的喂养会让一个健康的婴儿变成一个营

养不良体质孱弱的幼儿，影响到一生的体质基础。

其中常见的营养缺乏问题有以下几方面。

1. 缺铁性贫血

我国婴幼儿贫血情况较为常见，在不发达地区婴幼儿贫血率较高。由于母乳和婴儿奶粉中铁含量并不高，如果添加辅食不及时，或其中富含铁和蛋白质的食物不足，如果母亲在孕期发生贫血，婴儿在出生之前肝脏中储备的铁元素严重不足，则出生后可能在 6 个月之前便出现贫血状态，此时对其他食物的消化能力尚不具备，对婴儿发育的负面影响更大。

对已经出现贫血的婴幼儿，除求医治疗之外，更重要的措施是注意供给肝泥、肉糜、蛋黄等富含铁的食物，并提供富含维生素 C 的蔬菜泥、水果泥等食物，以便增加铁的供应，促进铁的吸收，消除导致营养性贫血的原因。

2. 佝偻病

我国婴幼儿常见佝偻病，主要是因为维生素 D 的摄入不足所致。由于母乳和婴儿奶粉中的维生素 D 不足，日光接触也较少，导致骨骼钙化障碍。如不及时纠正，可能会影响孩子的身材，留下后期无法弥补的遗憾。可咨询儿科、营养科医生或注册营养师，进行膳食调查，并了解维生素 D 营养水平，进行适当的维生素 D 补充。此外还需要增加户外活动，增加日照暴露机会。

3. 婴幼儿肥胖

我国近年来儿童肥胖率不断上升，很多孩子的超重肥胖始于婴幼儿时期。由于婴幼儿时期是脂肪细胞增殖时期，如果生命早期发生肥胖，则儿童少年期和成年期肥胖的风险都将增大。常见的肥胖原因是家长过度喂食奶粉，以及辅食中高脂肪、高糖分的食物摄入过多。

因此，在婴幼儿生长发育过程中，应当经常监测体重增加情况，一旦发现孩子的体重向超重肥胖区域移动，应及时警惕，纠正过多喂食的情况，调整食物内容，增加孩子体力活动的机会。可以咨询营养科医生和注册营养师帮助调整食谱和食量。

4. 其他营养缺乏问题

由于营养不当，婴幼儿还可能出现缺锌、缺维生素 B_1 等情况，以及低体重、生长滞缓身高生长不足的问题。

缺乏维生素 B_1 时可能造成婴儿脚气病，影响大脑神经系统功能，甚至会发生猝死。虽然短时间可以通过营养补充来解决，但根本原因是调整食物内容。哺乳母亲适当增加全谷杂粮、薯类、豆类食物的摄入，可以有效增加乳汁

中的维生素 B_1。婴幼儿辅食中含有肉类、奶类、蛋类，以及小米粥、糙米糊、山药泥、土豆泥等容易消化的全谷和薯类，也可以有效地增加维生素 B_1 的供应。甜食和甜饮料会使婴儿更容易缺乏维生素 B_1，因而要尽量避免这些食物。

低体重、生长滞缓等问题可以通过增加主食和蛋白质食物的数量来加以改善。婴幼儿增加辅食时只吃一些精白米面食物，食材品种不丰富，动物性食物不足，不利于预防缺锌情况。增加富含锌的食物供应可以帮助预防缺锌。

第四节　儿童少年的营养

儿童少年指满 2 周岁至不满 18 岁的未成年人。根据中国居民膳食指南，将儿童少年分为 2~5 岁的学龄前儿童和 6~17 岁的学龄儿童少年两个阶段。其中学龄儿童在 10~16 岁之间进入青春发育期。

一、儿童少年的生理特点

从儿童期开始，孩子的消化吸收能力较婴幼儿期增强，逐渐能够和成年人一样吃日常饭菜。但是，未成年人不仅有维持正常生命活动的需求，还有生长发育的需求。儿童少年时期的营养状况，与成年后的体质状况有密切关系。所以，要格外注意食物的营养质量和良好膳食习惯的培养，为孩子当下和未来的身体健康提供保障。

学龄前儿童每年的身高增长大约为 5~7cm，体重增加约 2kg。到 3 岁时，儿童的吞咽能力逐渐完善，乳牙全部萌出，能够咀嚼大部分天然食物。然而，其消化能力仍然不及成年人，胃容量较小，故 2~6 岁幼儿仍应在饮食上得到照顾，在三餐之外需要提供加餐或零食。

学龄儿童在青春发育之前身高和体重缓慢增长，但到青春发育期时会有快速增长。目前女生青春发育期多开始于 10~12 岁，男生多开始于 12~15 岁。青春发育期的身高增长通常占成年身高的 15%~20% 之多。

进入青春期之后，男生和女生的身体发育开始凸显性别特征。除了性成熟和第二性征出现之外，男生的骨骼重量和肌肉力量明显超过女生，饮食量也明显超过女生。此时青少年心理容易出现波动，独立愿望强烈，在意他人的看法，对形体美特别关注。

二、学龄前儿童的营养

学龄前儿童既是饮食行为和生活方式形成的关键时期，也是培养良好饮食习惯的重要阶段。饮食生活方面需要注意以下几点。

（一）培养良好的饮食习惯

儿童活泼好动，进食时往往不专心，所以要从一开始就培养按时用餐、专心进食的习惯。每天要安排三次正餐，上下午各一次加餐。尽可能给儿童提供固定的就餐座位，定时定量用餐。让孩子独立就餐，学会使用各种餐具，学会认真咀嚼食物。

父母应以身作则，纠正挑食偏食行为。自己不一边吃饭一边看手机，也不允许孩子一边吃饭一边玩。要注重正面引导、鼓励儿童选择多种健康食物，通过提升烹调水平、丰富盛放容器、调整供应分量、让孩子多了解新鲜食材等方式，帮助孩子养成良好的饮食习惯。要避免以食物和进餐作为奖励或惩罚措施。

（二）每天饮奶，远离甜饮料，正确选择零食

学龄前儿童应每天喝 300~400 毫升奶或相当量的奶制品，牛奶、奶粉、酸奶均可。三餐食材要多样化，每天有 5 种以上水果蔬菜，每天有瘦肉和蛋，每周有两三次鱼类（见表 3-2）。

孩子代谢率较高，活泼跑动也容易出汗，每天喝的液体饮料应达到 1300~1600mL（水、汤、牛奶等的总量）。可以引导孩子养成每天上、下午各喝水 2~3 次的习惯。要让孩子养成经常喝水、只喝白水的习惯，远离各种含糖饮料。也可适当选择家庭自制的绿豆汤、红豆沙、淡豆浆、柠檬水、淡茶、大麦茶等不加糖的饮品。

孩子在三餐之外吃少量零食是正常的需求，但要鼓励用酸奶、水果、番茄、蛋羹、杂粮糊、坚果、豆腐干、蒸藕、煮毛豆、荸荠等天然食物来替代饼干、曲奇、薯片、甜点等高脂肪高糖零食，并尽量与上下午加餐结合起来，避免影响正餐。

（三）食物合理烹调，避免过多的油、盐、糖

给儿童烹调食物时，一方面要注意食物容易消化不过硬，另一方面要减少

烹调中产生的有害物质。宜多用蒸、煮、炖、煨和凉拌等烹调法，少用煎、炸、熏、烤烹调法。给3岁以下的幼儿制作食物时，要完全去除皮、骨、刺、核等，切碎煮烂，豆类、花生等完整粒状食物要磨碎，制成泥糊浆。

同时，要注意少盐调味，让孩子从小避免盐摄入过量的问题。三岁以下的孩子钠摄入量大大低于成年人的参考值，不应直接让孩子吃成年人的口味，尽量不要让学龄前儿童常吃市售的过咸小吃、熟肉、香肠、火腿肠等食物，其中盐含量过高，且加工肉制品中通常添加亚硝酸钠，不适合解毒能力尚未成熟的儿童。

要帮助孩子接纳各种食物的原汁原味，从小培养孩子的清淡口味。调味时除了避免过咸，还应避免过甜和过辣。要少用鸡精、味精、香精等调味品，更多地使用新鲜葱姜蒜、洋葱、柠檬、醋、纯番茄酱等新鲜调味品。

（四）让孩子参与食物选择制作，加强食育教育

要多带孩子去超市和菜市场，让他们认识应季食物，对食品标签和食材品质有所了解，懂得选购食品的基本知识。节假日可以选择带孩子去农场和果园，参观体验农业生产，采摘新鲜蔬果，鼓励孩子认识和了解各种天然食物。日常在家要让孩子多参与食物的制作处理，如洗菜、择菜等。在这个过程中，培养孩子对天然食物的接受度，同时潜移默化地了解食品营养知识。

表 3-2　　　　　　　学龄前儿童每日推荐摄入的各类食物数量

食物类别	推荐摄入（g）		食物类别	推荐摄入（g）	
	2~3 岁	4~5 岁		2~3 岁	4~5 岁
谷类	75~125	100~150	鱼禽肉类	50~75	50~75
薯类	适量	适量	蛋类	50	50
蔬菜	100~200	150~300	奶类	350~500	350~500
水果	100~200	150~250	大豆和豆制品	5~15	15~20
坚果	—	适量	烹调油	10~20	
水	600~700	700~800	盐	<2	<3

注：以上重量均为烹调前的量，粮食为干重，而且不包括扔进垃圾桶的皮核骨刺等不能食用的部分。

三、学龄儿童的营养

学龄儿童指 6~18 岁之间的未成年人，仍处于生长发育之中，对能量和营养素的需要都相对高于成年人。特别是青春发育期的营养值得重视。随着我国的食物供应日益丰富，蛋白质和脂肪摄入量增加，目前我国少年发育时间比 40 年前明显提早，与西方国家百年来的趋势相一致。青春发育期是身高增长的高峰，也是体质形成的重要阶段，营养素需求非常旺盛。这段时间的营养关键问题如下。

(一)饮食规律，三餐合理，营养全面

充足的营养是学龄儿童体格正常发育以及保证学习效率的物质保障，因此应继续培养健康的饮食习惯。食物应当丰富多样，营养平衡，避免偏食挑食和过度节食。每天三餐要定时定量，建议早餐供能 25%~30%，午餐占30%~40%，晚餐占 30%~35%。

要注意经常吃含铁丰富的食物，如瘦肉等，同时搭配含维生素 C 的食物，如蔬菜水果，促进铁的吸收。每天吃含钙丰富的食物，如奶类及大豆制品。为保证身高发育所需的钙，每天宜喝奶至少 300ml，或相当量的奶制品。

(二)合理选择零食，不喝含糖饮料，禁止饮酒

学龄期儿童食欲旺盛，往往贪食低营养价值的零食饮料，会严重降低膳食营养质量，不利形成富有活力的体质。

所谓零食，是说可以在两餐之间作为加餐的食物，以水果、酸奶、坚果等天然食物为好。市面上的各种高度加工食品如饼干点心、糖果蛋糕、薯片米饼等营养价值都很低。此外，要注意零食的摄入量不能影响正餐。

学龄期儿童少年也需要注意饮水健康。6~10 岁的儿童每天饮水应达到 800~1000ml，11~17 岁儿童应达到每天 1100~1400ml。要教育孩子不能用饮料替代水，同时做到尽量不喝甜饮料，不要过量食用雪糕冰淇淋等含糖冷饮。

各国均禁止未成年人饮酒，无论啤酒、红酒还是白酒，以及甜味的酒，家长均不能鼓励孩子尝试饮用，同时要注意加强对儿童聚会聚餐的引导，避免饮酒。

四、儿童少年的常见营养问题

(一)超重肥胖

随着经济社会的发展，食物的丰富，我国儿童少年的肥胖率从 90 年代开始至今一直在迅速上升。据 2012 年全国营养与健康调查，我国 6~17 岁未成年人的超重率和肥胖率分别高达 9.6% 和 6.4%，其中城市儿童青少年高达 11.0% 和 7.7%，而男生又高于女生，分别为 12.8% 和 9.7%。小学 5~6 年级往往是超重肥胖的高发时期。

由于未成年肥胖会降低预期寿命，甚至造成未成年人的高血糖、高血脂、高血压情况，严重影响未成年人的未来发展潜力，社会和家庭都应当积极预防未成年肥胖问题。要让孩子经常进行户外活动，加强体能，同时合理膳食，预防肥胖，保持适宜的体重和体型。

学龄前儿童每天应至少进行 60 分钟的身体活动，最好是户外活动。每天多做锻炼的同时，可以适当做有氧、伸展、肌肉强化等较高强度的运动，例如快跑、骑小车、滑板、跳舞等，如能学习一种体育项目更好，如踢球、武术、柔道等，还能强化意志力。身体活动能加强心肺功能，提高身体协调性，强化骨骼，预防肥胖。要减少静态活动，如看电视、玩电子产品等，每次持续不要超过 1 小时，每天累计不超过 2 小时。

学龄儿童应每天累计至少 60 分钟中等到高强度的身体活动，以有氧运动为主，每次最好 10 分钟以上。每周至少进行 3 次长跑、游泳或打篮球等高强度身体活动，3 次仰卧起坐、引体向上等抗阻力运动和骨质增强运动。积极参加户外活动，促进皮肤合成维生素 D，有利于钙的吸收和利用。睡眠不足也会增加肥胖风险，要帮助儿童制定合理作息，保证学习、运动和睡眠时间。小学生要每天睡够 10 小时、初中生 9 小时、高中生 8 小时。

家长应从小让孩子养成不过量饮食的习惯，帮助孩子调整饮食结构，食物多样。应当增加蔬菜水果摄入量，主食中要有 1/3 到 1/2 的全谷杂粮，日常烹调控制烹调油的用量，尽量不吃油炸食品，并远离过多的甜食甜饮料，以避免未成年人发胖。

（二）过度节食

从青春期开始，青少年对自己的体型和外貌十分关注。部分女生受到错误形体认知的影响，一味追求骨感身材，非理性饥饿减肥，往往会造成营养不良，严重影响心理健康，甚至造成月经失调、贫血、蛋白质营养不良症等严重后果。

同时，超重肥胖儿童少年的减肥也要循序渐进，从改变饮食习惯和增加运动入手，而不能滥用减肥药物和代餐粉，否则容易造成身体损害、营养不良，停止之后出现体重反弹，又会使孩子和食物无法和谐相处，陷入精神上的焦虑和痛苦。

家长应在发育期来临之前，提前进行有关健康体型的教育，避免出现相关问题，并注意自觉调整家庭饮食，遵循中国居民膳食指南的建议来安排三餐，保证孩子营养充足，又不至于出现能量过剩。

（三）不吃早餐

要避免学龄期儿童少年因为早上时间紧张而不吃早餐，会影响到上午的学习效果。研究表明不吃早餐对学习能力和身体发育都有不良影响。

一顿营养充足的早餐要至少包括三类食物，包括谷薯类主食，肉蛋类或奶豆类，最好能有两种；果蔬类食物至少要有一种。不能只吃鸡蛋牛奶，也不能只吃淀粉类主食。

（四）过度食用低营养价值零食饮料和快餐

家长应从小教育孩子选择卫生并且营养丰富的食物做零食，如水果和可以生吃的蔬菜，可以提供丰富的维生素、矿物质和膳食纤维；奶类和豆制品可以提供丰富的蛋白质和钙；原味花生、核桃、榛子、甜杏仁、巴旦木等坚果油籽可以提供丰富蛋白质、多不饱和脂肪酸、矿物质和维生素 E；全谷薯类，如全麦面包、燕麦片、煮玉米、蒸红薯、炒黑豆、五香蚕豆、煮毛豆、蒸藕、菱角、荸荠等，不仅能提供能量，还可以提供膳食纤维和 B 族维生素。

每天三餐要吃饱吃好，对餐间零食的需求量就会下降。家长应当提高自己的烹调水平，让孩子能在三餐中摄入足够的蔬菜，足够的主食和鱼、肉、蛋、豆制品等优质蛋白质。

此外，要少让孩子吃高油、高盐、高糖的快餐，避免油炸食品比较多的快餐。在外就餐时，也要搭配足够多的蔬菜，不要让孩子喝甜饮料。

第五节　老　年　期

老年前期为 50~65 岁之间的成年人，老年人指 65 岁以上的成年人，而 80 岁以上的人被称为高龄老人。

一、老年人的生理特点

随着年龄的增长，人体进入衰老过程，慢性疾病风险上升，需要更加注意合理膳食，均衡营养。

在消化方面，进入老年期之后，逐渐出现一系列衰老变化，包括牙龈萎缩，牙齿松落，咀嚼能力下降；消化液减少；胆汁分泌减少，肝脏功能下降；胃肠运动减慢，肠道菌群紊乱等。

在骨骼肌肉方面，老年人出现骨密度降低、骨骼弹性和韧性降低的情况，关节退化，柔韧性、平衡能力下降，因此易摔跤、易骨折。同时，肌肉萎缩、肌肉力量下降，体脂率上升，腰腹脂肪增加。

从内分泌角度来说，老年人会出现生长激素减少、性激素水平下降、甲状腺和脑垂体功能下降、胰岛素分泌能力下降等情况。

从心血管系统来说，老年人心脏收缩功能下降，血管弹性下降，出现狭窄、斑块，血压升高，组织血流量减少。

从免疫系统来说，老年后逐渐出现胸腺萎缩，骨髓干细胞、巨噬细胞、T 细胞、B 细胞等免疫细胞数量减少，增殖能力下降，易患感染性疾病。

其他衰老变化还包括：肾功能下降，排尿次数增加；肺活量下降；蛋白质合成能力和组织修复能力下降；认知能力减退，嗅觉和味觉不敏感等。

二、老年人的合理饮食

鉴于老年人的生理变化，特别是对于高龄老人来说，达到健康饮食的难度增大，要注意以下饮食要点：

（一）少量多餐，制作细软，保证饮食充足

老年人消化能力减弱，容易出现食欲下降、早饱等情况，应在每天三餐之外额外补充 2~3 次加餐或零食。对于高龄老人来说，只要是天然食物，不要限制老人的食量和食物品种。

很多老人牙齿缺损，咀嚼能力下降，可能会限制一些食物的摄入量。此时应注意采用多种烹调方法和设备，来制作更容易咀嚼的食物。例如，大块肉类不便咀嚼，可以把肉类切成肉末，或延长炖肉时间直到入口即化；坚果油籽和杂粮豆类可以焙烤后磨碎成粉，或用破壁豆浆机打成均匀状态；杂粮可以提前浸泡、延长蒸煮时间或使用压力锅煮成软烂的粥；海鲜类食物可以去掉刺和壳，制作成鱼糜、虾丸、鱼羹等；蔬菜水果可以蒸软，也可以打浆食用。对于有咀嚼障碍或吞咽障碍的老人，还可以专门做成软食，做成半流质或糊状的浓稠食物。在陪伴老人用餐时，宜适当放慢吃饭速度，给老人充分的时间细嚼慢咽。

（二）食物多样，提供全面营养

要保证老年人每天至少摄入 12 种及以上的食材。最好能与家人一起进餐，也可多与朋友集体用餐。多人共同用餐有利于增加食材的多样性，避免老人天天吃剩饭剩菜，还能提升饮食的乐趣感。

进入老年之后，随着体力活动减少和代谢率降低，能量供应标准略有下降，但蛋白质和各种微量营养素的供应标准并不下降。为了延缓衰老进程，要注意补充鱼肉蛋奶等动物性食品和豆制品以供应优质蛋白质，吃够富含铁、维生素 B12 的红肉，经常吃海鱼和海藻等富含 ω-3 不饱和脂肪酸的海产品，每天摄入酸奶等容易消化的乳制品和豆腐等豆制品，每天吃富含抗氧化物质的蔬菜水果。

主食不能只吃白米白面，每天要吃 50~150g 的杂粮杂豆和 50~100g 的薯类替代一部分白米白面主食，有利于预防多种慢性疾病。只要品种适合，烹调柔软，杂粮也可以做得容易消化。

（三）保持适宜体重

随着年龄的增长，内脏脂肪增加，加大慢性疾病的风险；同时体重下降也容易出现肌肉衰减、体力下降的情况。故而，体脂过高和体重过低都对老年人的健康不利。为有利于健康长寿，老年人的 BMI 应不低于 20.0kg/m^2，最高不超过 26.9kg/m²。

对超重的老年人，不建议采用各种快速减肥方法，避免引起肌肉损失和代谢负担。如果老人的体重在 1 个月内降低 5% 以上，或半年内降低 10% 以上，应引起高度重视，及时送医检查。

(四)主动喝水，补充足够水分

老人感知渴的能力下降，因此不应在感到口渴的时候才喝水，要养成定时主动喝水的习惯。每天喝水量以 7~8 杯为宜，少量多次，每次一小杯。避免甜饮料，宜用温热的白开水、淡茶、淡柠檬水、豆汤、大麦茶、荞麦茶等作为饮品。要注意避免过多咸汤和甜汤。

老年人可以用粥汤来作为餐间的补水方式，但不能顿顿正餐只喝粥，容易造成能量不足。吃饭时也最好不要常吃汤泡饭，避免汤水占掉肠胃空间，影响正餐固体食物的摄入量。

(五)适当营养补充

如果食物摄入不足，或已经出现营养缺乏问题，老人可在营养师和医生的指导下，选用合适的营养强化食品或营养素补充剂。但要注意，选购营养强化食品要细看食品标签(详见第六章)，购买各种营养品和保健品之前要咨询有资质的注册营养师或营养医生，根据身体需要和膳食情况选择单一或复合营养素补充剂。要避免自己随意服用多种保健品，更要避免被推销者忽悠。

老年人群推荐的每日摄入食物数量见表 3-3。

表 3-3 　　　　　老年人群每日推荐摄入的各类食物数量

食物类别	每日摄入量(g)	食物类别	每日摄入量(g)
粮食	200~250	肉类	40~50
蔬菜	300~450	水产品	40~50
水果	200~300	蛋类	40~50
大豆和豆制品	每周 105	奶类	300
坚果	每周 50~70	烹调油	25~30
水	1500~1700	盐	<5

注：以上重量均为烹调前的重量，粮食为干重，而且不包括扔进垃圾桶的皮核骨刺等不能食用的部分。

三、老年人的常见营养问题

老年人常见营养问题有以下几个方面。

（一）食量过小，食物品种单调引起营养缺乏

相关研究表明，高龄老年人常见因食量不足、食物品种单调而造成的营养不良问题。

只吃精白米面，全谷、豆类、动物性食品的数量不足，容易造成维生素 B_1、维生素 B_2、维生素 B_6 和维生素 B_{12} 等 B 族维生素的缺乏，与老年人的情绪抑郁和认知退化等有关联。优质蛋白质摄入不足极易导致肌肉衰减、体力下降和对感染性疾病的抵抗力下降。

应按照前述营养原则，保证食物数量和食物多样性，通过烹调手段增加老人对食物的接受度。特别是对于素食老人应当加强营养管理，必要时请营养科医生处方维生素矿物质补充剂、蛋白粉或蛋白质水解物等营养补充品。

（二）油盐摄入过量，蔬果摄入不足

老年人味觉退化，对味觉的感知能力下降后，容易摄入过多的盐。为了给家人做香浓的食物，往往会使用过多的烹调油。过多的盐增加高血压和骨质疏松的风险，而过多的油会降低食物的营养素密度。盐摄入过多、新鲜蔬菜水果不足的情况，会提高膳食的钠钾比例，对于预防和控制高血压十分不利。

要给老年人烹调充足而柔软的蔬菜，水果可以打成浆或切碎蒸熟食用。烹调时少放盐，多放醋和香辛料，以便增加老人的食欲和消化能力。

（三）食品安全隐患

由于老年人肝肾功能下降，需要注意减少有害物质的摄入。因此，老年人食物烹调方法宜更多使用蒸、煮、炖、焖、汆等方法，避免煎炸熏烤方法。熏烤、煎炸等烹调方式会增加食物中脂肪氧化产物、反式脂肪酸以及致癌物质的含量。

另一方面，老年人的胃肠道抵抗力下降，容易发生细菌性食物中毒。老年人往往比较节俭，但要注意吃不完的食物要及时放入冰箱中冷藏，剩饭剩菜要彻底加热杀菌。一旦发现食物变质要及时丢弃，避免被致病菌和细菌毒素所害。

（四）增肌运动不足，骨质疏松多发

预防骨折、摔跤、肌肉衰减的方法是结合营养与抗阻运动两方面。老年人不仅需要走路，更需要适度进行肌肉锻炼，也需要对骨骼产生良性刺激，以便维持肌肉和骨骼密度。

在营养方面，需要供应充足的蛋白质，特别是富含亮氨酸和钙的乳制品，以及富含维生素 K、钙和蛋白质的豆制品。必要时可以适当补充维生素 D、维生素 K 和钙镁元素。

在确保安全，防止运动疲劳或者运动损伤的前提下，老年人应注意增加户外活动，在阳光下接受紫外线照射有利于体内维生素 D 合成，有利于保持肌肉力量和骨骼健康。每天最好能户外锻炼 1~2 次，每次半小时到 1 小时，达到轻微出汗的强度。身体条件允许情况下，可以去健身房做抗阻运动，每次20~30 分钟，每周至少 3 次。

第六节 慢性疾病高危人群和患者的饮食

目前我国慢性疾病发病率不断上升，高血糖、高血压、高尿酸等情况已经不限于老年人群，50 岁以下甚至 40 岁以下的中青年人群也常见三高情况。这时，对日常饮食进行管理，对于慢性疾病的预防和控制极为重要。对慢性疾病高危人群来说，合理的饮食生活状态甚至可能逆转疾病趋势，回归正常状态。

本节中所说的慢性疾病患者饮食要点，是指可以在家正常就餐，消化能力正常，且肝肾功能基本正常的情况。

一、控血糖饮食

控血糖饮食的原则不仅适用于糖尿病患者，还适用于糖尿病前期人群，妊娠糖尿病人群，脂肪肝患者，高甘油三酯血症患者和减肥者。控血糖膳食有下面几个要点：

（一）主食食材至少一半全谷杂粮

在营养素知识部分说到，碳水化合物食物有不同的血糖指数（GI）。控血糖饮食需要选择低 GI 的主食食材，把至少一半白米、白面制作的食物替换为全谷杂粮和淀粉豆类（有关食物的 GI 值，请参见教材后面的附录部分）。如把白米替换成糙米（包括红米、黑米和普通颜色的糙米）、小米、燕麦、大麦粒、藜麦、红小豆、绿豆、干芸豆、干豌豆等；把白面粉替换成全麦粉，或加一部分荞麦面、莜麦面等。这样就可以有效降低主食的血糖反应，降低一餐饭之后的餐后血糖反应。

（二）吃足够多的蔬菜，特别是绿叶蔬菜

蔬菜可以提供钾、钙、镁和膳食纤维，以及多种抗氧化物质，对控制血糖十分重要。研究证实绿叶蔬菜摄入量高，则糖尿病风险下降。大量绿叶蔬菜配合米饭一起吃，也可以降低餐后的血糖反应。需要注意的是不要放过多的烹调油和盐，保持绿叶蔬菜的清爽状态。如白灼菜心、上汤苋菜、水油煮芥蓝、鸡汤煮奶白菜等，都是非常好的吃法。

（三）吃足够多的蛋白质食物

糖尿病患者往往处于蛋白质分解状态，如果三餐中的蛋白质食物过少，肌肉分解，控血糖能力将进一步下降。同时，鱼、肉、蛋、奶和豆制品与淀粉类主食配合食用时，可以延缓胃排空速度，并促进胰岛素及时发挥作用，有利于平稳餐后血糖。所以，用餐时宜先吃一些蔬菜和蛋白质食物，再开始吃主食，菜—肉/鱼/蛋/豆腐—米饭交叉着一口一口吃。和上来直接吃米饭的方式相比，这么吃时餐后血糖要稳定得多。

（四）控制炒菜油和饱和脂肪，适量吃坚果

过多的脂肪摄入会降低胰岛素敏感性，不利于第二餐和第三餐的血糖控制能力。过多油脂还会增加食物能量值，容易促进体重增加，而超重肥胖不利于糖尿病的预防和控制。饱和脂肪摄入过量不利于预防心脑血管疾病并发症，故除特殊情况，不建议经常食用肥肉和荤油。

烹调时应当控制炒菜油用量，不吃煎炸食物，少吃添加油脂的点心。饼干、曲奇、蛋糕和起酥面包等高饱和脂肪食物，无论是否无糖，都不宜食用。

相比而言，适当吃一些坚果是有利改善营养平衡的。研究表明吃核桃有利于糖尿病预防，巴旦木、核桃、杏仁等坚果配合主食食用时也有帮助平缓血糖的效果。

（五）水果限量，选低血糖指数品种

苹果、梨、桃、樱桃、海棠、蓝莓、桑葚等糖分不过高、GI 值较低的水果可以少量食用，但榴莲、荔枝、芒果等高糖分水果不宜多吃。每日水果数量宜限制在 100～200g（去皮核重），以用餐时作为凉菜食用，或两餐之间作为加餐少量食用为好。

（六）调味少盐多醋

糖尿病患者也需要注意预防心脑血管疾病并发症，因此和高血压、冠心病患者一样需要控盐。除非大量出汗的情况，每日摄入盐的量以 5g 为宜，烹调时尽量按自己能接受的最淡一档来放盐（包括其他咸味调味品）。醋酸、乳酸等均有利于延缓餐后血糖反应，故使用酸味调味品的时候无需限量。

此外，需要控血糖的人士还要注意餐后半小时适当散步活动，或做轻松家务，以便降低餐后血糖的峰值。日常坚持 30～60 分钟的锻炼，强化肌肉，对控制血糖具有重要的意义。

二、控血压饮食

需要预防和控制高血压的人包括高血压患者、糖尿病患者、妊娠高血压症患者和超重肥胖者。控血压膳食的要点包括以下几项：

（一）控盐控钠

在第二章中已经说到，膳食中钠的来源是盐、酱油和其他咸味调味品。同时，加盐腌制的咸菜、咸鱼、咸肉、香肠、火腿、熟肉等，锅巴、薯片、辣条、泡椒凤爪等咸味比较重的各种零食点心，都是钠的重要来源。味精、鸡精、各种汤料等也是含钠的调味品。此外，添加碳酸氢钠（小苏打）、碳酸钠（食用碱）的多种面点、面条、方便面、膨化食品、油炸食品、苏打饼干等，也都是钠的重要来源，均需控制。

例如，使用酵母蒸馒头，无需放碱来中和酸味，能减少钠摄入；早上不吃

加盐制作的面包，改成牛奶和速食燕麦片煮的粥，可以减少钠摄入。不吃加盐和碱制作面条，改成米饭，也能减少钠的摄入。加味精鸡精调味时，不妨先放一半盐，避免总钠量增加。

（二）摄入足够的蔬果、豆类和奶类

蔬果、豆类、奶类中的钾、镁、钙元素可以对抗钠的升压作用，故增加膳食中的钾钙镁和钠的比例有利于控制血压。钾的好来源是各种水果、豆类和少盐的蔬菜；钙的好来源是绿叶蔬菜和奶类；镁的好来源是绿叶菜、豆类和卤水作为凝固剂的豆制品。

调查表明每日摄取水果对预防高血压有显著作用。水果摄入时不需要添加盐，故而对调整膳食中的钾钠比例最有帮助。应按膳食指南的建议，每天摄入200～350g 水果和至少 500g 蔬菜，必要时还可增加数量。

（三）控制饱和脂肪，优先摄取禽肉而不是红肉

过多红色肉类，特别是加工肉制品，不利于控制血压。要避免经常吃香肠、火腿、咸肉、培根等加工肉制品和很咸的外卖熟肉。肉类优先选择鸡鸭肉等禽肉，减少牛羊肉。有研究表明瘦猪肉和禽肉等有类似作用，均可替代牛羊肉。

调查和干预研究表明每天 1 个蛋，300g 奶类，每周 2～3 次鱼类水产，对控制血压和预防脑卒中有益无害。

（四）限制饮酒

酒精对预防和控制高血压极为不利。高血压患者最好能戒酒。如实在不能戒酒，建议限制在每日白酒 50mL 以内，或葡萄酒 100mL 以内，或啤酒 250mL 以内。

（五）规律运动，控制体重

对超重肥胖的高血压患者来说，减重会有效降低血压。适度运动也可帮助预防和控制血压，宜每周做至少 150 分钟的中强度运动。但应注意运动要循序渐进，避免突然高强度。

部分瘦弱女性和老年人有可能出现血压过低的情况，老年人过低血压容易造成大脑缺血，也需要注意调整到正常状态。低血压者宜做阻抗锻炼强化肌

肉，同时增加红肉摄取，增加蛋白质供应，以便增加营养，促进增肌，使血压回归正常状态。

三、控尿酸饮食

需要预防和控制尿酸的人主要是痛风患者和高尿酸血症患者。控尿酸膳食的要点包括以下几项：

(一)少用高嘌呤食物，宜每日摄入奶类

海鲜河鲜、动物内脏均为高嘌呤食物，应长期避免摄入。痛风发作期暂时不摄入肉类、鱼类、豆类和豆制品。日常膳食中肉类和鱼类食物的总量应适当控制。奶类对降低尿酸水平有帮助，宜每日饮用低脂奶。蛋类嘌呤含量低，可以每日食用 1 个鸡蛋。

(二)增加蔬菜摄入量，适量食用水果

控尿酸人群应增加蔬菜摄入量到每天 500 克以上，甚至到 750g。蔬果中的钾元素、有机酸和维生素 C 均有利于促进尿酸盐的排出。但食用水果过多时，担心果糖摄入量增加，故水果按膳食指南的建议每日食用 200~350g 即可。

菌类和绿叶蔬菜与痛风风险无关，但痛风患者宜焯烫之后再食用，以便去除其中的部分嘌呤和草酸。

(三)限制饮酒，避免甜饮料

酒精促进内源性尿酸生成。啤酒含有嘌呤，而白酒和葡萄酒即便不含有嘌呤或嘌呤含量很低，对预防和控制高尿酸血症也是不利的。痛风患者最好完全戒酒。此前曾有报道少量葡萄酒对痛风没有不良影响，但近年来多项研究认为有不利影响，建议葡萄酒也不要饮用。

甜饮料也会促进内源性尿酸生成，特别是含有大量果糖的食物和饮料，如可乐类饮料，会显著增加痛风和高尿酸血症的风险。故而控尿酸人群应戒掉甜食和甜饮料。

（四）多喝白水和其他无糖饮品

控尿酸人群应每日饮用大量白水、淡柠檬水、淡花果茶或其他不含糖的饮品，以便促进体内尿酸排出。痛风患者晚上睡前喝一杯水，可降低夜间痛风发作风险。

咖啡和茶本身对痛风患者无害，甚至咖啡和茶中的抗氧化成分有利于降低炎症反应，少量咖啡因和茶碱对体内尿酸合成也有抑制作用，故有喝茶或喝咖啡习惯者可正常饮用，但饮用时不能加糖。

（五）如超重肥胖，可缓慢减肥

断食饥饿减肥、生酮饮食减肥等快速减肥方式会造成体组织分解，升高血尿酸水平。故超重肥胖的高尿酸血症患者应当缓慢减肥，用适度增加运动、增加蔬菜、减少烹调油的方式缓慢瘦身，有利于降低血尿酸水平。

有关各类人群的食谱示例，请参考第五章中的内容。

本章总结

1. 备孕是优孕优育的重要前提，需要做好环境、心理、生活习惯和营养准备。注意在孕前，将体重体脂、生理生化指标调整至适宜水平，改善消化吸收能力和营养状况，常吃铁丰富的食物、选用碘盐、补充叶酸，为孕育新生命打下健康的身体基础。

2. 妊娠期和哺乳期营养对母子双方近期和远期健康都有重要影响。整个孕期应注意补充叶酸、常吃含铁丰富的食物、选用碘盐，注意适量身体活动，科学增重。孕早期要保证摄入必要营养，预防或减轻早孕反应所带来的不良影响。孕中后期适量增加奶、鱼、禽、蛋、瘦肉的摄入。哺乳期注意充足合理饮食，增加富含优质蛋白质、维生素和钙的食物，多喝汤水，选用碘盐，保持适度运动、心情愉悦，睡眠充足，促进乳汁分泌和体重恢复。

3. 对0~6个月婴幼儿坚持母乳喂养，待婴幼儿长到7~24个月时从富含铁的泥糊状食物开始，逐步添加多样化的食物。随着孩子年龄逐渐增长，注意培养良好饮食习惯，做到食物多样、营养全面、规律就餐、坚持运动等。

4. 老年人要注意少量多餐、制作细软、食物多样、保证充足饮食、全面营养，同时，注意主动喝水、适当补充营养、保持适宜体重、预防慢性疾病、延缓功能退化。

5. 防控慢性疾病人群，要注意通过增加全谷杂粮、绿叶蔬菜，充足优质蛋白，控制油盐糖摄入等方式来控制血糖；通过摄入足够蔬果和豆类奶类、控盐、控饱和脂肪、限制饮酒、控制体重等方式控制血压；通过增加蔬菜、多喝水、控高嘌呤食物、戒酒、控体重等措施来控制血尿酸。

本章思考题

1. 备孕女性需要在哪些方面对生活起居和饮食内容进行调整？

2. 妊娠期女性如何预防缺铁性贫血？

3. 哺乳期女性如何兼顾营养供应和体重控制？

4. 母乳喂养有哪些好处？

5. 婴幼儿辅食添加的要点有哪些？

6. 高龄老年人容易出现哪些营养问题，如何解决？

7. 需要控制血糖的人，在食材选择和烹调方式方面要注意哪些问题？

8. 高血压病人哪些食物需要注意充足供应，哪些食物需要限量？

第四章　营养膳食的基本框架

本章预习问题

1. 什么样的膳食才叫做营养平衡的膳食？
2. 主食应当怎样健康吃？
3. 动物性食物吃多少才是健康的？
4. 减油减盐应当怎样操作？
5. 搭配营养餐有什么简便方法？

人体每天需要几十种营养素和更多种类的保健成分，而各种天然食物和加工食品中所含的营养成分各有特点，品种单一的食物不能满足人体对各种营养素的需要。所以，人体必须摄入多种食物，通过它们之间取长补短、相互配合，来满足各营养素的供应，达到营养平衡，以达到维护健康、预防疾病的目的。

第一节　营养膳食的基本概念

膳食调配是实现合理营养的主要保证。一般健康的成人在饮食上不需特殊的照顾，只要合理地调配膳食便可以维持健康。所谓营养膳食（平衡膳食），是指一段时间内膳食组成中的食物种类和比例可以最大限度地满足不同年龄、不同能量水平的健康人群的营养和健康的需求。

一、营养膳食的含义

营养膳食包括以下几个方面的含义：食物中的营养素齐全，数量合适（能满足需要但又不过量），比例合理（没有哪一种营养素过多或过少而影响其他营养素的吸收和利用），满足用餐者的营养素供应目标；食物原料的品种多样，而且分别来自不同的食物类别，满足多样化的需求；食物具有良好的可接受性，能引起食欲，促进消化；定时定量进餐，三餐营养分配合适，不过饥过饱；烹调合理，营养损失少，保证安全和卫生。

在以上原则的基础上，营养膳食安排还必须考虑个人的饮食习惯和接受能力。品种丰富，味道可口，成本能够接受。这就需要配餐者掌握各类食品的营养特点，按每个人的需要调换食物的品种，而同时保持充分的营养素供应。

二、营养膳食要体现营养平衡

营养适宜的膳食要体现多方面的平衡。食物能量与人体生理需要及体力活动量相平衡，不能过多或过少；各种营养素的供应和人体的需要相平衡；三大营养素供应能量比例之间要达到合理的平衡；在脂肪酸当中，饱和脂肪酸、单不饱和脂肪酸和多不饱和脂肪酸的比例，以及 ω-3 和 ω-6 脂肪酸的比例也应合理；植物性蛋白质和动物性蛋白质比例合理；全谷杂粮和精米白面之间比例合理等。

第二节　膳食宝塔：营养餐的基本框架

对于怎样吃才能实现营养膳食，《中国居民膳食指南（2016）》给出了明确的指导。《中国居民膳食指南（2016）》由一般人群膳食指南、特定人群膳食指南和中国居民平衡膳食实践三部分构成。对于年龄在 2 岁以上的健康人群来说，日常饮食应该参照一般人群膳食指南。

一般人群膳食指南包含六大核心推荐：

1. 食物多样，谷类为主
2. 吃动平衡，健康体重
3. 多吃蔬果、奶、大豆
4. 适量鱼、禽、蛋、瘦肉
5. 少盐少油，控糖限酒
6. 杜绝浪费，兴新食尚

要把《中国居民膳食指南》和平衡膳食的理念应用在家庭膳食中，不妨使用"中国居民平衡膳食宝塔"。所谓中国居民平衡膳食宝塔，是根据《中国居民膳食指南(2016)》的核心内容和推荐，结合中国居民膳食的实际情况，把平衡膳食的原则转化为各类食物的数量和比例的图形化表示。它能让人们很直观地明白：营养合理的一日膳食大概包括哪些类别的食物，每类食物吃多少也有了一个合理的数量范围(如图 4-1)。

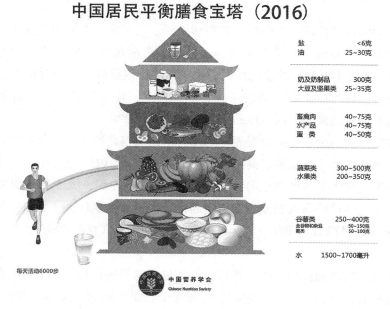

图 4-1　中国居民平衡膳食宝塔(2016)

平衡膳食宝塔共分 5 层，各层面积大小不同。五层中的食物类别包括谷薯类、蔬菜水果、畜禽鱼蛋类、奶类、大豆和坚果类以及烹饪用油盐，其面积大小体现了食物数量比例的不同，并给出了一个合理范围，便于不同能量需要和身体状态的人进行调整。宝塔旁边的文字注释，表明了在能量 1600~2400kcal之间时，一段时间内成年人每人每天各类食物摄入量的平均范围。这个能量范围涵盖了从青年人到老年人的绝大多数家庭成员。

一、主食如何做成营养餐

膳食宝塔的第一层是谷薯类食物，它们属于主食的食材。

(一)主食的食材品种

按膳食指南的推荐，2岁以上健康人群的膳食应食物多样、谷物为主。谷类包括小麦、稻米、玉米、高粱等及其制品，如米饭、馒头、烙饼、面包、饼干、麦片等，常被作为主食。薯类包括马铃薯、甘薯等，可替代部分主食。杂豆包括大豆以外的其他干豆类，如红小豆、绿豆、芸豆等，也可以作为主食的一部分。

主食的选择应该注重多样化和粗细搭配。近年来，人们的饮食越来越精细化，白米、白面成为主要的主食，而白米、白面在人工精制的过程中，其中70%以上的维生素和矿物质已经损失掉，营养价值很低，纤维含量非常低，不利于控制血糖和血脂，不利于预防肠癌。因此，建议每天至少一餐用全谷杂粮，高血糖、高血脂、高血压的应当吃两餐或更多。

这里所说的全谷，是指脱壳之后没有精制的粮食种子。大部分种子都属于全谷，比如小米、大黄米、高粱米，比如各种糙米(包括普通糙米、黑米、紫米、红米、绿米等各种颜色的稻米种子)，比如小麦粒、大麦粒、黑麦粒、荞麦粒，也包括已经磨成粉或压扁压碎的粮食，比如燕麦片、全麦粉。只要不把种子外层的粗糙部分和谷胚部分去掉，保持种子原有的营养价值，都叫做全谷。

还有一些食品虽然不属于谷物，但是也可以当粮食吃，也是整粒食用，没有经过精磨，称为"杂粮"，它们的好处和全谷是类似的，甚至更有利于健康。比如红小豆、绿豆、各种颜色各种大小的芸豆(也叫菜豆、四季豆、饭豆)、干豌豆、干蚕豆等，代替一部分精白米白面粉作为主食，都是非常健康的选择。此外，莲子、芡实、薏米等药食两用食材，营养成分和全谷物相近，也可以少量加入主食当中。

(二)主食的数量安排

膳食指南建议，成年人每人每天应该摄入的谷、薯、杂豆类在250~400g之间，其中全谷物50~150g(包括杂豆类)、新鲜薯类50~100g。

平均来说，每人每餐需要相当于80~130g谷类食材的主食。具体的食量可以根据体型大小、性别、体质、体力活动强度来进行调整。增加体力活动、健身增肌或希望增加体重时，都应当增加主食的食量，反之体力活动减小时或希望减重时，应当减少主食的食量。

需要注意的是，膳食宝塔中的食物推荐量，都是以原料的生重计算的。比如面包、切面、馒头应该折合成相当的面粉量来计算，而米饭、大米粥等应该折合成相当的大米量来计算。按淀粉含量换算，约400g新鲜薯类相当于100g谷物和豆类。这是因为粮食烹调时要加水，如果按熟重来推荐，则加水多少会有很大影响，无法准确估计其中的能量和营养成分。

（三）全谷杂粮的烹调和搭配技巧

很多人担心全谷杂粮的质地和口感粗硬，对其存在心理抵抗。实际上，全谷杂粮有美好的风味，在与白米白面合理搭配并恰当烹调时，具有良好的口感。这里提供三方面的技巧。

1. 注意烹调加工方法

全谷杂粮不能直接用电饭锅按照烹调白米饭的程序来制作。它们需要预先浸泡两三个小时（如糙米、黑米），甚至需要浸泡过夜（如大部分豆子）。可以选购一个带有"杂粮饭"或"五谷饭"程序的电压力锅或电饭锅。目前市售电压力锅多半有杂粮饭、杂粮粥专用程序，只需按照说明操作就可以。如果是可调压力的电压力锅，把压力调到60kPa以上，保压时间15~20分钟就可以了。

另外，把全谷杂粮加酵母粉进行发酵，制成馒头、发糕、面包、发面饼等，也能让全麦食物更容易消化，而且发酵过程中还能使植酸水解，可以消除其对矿物质吸收的影响。

2. 把全谷杂粮和白米白面混合食用

从来没有吃过全谷杂粮的人，可以循序渐进地把这些食材加入到白米白面当中。例如，煮白米饭时加点小米或藜麦，做鸡蛋煎饼时加入绿豆粉、全麦粉，煮白米粥时加一把燕麦，打豆浆时加一把黑米等，待胃肠适应之后，就可以增加全谷杂粮的比例。这样自然而然的，全谷食材的总量就能增加，而且感觉饮食质量更高，三餐更美味更幸福。

在一半白米/白面，一半全谷杂粮的情况下，消化正常的人能够顺利接受它们，不存在因为"太粗硬"而造成胃壁损伤、增加胃癌风险的事情。

3. 把全谷杂粮自然地融入三餐

在吃白米白面主食的同时，可以配合全谷杂粮和薯类食物。如早上喝美味的五谷豆浆（黄豆+燕麦+小米等）1碗替代白米粥，配合饼或包子；中午吃一段蒸玉米或蒸甘薯，米饭略减量；晚上吃一碗红小豆黑米莲子白米等混合煮成的八宝粥，馒头减半。这样做，可以增加食物多样性，比顿顿白米饭白馒头更有美食感。

4. 每天一顿全谷杂粮餐

对于不方便做杂粮饭杂粮粥的人来说，可以考虑在某一餐食用全谷杂粮。例如，早餐吃一碗牛奶燕麦粥替代面包；或者晚上吃荞麦面条、莜麦卷做主食，替代白面条。

二、蔬菜水果如何纳入营养餐

膳食宝塔的第二层是蔬菜和水果。蔬菜和水果是膳食纤维、微量营养素和植物化学物的良好来源，对于预防多种癌症、心脑血管疾病和认知退化都十分重要。

(一)蔬菜和水果的摄入数量

蔬菜和水果是膳食指南中鼓励多摄入的两类食物。在 1600~2400kcal 能量需要水平下，推荐每人每天蔬菜摄入量应在 300~500g，水果 200~350g。这里所说的食物重量，是指实际入口的量，不包括被丢弃到垃圾桶的老叶、皮、核等废弃部位。

深色蔬菜指的是深绿色、橙红黄色、紫黑色等有色的蔬菜，通常更加富含维生素、植物化学物和膳食纤维。膳食指南推荐，在每天所吃蔬菜中，深色蔬菜占总体蔬菜摄入量的一半以上，特别是深绿色叶菜需要重点摄取。

(二)健康吃蔬菜的方式

1. 餐餐有蔬菜

首先要保证在一餐的食物中，蔬菜重量大约占 $\frac{1}{2}$，这样才能满足一天的蔬菜摄入量目标。在食堂就餐时，每顿饭的蔬菜也应占整体膳食餐盘的 $\frac{1}{2}$，午餐、晚餐时每餐应当提供至少 150g 的蔬菜，每餐至少要有 2 个含蔬菜的菜肴。

对于三口之家来说，一般全家需要购买 1.0~1.5kg 新鲜蔬菜，并分配在一日三餐中。最好能够做到餐餐有蔬菜，即如果有时间的的话，早上也可以吃蔬菜。例如，早上做汤面时加一把小白菜一起煮；做三明治时多加些生菜叶和黄瓜片；喝粥时加个胡萝卜芹菜拌花生的小菜；牛奶冲燕麦片时加几块蒸熟的南瓜等。

此外，中晚餐时可以用适合生吃的蔬菜（如西红柿、黄瓜、生菜、小胡萝卜等）作为饭前饭后的"零食"和"茶点"。

2. 增加蔬菜食材的品种

蔬菜包括嫩茎、叶、花菜类，根菜类，嫩豆和豆荚类，茄果类，瓜菜类，葱蒜类，菌藻类，水生蔬菜类等，不同品类的蔬菜营养各有千秋。建议每天至少吃 5 种以上的蔬菜，最好来自不同类群。

叶菜、十字花科蔬菜如油菜、西蓝花、小白菜、芥蓝等富营养素和硫甙类等益物质；嫩豆和豆荚类含有丰富的钾镁元素、维生素 B 族和维生素 K；菌藻类食物如香菇、平菇等富含菌类多糖和其他膳食纤维。

除了品类，选择蔬菜还需要注意颜色，深绿色、橙黄色、紫黑色、浅色的蔬菜都要摄入。最好能每天摄入至少 200 克深色蔬菜，其中大部分为深绿色叶菜。同类蔬菜比较，颜色深的品种含营养素和抗氧化因子的含量较高。例如，深红色番茄的番茄红素含量远高于粉红色的番茄；深绿色的叶菜中，维生素 B_2、叶酸、维生素 K、镁、类黄酮等多种健康成分含量高于浅绿色的品种。对于同一棵菜来说，深色的部分总是比浅色的部分营养成分和保健成分含量更高。

例如，一餐中的蔬菜可以是这样三盘菜：一盘白灼菜心（油菜薹），其中配合少量口蘑片；一盘肉末焖豆角；一盘凉拌黄瓜木耳。其中包含了深绿色叶菜（菜心），浅色蔬菜中又包含了嫩豆及豆荚类（豆角）、瓜类（黄瓜）和菌类（口蘑、木耳），共 5 种蔬菜食材。

3. 尽量吃新鲜蔬菜

蔬菜采收之后，随着时间的延长，维生素和保健成分含量逐渐降低，清新风味也会逐渐减弱。储藏温度越高，分解速度越快，冷藏可以延缓维生素的降解速度，但是并不能完全阻止这个趋势。故而应当选择新鲜度较高的蔬菜。新鲜绿叶蔬菜买回来之后应当冷藏，宜在 3 天内吃完。白菜、土豆、胡萝卜、洋葱、圆白菜等蔬菜较为耐储，但也不要过长时间放置。

腌菜、咸菜和干菜虽然保存了蔬菜中所有的矿物质和膳食纤维，但维生素和抗氧化成分损失极大，不能完全替代新鲜蔬菜的营养作用。

4. 生吃熟吃均有益

蔬菜当中容易受热破坏的营养素主要是维生素 C 和叶酸，但是同时也含有许多对热稳定的成分如胡萝卜素、维生素 K、膳食纤维和钾、镁等矿物质。

蔬菜炒熟或煮熟之后体积大大缩小，所以每天吃烹熟的 500g 蔬菜并无困难；但如果所有蔬菜均生吃，食用数量就会大打折扣。如果把数量因素计算在内，那么生吃蔬菜并不会比熟吃蔬菜获得更多的营养素。比如说，维生素 C 的损失率通常在 30%~70% 之间，平均为 50%。那么，只要多吃一倍的蔬菜，就能弥补维生素 C 的损失，其他养分却可以得到两倍的量。

蔬菜中的胡萝卜素、叶黄素、番茄红素和维生素 K 都属于脂溶性物质，生吃蔬菜会妨碍其充分吸收利用。在蒸熟或煮软时，这些成分容易从细胞器中释放出来，或转化为更容易吸收的形式，能更有效地被人体利用。

此外，生蔬菜对肠胃刺激作用较大，一些肠胃功能较弱、食量过小的人大量生吃蔬菜有困难，甚至可能引起腹泻、腹胀等不良反应。此时，可以改用急火快炒、白灼、时间不太长的炖煮菜等烹调方式。

对于咀嚼有困难的人来说，可以采用剁碎、打浆等方式来摄入蔬菜。如果能接受生蔬菜，可以直接打浆；如果只能接受熟蔬菜，可以蒸熟、煮熟后打浆。

(三) 健康吃水果的方式

健康吃水果要注意以下几个要点。

1. 天天吃水果，数量要适当

膳食指南建议，每人每天宜摄入水果 200~350g，则一个三口之家每天大约需要 600~1050g，一周可以采购 4~5kg 的水果。

需要注意的是，水果并非越多越好。过多摄入水果也可能增加糖尿病的风险，增加肥胖风险，并妨碍其他食物摄入。每天食用，每次数量合适，才是最有利健康的做法。例如，一个大苹果/桃子/梨大约 200g 果肉，加上一小盒蓝莓(100g)或几个小橘子，便可达到推荐的摄入量范围。

2. 优选不同颜色和种类的水果

水果包括仁果、浆果、核果、柑橘类、瓜果、热带水果等。要注意选择新鲜水果，品类多样。水果的颜色与其抗氧化物质的种类有关。橙黄和橙红色的水果富含类胡萝卜素，紫黑、蓝紫、紫红色的水果富含花青素，绿色的水果含有叶绿素，而白色的水果以上这些成分较少，但可能富含酚酸类物质。所以，各种颜色的水果可以经常替换。

从营养价值来说，颜色深浓的品种通常优于颜色浅的品种，如紫黑的樱桃花青素含量高于红色品种，红色的又高于黄色的品种。芒果、桃和杏也一样，果肉橙黄色的品种胡萝卜素含量高，浅黄色的含量就低一些。对于葡萄来说，紫黑色、紫红色品种的抗氧化物质高于绿肉和白肉的品种。

3. 喝果汁不能代替吃水果

水果的健康好处主要来自于新鲜水果。在鲜果供应不足时，可选择一些含糖量低的水果干和纯果汁作为补充，但喝果汁不能完全代替吃水果。

在榨果汁的过程中，水果的可溶性成分进入果汁，不溶性物质则损失在渣中。因此，水果中的大部分膳食纤维、一部分钙、镁等矿物质因为与膳食纤维结合存在，也留在了渣当中。此外，在完整的水果细胞当中，营养素受到良好的保护，而榨汁之后维生素 C 等营养素接触到氧气和氧化酶，很容易受到损失。柑桔汁等酸性强的果汁中维生素 C 保存率比较高，而西瓜汁、梨汁、桃汁等则损失较大。因此包括鲜榨果汁在内的果汁饮品并不能代替鲜水果的全部营养价值。

调查研究表明，按膳食指南推荐的数量摄入水果并不会增加糖尿病和肥胖的风险，但每天饮用果汁则会增加风险。这可能是因为果汁制作破坏了细胞结构，使糖分极易被人体吸收。同时，摄入果汁速度很快，短时间内就能摄入大量糖分；吃水果则速度较慢，糖分释放速度慢，且饱腹感更强。

4. 蔬菜和水果不能完全相互替代

蔬菜和水果各有优势，虽在膳食宝塔的同一层，但不能相互替代。许多人以为水果比蔬菜更好，只重视吃水果而不重视吃蔬菜，实际上大多数日常水果的营养价值不及绿叶蔬菜，而能量却要高得多。苹果、梨、桃、杏、葡萄、香蕉等水果的维生素 C 和胡萝卜素含量较低，矿物质含量也低，不是营养素的重要来源。

然而，水果中富含糖分、果胶、有机酸和芳香物质，具有更强的享受感。水果不需要烹调，不需要加入油和盐，对于改善膳食的钾钠比值更有帮助。用水果作为两餐之间的加餐，替代饼干点心等，具有重要的健康意义。

三、动物性食物如何纳入营养餐

膳食宝塔的第三层是鱼、禽、肉、蛋等动物性食品，它们是优质蛋白质、B 族维生素和微量元素的好来源。膳食指南推荐适量食用这些食材。

（一）动物性食品的合理摄入量

在能量需要 1600~2400kcal 的水平下，膳食指南推荐每天鱼、禽、肉、蛋摄入量共 120~200g。建议畜禽肉的每天平均摄入量为 40~75 克，鱼、虾、蟹和贝类推荐平均每天摄入量为 40~75g，蛋类每天 40~50 克，即每天 1 个鸡蛋的量。奶类为每天 300 克。需要注意的是，这个数量是指直接入口的纯肉量，不包括骨头、鱼刺、鱼鳞、蛋壳等实际上被丢弃的部分，也不包括肥肉。

不过，鱼类和肉类的摄入量并不是必须每天必须严格遵守，可以按照每周的数量来规划，即每周肉类和鱼类各为 280~525 克。例如，每周可以有 3 天吃鱼，3 天吃肉，1 天蛋奶素。这样一天中的鱼或肉摄入量就可以达到 40~75克的两倍。

之所以要限制数量，是因为过多的肉类可能增加肠癌风险，而过多的鱼类及其他水产也可能增加高尿酸血症和重金属积累的风险。

（二）肉类品种选择要点

根据生肉的颜色，肉被分为红肉和白肉。总体来说，牛、羊、鹿、驴、马、猪等动物的肉通常都被叫做红肉。鸡、鸭、鹌鹑等禽类的肉颜色浅，通常被叫做白肉。心、肝、肾、胗等动物内脏为深红色，被归为红肉当中。

从营养价值上说，两者各有优势。红肉中的饱和脂肪酸含量比白肉高，不饱和脂肪酸含量比白肉低；但红肉中矿物质含量丰富，尤其是血红素铁的含量明显高于白肉，是膳食中铁的重要来源。所以，需要控制心脑血管疾病的人可以优先选择白色的禽肉，而患有缺铁性贫血和低血压的人适合优先选择红肉，特别是牛羊肉。

动物内脏属于高蛋白、低脂肪、B 族维生素和微量元素丰富的食材，但肝脏的胆固醇含量约为瘦肉的 2~3 倍，其中心脏和禽类的胗胆固醇含量较低。患有缺铁性贫血的人适合经常食用动物内脏，其他健康人建议每月食用 2~3次，每次 25g 左右。痛风患者要慎用动物内脏。

咸肉、香肠、火腿、培根等粉红色的肉制品被称为加工肉制品。它们不仅含饱和脂肪多，含盐量高，而且因为添加亚硝酸钠或亚硝酸钾发色，其中含有微量亚硝胺类致癌物。流行病学研究证实，经常吃加工肉制品会增加结直肠癌的风险，而且对前列腺癌、胰腺癌等的风险也有促进作用。部分研究还提示加工肉制品可能与乳腺癌的风险相关。建议不要经常食用，每周摄入量以控制在

100g 以下为宜，或仅在周末、假日、年节时享用。而且它们也要纳入红肉类食物的总量限制。

（三）合理烹调肉类

肉类是膳食中蛋白质和脂肪的来源。油炸、油煎、红烧等烹调方法往往会让本来脂肪低的肉类提高脂肪含量，而熏制、明火烤、煎炸等方式会产生微量的多环芳烃类和杂环胺类致癌物。健康烹调肉类可以注意以下要点。

（1）避免熏制、明火烤等烹调方式，煎炸食品只能偶尔吃。

（2）为了控制脂肪摄入量，宜采用不额外添加烹调油的方法，如蒸、煮、炖、烤箱烤等。烹调前后可以去掉肥肉，禽类可以去皮再吃。

（3）配合低脂、高纤维食材共同烹调，降低其中脂肪和胆固醇的生物利用率。如炖肉时添加菌类、藻类、蔬菜、蔬菜干等，以便减少对血脂的不良影响。

（4）在制作肉丸、肉馅时，其中加入土豆泥、海带碎、洋葱碎、蛋清等配料，降低肥肉用量。

（5）如要控制肉类的摄入量，可以把肉做成肉末、肉片、肉丝等，与其他菜肴原料一起烹调，这样就不容易一次吃得过量，又能每天获得肉类的营养。

（四）水产品的健康要点

水产品食用应注意安全性，除少数食材可生食外，应彻底烹熟以避免寄生虫危害。每周食用 2~3 次鱼，平均到每天 40~75g 即可，不一定要每天摄入。食肉的大型海鱼如金枪鱼、旗鱼等易富集汞，仅可偶尔食用。

为保留水产品中的 EPA、DHA 等 ω-3 脂肪酸，鱼类应减少煎炸烹调，也避免过长时间的加热，多采用清蒸和烤箱烤的方式。

（五）蛋类的健康要点

蛋黄虽然富含胆固醇，但多数研究证实健康人每天吃一个蛋黄并不会增加心脑血管疾病的风险。考虑到蛋黄中含有多种维生素和微量元素，以及叶黄素类保健成分，吃鸡蛋时不要弃去蛋黄。

各种鸡蛋的烹调方法均能较好地保留蛋白质和维生素。但需要注意的是，蛋黄中的胆固醇易在烹调中被氧化，因而应当注意避免让蛋黄直接接触高温。蛋黄中的磷脂有乳化作用，极易吸油，故炒蛋时不要放太多的油以免增加脂肪含量。

四、乳类、大豆和坚果如何纳入营养餐

膳食宝塔的第四层是乳类、大豆和坚果。其中乳类和大豆食物是鼓励多摄入的，坚果也建议每天少量摄入。它们是蛋白质和钙等矿物质的良好来源，并富含多种维生素。

（一）奶类食物

在 1600～2400kcal 能量需要水平下，推荐每天应摄入相当于鲜奶 300g 的奶类及奶制品。市面上常见的乳制品包括液态奶、酸奶、奶酪、奶粉等。它们都需要换算成原料奶的数量来计算。酸奶和牛奶可以等量替换，奶粉和奶酪需要按蛋白质含量来替换。1 千克奶粉大约相当于 7～8kg 的液态牛奶。

1. 奶类产品的选择

一般来说，酸奶是绝大多数人可以接受的乳制品。其中宜优先选择糖含量较低（营养成分表中碳水化合物数据低）、甜味较淡的活菌原味酸奶。没有乳糖不耐受的人可以选择新鲜度最高的巴氏奶，经过灭菌处理的纯牛奶次之。需要外出时适合选择盒装的纯牛奶，而在家食用可以选择需要冷藏的巴氏奶。从营养价值来说，同类产品中优先选蛋白质较高的品种为好。

2. 乳糖不耐受者也能消费乳制品

牛奶中天然含有 4%～5% 的乳糖，它对肠道健康和矿物质吸收利用都有好处。乳糖酶的作用就是把乳糖分解变成"半乳糖"和葡萄糖，从而被人体利用。在脱离母乳或婴儿奶粉之后，长期不接触奶类食物，或因为消化系统功能障碍，部分人小肠中的乳糖酶活性过低，无法充分消化乳糖。所谓"乳糖不耐受"，即是不消化的乳糖对肠道产生刺激，产生一系列不舒服的感觉，主要症状就是胀气、肠鸣，严重情况下还会腹泻和腹痛。

乳糖不耐受的人群也可以食用乳制品，可采用三个对策：一是不喝牛奶，改喝酸奶；二是选择经过乳糖酶处理后生产的"无乳糖牛奶"或"零乳糖牛奶"；三是可以把牛奶（包括奶粉）和其他食物混合起来食用。如喝燕麦粥、杂粮糊糊、五谷豆浆时，制作馒头、面点、软煎饼时，兑一点牛奶或奶粉进去。混合之后，乳糖被稀释，就不会产生明显不舒服的感觉了。一般来说，在经常少量多次地接触乳制品之后，身体消化乳糖的能力会逐渐提升。

（二）大豆类食品

大豆包括黄豆、黑豆、青豆，其常见的制品包括水豆腐、豆浆、豆腐干、腐竹及豆腐千张等。推荐大豆制品摄入量为折合生大豆每日 25g 左右。

大豆含淀粉少而蛋白质含量高，不能作为主食，而可以替代肉类。用大豆做的各种豆制品，如豆腐脑、水豆腐、豆腐丝、豆腐干、腐竹、豆腐千张之类，都是提供蛋白质的好食品。辣条、面筋等产品不属于豆制品，它们是面粉中的面筋蛋白质，生物价值低于大豆蛋白。素食人士不吃鱼肉，就必须多吃大豆和豆制品作为弥补。

1. 豆制品的互相替换

按蛋白质计算，约 40g 卤水豆腐相当于 10g 大豆，20g 豆腐干相当于 10g大豆。炒豆、膨化大豆等和大豆原料可以 1∶1 替换。由于豆腐产品日益丰富，具体产品需要根据蛋白质含量来进行互相替换。

豆浆的蛋白质含量则需要看豆和水的比例而定。黄豆蛋白质含量在 36%左右，豆水比（W/W）为 1∶20 时，豆浆的蛋白质含量为 1.8%。市售豆浆的蛋白质浓度则要看食品标签的数据。

2. 豆制品和肉类的替换

在用大豆和豆制品替代动物性食品时，可以按蛋白质含量来算。50g 黄豆相当于 2 两猪里脊肉；1 碗豆浆（300mL）约相当于半两牛腱子肉（按 1∶20 的豆水比）；半斤水豆腐约相当于 2 两后臀尖；豆腐干和瘦肉可以 1∶1 替换。

需要了解的是，大豆和肉只是在蛋白质方面能够互相比较，其他内容还有很大的不同。比如说，大豆和豆制品含有相当高的膳食纤维，肉里面没有。豆制品中含有豆固醇，肉里面含有胆固醇。另一方面，肉里富含血红素铁，而大豆中的铁生物利用率要低得多。

（三）坚果油籽

坚果包括核桃、杏仁、榛子等，油籽包括花生、葵花子、亚麻籽等。坚果富含必需脂肪酸和维生素 E，膳食纤维丰富，可以作为菜肴配料，也可以作为零食，是食物多样化的良好选择。

1. 坚果油籽的食用数量和方式

建议每周食用 70g 左右，平均每天 10g 左右的坚果。10g 重量的坚果仁相当于 2 个核桃，14 粒巴旦木，或 1 匙松子仁。由于坚果油籽的能量和脂肪含量较高，如果要增加数量，则需要适当扣减炒菜油，或用少吃其他零食来加以平衡。

2. 坚果油籽产品的选择要点

（1）口味越接近原味、糖和盐添加少的产品相对来说越健康。对包装产品来说，可以看商品背面的食物营养成分表，尽可能选择同类产品中碳水化合物及钠含量低的品种。

（2）如果有口腔溃疡、咽喉炎等情况，要避免过度烤制和油炸过的产品，选择没有加入盐、糖和香辛料的产品。加入大量盐、糖并烤香的坚果，会迅速吸收口腔和咽喉中的水分，造成口干舌燥、咽喉黏膜抵抗力下降，嗓子生痰甚至疼痛。有高血压和糖尿病的人要特别注意坚果产品的含钠量。

（3）如果选购散称售卖的坚果，购买前要先闻气味，最好能尝尝，有不新鲜味道就要立刻拒绝购买。买后要及时吃掉，不要让它们在家里发生脂肪氧化劣变。

五、健康烹调，减少油盐糖

油、盐虽然是重要的烹饪调料，但极易摄入过量。膳食指南推荐成人每天烹调油不超过 25~30g，食盐摄入量不超过 6g。我国大部分居民烹调油和盐的摄入量已经远远超过推荐数值，对预防肥胖、高血压、高血脂非常不利。

（一）烹调油的选择

烹调油包括固态或液态的各种动植物脂肪。各种油脂的主要差别，除了风味之外，主要是脂肪酸种类和比例之间的差异。按这些特点来分类，大体可以把常用油脂分成五个大类。

1. 高亚油酸型。多不饱和脂肪酸含量极高，亚油酸特别丰富，难以凝固，耐热性较差。这一类当中的代表油脂是玉米油、葵花籽油、红花油、小麦胚芽油、棉籽油、西瓜子油等。其中核桃油和大豆油比较与众不同，它们的亚油酸特别多，但同时也含有少量 α-亚麻酸。这类油脂受热容易氧化聚合，最适合做炖煮菜，用它们来油炸食品是不妥的。用来日常炒菜也可以，但加热温度要控制，不要让锅明显冒油烟。

2. 均衡型。饱和脂肪酸、单不饱和脂肪酸和多不饱和脂肪酸比较平衡，其中油酸最丰富，低温下会浑浊，耐热性好于第一类。这一类的代表性油脂是花生油和米糠油(稻米油)，以及多数用来炒菜的市售调和油。这类油脂可以用来做日常炒菜，但不适合用来长时间油炸。

3. 高油酸型。单不饱和脂肪酸占很大优势，油酸特别丰富，饱和脂肪酸和多不饱和脂肪酸比例较低。这一类的代表性油脂是橄榄油和茶籽油，也包括高油酸花生油和低芥酸菜籽油。昂贵的杏仁油、牛油果油等也属于这一类。有橄榄清香的初榨橄榄油最好用来凉拌或做汤，茶籽油、高油酸花生油和低芥酸菜籽油适合制作一般炒菜。

4. 饱和型。饱和脂肪酸相当多，稍凉一点就会凝固，耐热性最好。这一类的代表性油脂是棕榈油、椰子油、猪油、牛油、黄油等。制作酥脆点心和油炸食品时常常使用它们。

5. 高亚麻酸型。如亚麻子油、火麻仁油、紫苏籽油、牡丹籽油等。它们富含 α-亚麻酸，可以作为 ω-3 脂肪酸的来源。食用这类油要注意，由于 α-亚麻酸不耐热，食用时不要高温煎炒，可以用来做凉拌菜、蒸煮菜或涂面包片等，以便最大限度地保持其健康作用。

为了达到脂肪酸的平衡，烹调油也要多样化，但要在以上不同类型之间进行替换才有意义。完全使用橄榄油等，虽然对血脂影响较好，但可能缺乏必需脂肪酸的供应；完全使用葵花籽油则会过度摄取 ω-6 脂肪酸，影响整体脂肪酸平衡。

(二)控制烹调油用量的方法

制作营养餐时，控制烹调油用量是最重要的环节之一。每增加 10g 烹调油，一餐的能量值就会增加 90kcal，其他营养素却没有增加，会明显降低一餐的营养素密度。控制烹调油用量有以下主要方法可以参考。

1. 把部分菜肴的烹调方法从煎炸、油炒、油煎改为蒸、煮、炖和凉拌。每餐只吃一个炒菜，加一个蒸煮或炖菜，一个少油凉拌菜；每周做煎炸菜肴不超过一次。

2. 在配有菜肴且可以选择无油主食的情况下，尽量少吃加油制作的主食和小吃，如葱花饼、千层饼、榴莲酥、麻团、油炒饭、饺子、水煎包等。

3. 制作凉菜时，不要加过多的红油或香油。少量加一点，有点香味就可以了。

4. 浓稠的奶汤中含有大量乳化的脂肪，需要控油的人要少喝这种奶汤。

5. 吃油多的外卖菜肴时，备一个装热水的小碗，把表面的油脂涮掉。

(三)控制盐摄入量的方法

我国的人均摄盐量近年来有所降低，一些地区已经达到 10g 以下，但距离世界卫生组织所推荐的不超过 6 克盐的目标还有很大距离。只要注意食物的烹调方法和调味方式，就可以在保持良好感官接受性的同时降低摄盐量。一些主要的烹调控盐措施见以下建议。

1. 做菜起锅时再放盐

人体味蕾上有咸味感受器，它与食物表面附着的钠离子发生作用，才能感知到咸味。如果起锅前才放盐，或烹少量酱油增味，盐分尚未深入到食品内部，但舌头上照样感觉到咸味。如此，就可以在同样的咸味感受前提下减少盐的用量。

2. 多放醋，少放糖

加糖可以减弱过咸食物的不良感受，减轻菜的咸味。反之，加酸味却可以让味觉更加生动，对咸味较淡的食物更容易接受。因此需要控制盐摄入量的人最好避免吃加较多糖烹制的菜肴，包括糖醋菜和甜咸菜，也要少吃蜜饯类小吃。减盐烹调时宜加一些醋、柠檬汁、番茄酱等酸味调料来加强风味。

3. 加增鲜调味品时先减盐

除了盐和酱油之外，很多调味品和食品配料中都含有钠盐，包括鸡精和味精。在家人能接受的前提下，保持食物的原味，能吃到食物本身的天然美味。味精、鸡精、鸡粉、蘑菇精、浓汤宝、酱油等有利于增鲜，但也会增加钠的摄入量，放多了还会掩盖食物的本味。加入这些增鲜调料，或加入酱油、蚝油、咸味调味酱等，需要先减少加盐量。不妨只加一半盐，然后加鲜味调味品。由于有了鲜味，较少的盐也显得比较好吃。如果先加盐，再加增鲜剂，则盐的总量一定会过多。

4. 加了有咸味的配料，就要相应减盐或不加盐。

各种酱类调味品都是含盐大户，如甜面酱、豆瓣酱、黄酱、日本酱、各种香辣酱和加饭酱。此外，豆豉、海鲜汁、虾皮、海米、淡菜、火腿、香肠、榨菜、梅干菜、咸鸭蛋等配料，也都含盐极多。加了这些配料，不妨先不加盐，起锅品尝之后，再决定要补多少食盐。

5. 少喝或不喝咸味汤

按合适的咸度，咸味汤中的含盐量大致为 0.5%，200mL 汤就含有 1g 盐。故需要控盐的人应尽量避免喝咸味汤，而改为白水、淡茶、粥汤等无盐饮料来佐餐。

各种方便汤调味包和方便面调味包通常都按浓厚口味设计，在推荐的使用量下总会让菜肴或汤汁咸味过浓。比较明智的方法是把汤料或酱包取出一半用于调配。也可以把一部分汤剩下来，不要把所有盐都喝进去。

6. 部分食物不加盐或少加盐

某些食物并不需要增加咸味就有怡人风味，如蒸南瓜或蒸甘薯、生黄瓜条、番茄块等。用这些无盐食物与浓味菜肴搭配食用，可以降低一餐中的盐摄入总量。

一些菜肴只需要极淡的调味即可表现出美味。如嫩煎蛋只需一点柠檬汁和几滴酱油便美味可口。白煮肉或白斩鸡只需要蘸很少一点生抽酱油便鲜味十足。一些海鲜和活鱼，清蒸或白灼后，只需醋、料酒、青芥和少量酱油蘸食味道就足够鲜美。

7. 使用减盐调味品

使用低钠盐是减少钠摄入量的简单方法。低钠盐中含有约 25% ~ 30% 的氯化钾，可以在几乎不影响咸味感觉的同时，轻松减少 25% 的钠盐，同时有效增加了钾摄入量。

市场上有各种"减盐"产品出售，如减盐酱油、减盐腐乳、减盐酱菜、减盐咸鸭蛋等。减盐产品需要比同厂家所出的普通产品减少 25% 以上的盐含量，可以优先选择。

8. 购买加工食品时看看钠含量

很多加工食品也含有较高的钠。对于身体而言，有钠就和有盐是一样的意义。购买各种饼干、面包、点心、熟肉、零食、炒货、甜点等加工食品时，应注意标签上营养成分表中的钠含量，选择钠含量较低的产品。

(四)控制糖的要点

需要控制的添加糖，包括绵白糖、白砂糖、冰糖、红糖(包括黑糖、赤砂糖等)，也包括麦芽糖、蜂蜜、果葡糖浆和蜂糖浆等。烹调也是添加糖的一个重要来源。

喝杂粮粥、豆浆、牛奶、绿豆汤加糖的不良习惯会大大增加精制糖的摄入量，不利于预防肥胖和糖尿病。做糖包、奶黄包、汤圆、粽子等小吃要加糖，银耳汤、水果汤等通常要加糖，烹调很多菜肴时也需要加糖。加起来，就是一个很大的糖摄入量。所以，要通过健康烹调让家人习惯于不加糖的食物，少喝甜汤。

（五）其他健康烹调要点

食物经过烹调之后，其营养价值会有很大变化。油炸、熏烤食品会产生苯并芘、杂环胺、丙烯酰胺等致癌物和疑似致癌物，烹调油烟也会增加肺癌风险。放大量油的炒菜会大大增加食物的脂肪含量，不利预防肥胖。蔬菜烹调时间过长会损失维生素，水果榨成汁食用会升高血糖反应。所以，健康烹调十分重要。

保证食品营养和安全的烹调还包括以下要点：

1. 避免过高温度烹调产生致癌物

减少明火熏烤、油炸等烹调处理。烤制食物时选择可以控温控时的烤箱，并避免局部焦煳。用电饼铛、平锅煎烤食物的时候，不要让食物颜色过于焦黄。

煎炒烹调时，要尽量避免产生油烟。油烟是 PM2.5 的来源，并含有苯并芘等致癌物。它不仅有害皮肤，而且增加肺癌风险。鉴于目前精炼油脂的烟点普遍在 200 摄氏度左右，已经超过了炒菜合适的 160~180℃，建议在冒大量油烟之前就放菜。

2. 选择有利健康烹调的锅具

选择不粘锅，可以在炒菜时少放一半左右的油。

选择厚底的无油烟锅，产生油烟速度较慢且比较容易控制。

用空气炸锅替代油炸锅，在制作烤鱼、烤鸡、薯条时几乎无需放油。

用电压力锅烹调，可以轻松得到口感柔软的杂粮饭和杂粮粥。有了高档豆浆机，各种坚果、油籽、大豆、杂粮一起打浆、煮粥、做糊糊都很方便。

有了打浆机（破壁机），可以把蔬果打成浆，不需要加盐就能喝下去，对需要增加钾、限制钠的高血压患者和牙齿咀嚼能力弱的人都非常方便。

用电蒸锅和电炖锅制作食物，可以减少油炸、油炒的高温，更有利于保持食物的天然风味和营养。

3. 控制蔬菜的烹调时间

蔬菜烹调时间过长会损失维生素和多种抗氧化成分。研究表明在同样数量下，生吃蔬菜更有利于预防心脑血管病等慢性疾病。故而食用蔬菜宜生熟并举，炒菜时间不过长，蒸菜时达到成熟或柔软时就停止加热。

4. 生熟分开

菜板、菜刀、盛器都要注意，把鱼肉蛋壳等极易带致病菌的食材，和蔬菜、水果、熟食和其他直接入口的食物分开盛放、加工和存放，避免交叉污染。

冰箱冷藏室存放区域也要注意，熟食物放上层，生食物放下层。鱼肉类放在零度保鲜区，没有表面杀菌的生鸡蛋放在蛋盒中，或用盒子、袋子分隔开，不要和蔬菜混放。冷冻室同样生熟分开不同抽屉，熟食和冷饮在上层，鱼肉类在下层。

5. 剩食物及时冷藏，取出后加热再吃

如果食物一次吃不完，最好能够在翻动之前提前分装一部分，不烫手时就放进冷藏室降温保存。及时低温保存可以延缓微生物的繁殖速度，并降低细菌产生毒素的风险。

食物从冷藏室取出之后，要再次加热杀菌，以食物中心温度达到70℃以上为杀菌温度目标。

6. 化冻食物时避免微生物增殖和营养损失

冷冻室取出的鱼肉水产等食物有三种处理方法：

一是提前从冷冻室中取出，放在冷藏室的下层几小时（如果肉块较大可放过夜），缓慢化冻。这种方法最安全，化冻时流失汁液、鲜味和营养成分最少，而且节能环保。

二是当时取出鱼肉食材，用微波炉"解冻档"化冻。宜先定较短时间，如果还是很硬，翻面再加一两分钟，逐渐解冻。到没有完全化冻，但已经不太硬，可以切分的时候就拿出来。这样既便于操作，又避免部分区域过度受热。

三是当时取出，放少量冷水中缓慢解冻，注意翻面，到硬度下降时就切成薄块，加速解冻。一旦肉块变软就及时切分烹调。这种方法不可避免地会流失肉汁，减少鲜味，并带来微生物的增殖。但比放在大量水中解冻好。最差的方法是热水化冻，一定要避免使用。

速冻的包子饺子，或其他熟的米面主食、速冻玉米等淀粉类食物，可以从冷冻室取出之后直接上蒸笼蒸熟。

六、科学饮水，选择健康饮品

水是膳食的重要组成部分，是一切生命必需的物质，其需要量主要受年龄、身体活动、环境温度等因素的影响，轻体力活动的成年人每天至少饮水1500~1700mL（约一次性纸杯7~8杯）。在高温或强体力活动的条件下，应适当增加。

（一）选择无糖、无盐、无脂肪的饮品

选择水分来源的基本原则很简单：尽量做到少糖、少盐、少脂肪。白开水、矿泉水均可。淡茶、淡花果茶、淡大麦茶、淡柠檬水等无糖饮品还可以在补水的同时增加少量钾和抗氧化成分。如果没有出汗过多或呕吐腹泻损失电解质的情况，则无需选择含盐的饮用水。如果没有低血糖情况，也无需选择含糖的饮品。

市面上各种甜味饮料品种繁多，标注低糖的品种含糖量在5%以下，普通产品在8%~12%之间，无糖产品在0.5%以下。如果含糖量是10%，那么喝500mL一瓶的饮料，除了水之外，还会摄入50g糖，超过半碗米饭的碳水化合物含量。各国研究表明，喝甜饮料会促进肥胖和糖尿病，并增加痛风和部分癌症的风险。

市售纯果汁、鲜榨果汁、奶茶等也同样是含糖饮料，其含糖量通常在8%~16%之间，也不建议每天喝。家庭自制果蔬汁时，建议增加蔬菜比例，降低水果比例，使糖分控制在5%以下为好。

（二）家庭自制饮品时注意控糖

家庭自制饮品时也经常放糖，摄入过多时同样会起到甜饮料的作用。例如自制绿豆汤、红豆沙、柠檬水、豆浆、银耳羹、莲子汤、藕粉羹等各种汤羹饮品时，以及喝咖啡、喝可可粉时，多数家庭都要放糖。这时也要注意少加糖或不加糖，让孩子养成喝无糖饮品的习惯。

七、规律运动，保持健康身材

现代人体力活动量过少，即便饮食量并不过大，也容易发生肥胖并罹患糖尿病等慢性疾病。摄取营养平衡的膳食之外，还需要保证一定的体力活动量。因此，中国居民膳食指南推荐健康成年人每天至少快走6000步以上，每周做至少150分钟的中强度运动。其中包括有氧运动、抗阻运动、柔韧运动等不同方面。中老年人应特别注意增加抗阻运动，以延缓肌肉的衰减。

有适度运动的情况下，可以做到三餐正常饮食而维持正常体型，无需节食减肥。另一方面也要注意，运动会消耗能量，维持和增强肌肉需要蛋白质的支持。因此，在增加运动量时，需要注意膳食营养支持，否则可能反而会降低健康水平。

第三节　营养餐的设计方法

在设计营养餐时，首先要确定膳食营养目标。每一类营养素的摄入目标，可以按照《中国居民营养素参考摄入量（2013 版）》来制定。本教材的附录部分提供了各类人群的营养参考摄入量数据。受过专业训练的营养师可以在确定营养素摄入目标之后，借助食物成分表或相关食物营养数据库，对每一种营养素的摄入量进行计算，评估其符合营养素供应标准的程度。这种精确的饮食设计只有受过培训的营养专业人员才能制作。

但是，对于大部分居民来说，并不需要进行精确的营养素计算，只需要确定各类食物的数量，三餐分配，再确定烹调方式，即可大致设计出合理的三餐饮食，这是每一个现代家庭中的成年人必须掌握的基本技能。以下内容将介绍最简单实用的家庭营养餐设计方法。

一、按照膳食宝塔设计营养餐

健康饮食的关键，并不是不吃某种天然食物，也不是每天吃某些"最佳"食物，而是管好膳食模式，把各类食物的比例吃对。每一类食物都有其最佳数量，而不是越多越好，只有合理搭配才能达到营养平衡。本章第二节中，按照2016 版中国居民平衡膳食宝塔提出了各类食物的比例，这可以作为营养餐的设计框架。

设计营养餐时，首先要对自家的膳食进行调查，记录一周食物的内容和数量。然后对照中国居民膳食宝塔，进行每一类食物的数量分析，找出其中的差距。

【案例 1】李小姐让自己的父母记录了一周的食谱，包括每一种食材的大致重量。她分析了数据，对比膳食宝塔的推荐食物数量，发现自家父母的膳食中存在以下问题：

1. 绿叶蔬菜不足，深色蔬菜没有占到蔬菜的一半。

2. 奶类食物完全没有吃。

3. 坚果油籽没有摄入。

4. 水果一周只吃了 2 次。

5. 每天的主食只有白米白面做的白米饭、白米粥和面条，没有任何全谷杂粮。

6. 所有菜肴全是炒菜，盐过多，口味重。

7. 每天的食材品种只有 10 种，没有达到 12 种的要求。

8. 早餐数量偏少，没有达到一日的 25%～30%。

但是，父母的饮食也有一些合理之处。

1. 每天的蔬菜总量平均有 350g，达到 300～500 克的要求。

2. 肉类摄入量在平均每天 50g 左右，符合膳食宝塔的要求。

3. 每天吃 1 个鸡蛋。一周中吃了 3 次鱼。

4. 没有吃煎炸食品，没有高度加工零食。

5. 没有吃甜食，没有喝甜饮料。饮料是白开水和淡茶。

于是，她决定要按照膳食宝塔的数量来进行调整。

在现有饮食习惯的基础上，保留其合理之处，再按照膳食宝塔的框架进行调整，就可以改进现有的饮食。

【改进1】李小姐给父母提出了以下膳食改进意见：

1. 每天吃两餐含杂粮的主食。早上把白米粥改成牛奶燕麦粥，晚上白米饭只吃半碗，加一块红薯/紫薯/蒸玉米。

2. 每天上午下午各喝 100 克酸奶作为加餐，增加了奶类食物。

3. 喝酸奶的同时，再加半个苹果。

4. 每天早上加两个核桃，补充坚果油籽，又加强了早餐的营养。

5. 每天中午或晚上必须做一个绿叶菜。可以用焯拌、白灼、清炒的方式。

6. 每餐只有一个炒菜，加一个清炖或蒸菜，一个凉拌菜。

7. 做菜的时候少放点盐，炒菜起锅时才加盐或酱油，凉拌菜上桌前加盐，不提前腌制。不吃咸菜。

其他饮食内容基本上按以前的方式即可。修改之后，父母的饮食状态就和膳食宝塔基本符合了。

这种营养膳食设计方法的优点是简便好操作，而且不用彻底改变使用者的饮食习惯，通常能够得到很好的接受。

二、按照平衡膳食餐盘设计营养餐

除了中国居民平衡膳食宝塔，另一个帮助大家营养膳食的重要工具是中国居民膳食餐盘（Food Guide Plate，图 4-2）。这个餐盘在不考虑烹饪油盐的前提下，描述了一餐膳食的合理食物组成和比例。相比于膳食宝塔的数量化描述，餐盘能够更加直观地体现食物组合和搭配比例。

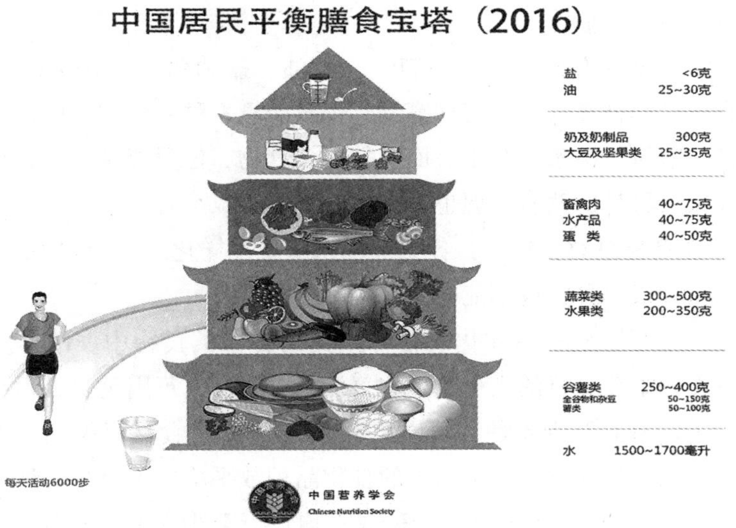

图 4-2　中国居民平衡膳食餐盘

（一）用餐盘规划食物比例

餐盘表示一餐中的全部食物。它有四个分区，分别代表谷薯类主食、鱼肉蛋和豆类、蔬菜、水果等四组食物。餐盘旁有一杯牛奶，提示建议每天摄入乳制品。

在这个餐盘的四个分区中，蔬菜和谷物两个区域面积最大，说明它们的摄入重量最多。按照重量计算，蔬菜约占总膳食重量的34%～36%；谷薯类约占总膳食重量的26%～28%。然后是水果，约占总膳食重量的20%～25%；提供优质蛋白质的动物性食品和大豆最少，约占膳食总重量的13%～17%。牛奶的建议摄入量为300g。

在规划每餐食物的时候，可以按这个餐盘来规划食物的数量。例如，在食堂吃自助午餐的时候，要考虑餐盘中最大的区域要放入蔬菜，然后是主食，鱼肉类食物一定要比蔬菜少。加餐可以用水果和牛奶/酸奶。按照这个餐盘的重量比例来计划膳食，就比较容易达到营养合理的状态。

（二）保证餐盘中的食物多样性

除了食物重量，食物的多样性也是必须要考虑的。想要实现食物多样，建议平均每天至少摄入12种以上食材，每周25种以上。有关食物多样，需要理解的要点有以下方面：

1. 食材品种数仅包括主要原料，烹调油、盐和葱姜蒜花椒桂皮等调味品不计算在内。同样食材无论怎样烹调，都只能算一种。例如，面粉可以做成馒头、面条、煎饼、油条、饼干、面包等很多食物，但只能算成一种食材。猪肉可以做成数以百计的菜肴，但也只能算一种。

2. 不仅食材总数要达标，各类群食物都要多样化。一天吃10种蔬菜，但主食只有白米饭一种，也不能叫做食物多样。

因此，最好把食物多样化的指标量化到各大类食物中。例如，谷类、薯类、杂豆类等主食食材的品种数平均每天至少3种，每周至少5种；蔬菜的食材品种数平均每天至少4种，每周至少10种；水果食材每天至少1种，每周至少3种；鱼、蛋、禽肉、畜肉类的食物品种数平均每天至少3种，每周至少5种；奶、大豆、坚果类的食物品种数平均每天至少2种，每周5种以上（如表4-1所示）。各组油脂也应适当增加品种，如炒菜使用茶籽油，凉拌使用芝麻油和亚麻籽油。

表4-1　　　　　为保证食物多样化规划摄入的食材品类数目举例

食物类别	平均每天种类数	每周至少品种数
谷类、薯类、杂豆类	≥3	≥5
蔬菜	≥4	≥10

续表

食物类别	平均每天种类数	每周至少品种数
水果	≥1	≥3
畜、禽、鱼、蛋类	≥3	≥5
奶、大豆、坚果类	≥2	≥5
合计	≥13	≥28
烹调油(不计入内)	≥2	≥3

3. 每一餐都做到食物多样化

除了一天的食物品种多样化之外，还要把食物多样化的要求量化到一日三餐。建议早餐至少摄入 4~5 个食材品种，午餐摄入 5~6 个食材品种；晚餐 4~5 个食材品种；零食饮品 1~2 个食材品种。

【案例 2】王先生对自己父亲的夏季饮食进行调查发现，父亲一日当中所吃的食物如下：

早餐：小米粥 1 碗、猪肉包子 2 个(小区早餐店)；

午餐：麻酱凉面 1 碗，含黄瓜丝 1 把、绿豆芽 1 把、猪肉丝 1 勺、麻酱调料汁 2 勺，其余是面条。

晚餐：小米粥一碗、烙饼卷鸡蛋(烙饼、炒鸡蛋、黄瓜丝、小葱段)。

王先生的父亲一日摄入的食材是：面粉、小米、猪肉、鸡蛋、黄瓜、绿豆芽、小葱、麻酱共 8 种。分别属于谷类、肉类、蛋类、蔬菜类和油籽类，缺乏奶类、豆制品和水果类。主食、蔬菜和鱼肉蛋类的品种和数量均偏少。

【改进 2】王先生按照食物多样化要求，对自己父亲的饮食进行了改进，将父亲一日三餐食物规划如下：

早餐：豆腐脑 1 碗，肉菜包子 2 个(小白菜、猪肉)，五香煮花生 1 小碟(小区早餐店)

上午喝酸奶 1 杯。

午餐：麻酱凉面 1 碗，含黄瓜丝 1 把、绿豆芽 1 把、焯烫菠菜 1 把、鸡肉丝 1 勺、麻酱调料汁 2 勺，杂豆面条(芸豆、面粉制成)。因为早餐增加了食物，上午喝了酸奶，面条要比以前略少放一点。

下午吃 1 份应季水果，如桃子 1 个。

晚餐：小米粥 1 碗、烙饼卷鸡蛋(烙饼、炒鸡蛋、胡萝卜丝、烫木耳丝、小葱段)。

王先生的父亲一日摄入的食材是：面粉、小米、芸豆、猪肉、鸡肉、鸡蛋、小白菜、木耳、黄瓜、绿豆芽、胡萝卜、小葱、桃子、酸奶、麻酱共 16 种。分别属于谷类、肉类、蛋类、蔬菜类、水果类、奶类和油籽类。各类食材的品种和数量均达到要求。

(三)合理安排一日三餐的时间及食量

一般来说，早餐提供的能量应占全天总能量的 25%~30%，午餐应占 30%~40%，晚餐应占 30%~40%。三餐之间间隔 4~6 个小时为宜。根据具体生活情况和生理状况可以进行适当调整，如增加上午点和下午点，或增加夜宵等。

早餐对一日营养平衡十分重要，要保证数量充足，质量达标。午餐要吃好，如果晚间活动较少，则晚餐要适量控制。三餐应定时定量，不暴饮暴食，不经常在外就餐。进餐时宜心情轻松，专心感受食物的味道和身体的饱感，不宜一边吃饭一边做其他工作。

三、照顾全家人需求的饮食设计

全家人有老有小，有男有女，有时候还有孕妇和病人，因此营养需求有所差异。所谓照顾全家人需求的饮食设计，就是按照家庭成员的生理特点和营养需求特点，再根据不同类别食物的营养特点，把它们合理组合起来，设计成健康美味的三餐食物。

一个重要的挑战是，全家人不可能单独制作食物，而是在一个厨房烹调，吃大体一样的食物。这时候，就需要通过配餐技巧，在尽量分享同样食物的前提下，使年龄、性别、生理状况不同的全家人达到平衡膳食的基本要求。

(一)全家平衡膳食的简易设计方式

1. 按健康成年人的各类食物安排，做出三餐框架

根据此前的膳食宝塔和平衡膳食餐盘，即可为家人制作一份各类食材平

衡、三餐比例合理、食物多样化的三餐膳食计划。

2. 找出营养上需要关注的家人

在一个家庭中，健康成年人只需要按照膳食宝塔和平衡膳食餐盘的要求，按食量吃到满足，并保证适当的运动，即可维持较好的营养状态。需要特殊照顾的是学龄前幼儿、孕妇、哺乳母亲、高龄老人、慢性疾病患者以及消化不良者。有关特殊人群的生理特点和营养需求在第三章中已经详细介绍。此外，还可能有家人需要减肥或需要增重，也需要在健康食谱的基础上调整饮食。

3. 根据家人的营养需求对食谱进行补充和调整

按照这些特殊人群的要求，在健康人的膳食计划基础上，保留大部分食物和烹调方式，再进行细节调整，如改变部分食物的烹调方法，为某个家人增补特殊食物，或减少某些公用食材的数量，即可满足他们的营养需要。

(二)特殊人群的营养食谱调整技巧

为了适应不同人群，可以在以下几个方面应对需要特殊照顾的家人的特殊需要：

1. 改变主食数量、种类和烹调方法。

例如，同样的主食种类，但需要增加体重的家人可以增加主食的数量，而需要减少体重的家人可以减少主食的数量。为照顾咀嚼能力弱的老人、牙病患者和幼儿，可以用压力锅单独制作一份较为柔软的主食，或者把其他人吃的杂粮饭用打浆机打成糊状。为同时满足消化能力弱的老人、幼儿和糖尿病人的需要，还可以在电压力锅的一边加入一部分杂粮，另一边基本上是白米，煮好后两类人各取所需。

2. 提供更多的食物选择。

一定要做到家里每一个人都有充足而适合的食物。例如，其中一部分人需要增重，可以提供热量较高的菜肴和容易消化的主食；但另一部分人要减重或控制慢性疾病，就需要加一个少油烹调的菜肴或凉拌菜，以及一份慢消化的主食。

3. 为部分家人提供加餐机会。

孩子、孕妇、哺乳母亲、需要增重的人和消化不良的人，可以在三餐之外加餐，来补充一部分能量和营养。没有这些问题的家人则无需吃这些加餐食物。如给孕后期的孕妇在上午和下午可以各加一杯酸奶来补充钙和蛋白质；给发育期的孩子在餐间加一份水果和坚果；给高龄老人在餐间加一杯五谷豆浆等。

4. 提供营养价值高的零食和饮料。

零食和含能量饮料可以作为三餐之外的营养补充，但应注意选择营养价值较高的品种，并考虑是否应当酌情扣减三餐食物，保证一日能量摄入的平衡。对于需要减重或维持体重的人，如果摄入零食和饮料，需要酌情减少三餐进食量作为平衡；对于需要增重的人，则无需减少三餐食量，而是额外摄入零食和含能量饮料。

【案例3】四口之家的营养餐安排

何女士一家共 4 口人，夫妇 2 人分别是 35 岁和 38 岁，身体基本健康；6 岁的女儿，还有 65 岁的母亲，患有糖尿病。何女士和母亲的体重略微超重，希望能减少体重。她丈夫和女儿的身体较瘦，希望增加体重。

首先按照膳食宝塔和平衡膳食餐盘制定了全家人的饮食框架。其基本要求如下：

1. 三餐食物要尽量选择新鲜天然的食材，每天保证至少 5 种蔬菜，1种水果，2 种全谷杂粮，1 种薯类，保证每天的主食总量中有三分之一到一半的全谷杂粮。

2. 每人保证每天 1 只鸡蛋，1 杯牛奶或酸奶，1 汤匙坚果仁，50~100克瘦肉；每周吃 3 次鱼；每周吃 3 次豆制品，包括豆腐或豆浆。

3. 不吃各种高油、高盐、高糖的加工食品，肉类加工品每月不超过3 次。

然后按照不同人的要求，对食物的数量和品种做细致调整。

1. 每天晚上都有杂粮饭，每天中午都有蒸薯类(土豆、红薯、紫薯、山药等)至少 1 种。母亲要控制血糖，自己要减肥，吃小半碗杂粮饭；孩子和丈夫需要增重，在小半碗杂粮饭外，增加白馒头或发面饼，增加容易消化的主食。全家每个人都吃一小块薯类，保持食物多样性。

2. 菜肴方面，经常做女儿和丈夫喜欢的炖肉、红烧丸子之类食物，但自己和母亲少吃这些高脂肪菜肴，优先吃清蒸鱼、白斩鸡之类比较少油的菜肴。所有人都要吃足够的蔬菜，但何女士和母亲会更注意多吃一些，吃饭前就开始吃蔬菜。

3. 给需要增重的丈夫和女儿加餐，每天上午加 1 片奶酪和 1 片面包，下午加一杯酸奶和 1 个水果。自己和母亲上午不加餐，下午只吃半个水果。

4. 女儿下午如果有食欲，可以吃零食，包括开心果、花生仁、不太咸的牛肉干、葡萄干、无花果干、山楂卷等。

按家人的不同需求，何女士和母亲每天安排 200g 粮食 (生重)，至少 500g 新鲜蔬菜，200g 水果，1 杯牛奶，1 只鸡蛋，70g 肉；丈夫主食不限量，每天至少 400g 粮食 (生重)，200g 水果，1 杯牛奶，1 杯酸奶，2 只鸡蛋，100g 肉；女儿主食和肉类不限量，蔬菜要吃到 300g，其他安排和父亲基本一样。

这样，何女士全家并不需要做几份饭菜，但通过调整食物数量和加餐零食，全家人的营养需求都能得到满足。

本章总结

本章讲述了营养膳食的基本概念和基本原则。对于非专业人士来说，最重要的方法是对照中国居民膳食指南来安排膳食。营养膳食不仅需要供应充足均衡的营养素，还需要有各类食材的平衡，有合理的餐次安排，有科学的烹调处理。

首先要遵循食物多样的原则，主食中注意增加全谷类、淀粉豆类和薯类的摄入比例；摄入 300~500g 蔬菜，并注意每天吃深绿色叶菜和其他深色蔬菜；每天摄入 200~350g 水果，注意经常调换品种，吃不同颜色类型的水果；坚果和大豆每天总量约 25g；平均每天摄入 40~75g 肉类和 40~75g 蛋类；控制油、盐、糖的摄入量。

按照膳食指南的建议和膳食宝塔的数量，对自己和家人的膳食进行评估，调整数量，增加品种，改变高油高盐的烹调方法，即可得到比较健康的饮食。对于家人有消化不佳、慢性过敏的一些食材可以用食材替换方法来弥补其营养价值。通过增加或减少食量、提供额外零食加餐等方式，可以满足不同营养需求的全家饮食。

此外，饮食营养和体力活动之间要平衡。适度运动对预防肥胖和慢性疾病十分重要。

本章思考题

1. 营养平衡的膳食需要注意哪些方面的平衡？

2. 营养平衡的膳食由哪些食物类别组成，数量多少才叫做合理？

3. 营养配餐时，如何有效增加全谷、杂豆、薯类的摄入量？

4. 营养配餐时，如何有效增加蔬菜的摄入量和多样性？

5. 少油少盐烹调的有哪些要点和技巧？

6. 怎样按照膳食指南的原则来评估和改善家人的饮食？

7. 如何给营养需求不同的全家人安排膳食？

第五章　各类人群营养食谱示例

本章预习问题

1. 幼儿的食谱和成年人有什么不同？
2. 孕中后期女性的食谱需要特别注意哪些营养素的供应？
3. 缺铁性贫血需要重点补充哪些食物？
4. 骨质疏松者的食谱要注意充分供给哪些食物？
5. 控血糖食谱中应注意选择哪些食材来控制餐后血糖反应？

第一节　幼儿的营养膳食

幼儿指学龄前儿童，年龄在 2~5 岁之间。这段时间是儿童良好饮食习惯培养的关键时期。幼儿食谱要注意营养全面，食物平衡，培养规律就餐，不挑食不偏食的好习惯。

一、幼儿食谱的营养要求

从营养需求角度来说，应保证幼儿的能量、蛋白质总量，尽量多引入各种食品，以扩大维生素和矿物质的来源，特别是要预防缺钙、缺锌、缺铁性贫血等问题。幼儿活泼好动，能量消耗大，容易感觉饥饿，每日三餐之间宜有加餐。

幼儿营养餐中来自于脂肪的能量在 30%~35% 之间，蛋白质能量在 14% 左右，碳水化合物的供能比在 51%~56% 之间为好。每日能量需要量和年龄和性别有关，如 5 岁男宝宝为 1400kcal，5 岁女宝宝为 1300kcal。即便同样年龄和性别，按幼儿的体型和活动量，要增重还是要减重，能量供应还可以略有差异。

幼儿食谱不宜提倡纯素食，也无需考虑控制胆固醇。但是，鉴于目前儿童肥胖问题日益严重，幼儿食谱应以天然食材为主，注意让孩子对食量有自然的感知能力，避免高能量低营养价值食物，以便维持健康的体重。

此外，幼儿营养食谱应当让孩子从食物中获得身体所需的营养成分，而不是在营养供应不平衡时靠服用各种营养补充剂来解决问题。

二、幼儿食谱制作要点

幼儿食谱制作有以下各项要点：

1. 每日食用牛奶或酸奶等乳制品，每日供应 300~500ml 奶或相当量奶制品。

2. 主食要有至少一种全谷杂粮或薯类，丰富 B 族维生素和膳食纤维的来源。

3. 每天都要有足够的新鲜蔬菜和水果，以便供应维生素 C。

4. 每餐至少供应一种优质蛋白质食品，包括蛋、肉、奶和大豆制品等。

5. 每周吃 2~3 次鱼以便供应 DHA。

6. 每周可以吃 1 次动物内脏，有利于供应足够的维生素 A。

7. 每日供应 5~6 餐，或三餐加上餐间零食。

8. 加餐以奶类、水果为主，配以少量松软面点。

9. 每日足量饮水，少量多次，不喝甜饮料。

10. 食物质地柔软容易消化，少用容易呛入器官的粒状食物。

11. 每份食物的体积较小，便于儿童食用。

12. 食物多样化，培养儿童不挑食的良好饮食习惯。

13. 避免过多的盐、糖、味精和辛辣调味品，不用煎、炸、熏、烤等烹调方法，培养清淡口味。

三、幼儿食谱示例

表 5-1 提供了一个学龄前儿童的一日食谱。

表 5-1　　　　　　　学龄前幼儿一日食谱举例(4~5 岁)

餐次	食物	原料
早餐	鸡蛋饼 1 块	鸡蛋 25g，面粉 20g，玉米粉 20g，油 1g
	牛奶一杯	200g
上午点	香蕉半根	带皮 120g

续表

餐次	食物	原　料
午餐	牛奶小馒头	面粉 50g，牛奶 20g
	青椒洋葱炒鸡肝碎	青椒 20g，洋葱 20g，鸡肝 20g，油 5g
	番茄煮菜花	番茄 100g，菜花 50g，油 2g
下午点	苹果半个	100g
晚餐	金银软米饭	大米 20g，糙米 20g，小米 20g
	水油焖油菜碎	油菜 150g，油 4g
	虾仁蘑菇烧豆腐	南豆腐 30g，小虾仁 5g，蘑菇 20g，油 3g
	海带排骨汤	水发海带 40g，猪小排 30g(带骨重)
其他	酸奶 1 杯	150g

　　食谱评价：该食谱可提供能量 1354kcal，蛋白质 53g，脂肪 43g，碳水化合物 197g，各微量营养素均充足。

　　备注：水油焖的做法是：放半碗水煮沸，加半匙油，立刻加入切碎的油菜翻匀，盖上锅盖焖半分钟到 1 分钟，打开盖子煮半分钟到菜叶软，加少量盐调味即可。注意油菜为钠含量较高的蔬菜，要比其他蔬菜少加盐。

第二节　学龄儿童青少年的营养食谱

　　学龄儿童是指从 6 岁到不满 18 岁的未成年人，经历了青春发育期及少年期，是饮食行为和生活方式形成的关键时期，家庭、学校和社会要积极开展饮食教育，培养学龄期儿童的饮食行为和健康习惯。

一、学龄儿童营养餐的基本要求

　　学龄期儿童仍然处于身体发育成长的阶段，而且学习任务日益加重，饮食除维持生存所需之外，还应当满足身体发育和智力发育所需的营养。按照单位体重计算，他们所需的营养素仍较成年人高。由于食量的增加，一日能量供应中脂肪所占比例应在 20%～30%之间，蛋白质所占比例在 12%～15%之间为好，但对蛋白质质量的要求仍高于成年人。

在 12 岁之后，儿童的咀嚼能力、消化功能和免疫系统功能基本达到成年水平，消化不良、食物过敏等问题都比幼儿期明显减少，在饮食的制作方法和口味调整方面与成年人趋于一致。

特别值得关注的是青春期的饮食，因为在此期间未成年人将经历身体的突增性快速生长，生殖系统和内脏功能发育成熟，女青少年开始月经来潮。此时食量明显较父母大，食欲良好。在男性一生中，青春期是营养素总需求量最大的阶段，女性则是仅次于妊娠和哺乳期的营养需求高峰。此时钙供应不足可能影响到身高增长，女性少年铁供应不足容易导致缺铁性贫血，锌供应严重不足则可能影响男性性发育。

此外，由于儿童和青少年食欲旺盛，应注意预防肥胖倾向。目前我国未成年人肥胖问题日益凸显，食物中的脂肪和糖含量不宜过多，饮食仍应提倡清淡。

二、学龄期儿童食谱制作要点

学龄期儿童食谱的制作方法与成人食谱相近，其中的要点是：

1. 如果儿童没有肥胖问题，三餐食物总量应满足食欲，保证能量供应。

2. 食物蛋白质当中，一半以上来自于优质蛋白质，即来自于蛋、奶、肉、鱼、豆制品等。

3. 保证铁的供应，特别是青春期女孩，每日应供应红肉 50~75g。

4. 保证钙的供应，每日提供奶类食品 300g，1~2 个鸡蛋，并供应一份豆制品（约相当于豆腐干 30~50g）。

5. 供应大量的蔬菜和水果，保证多种矿物质、维生素 A 和维生素 C 的供应。在蔬菜中尽量多选择深绿色叶菜。

6. 主食应经常安排杂粮及豆类，或选用维生素含量较高的糙米、蒸谷米、胚芽米、精度不高的面粉或全麦粉，这样可以保留其中的大部分 B 族维生素，或者安排强化 B 族维生素的主食产品。

7. 应特别注意早餐的品质，并供应加餐或餐间零食。

8. 避免摄入过多的油脂、甜食、饮料、高度加工零食等，少吃油炸和烧烤类食物。

三、学龄期食谱示例

表 5-2 提供了一个 15 岁女生的一日食谱。男生能量需求高于女生，可以按同样食谱适度增加食量。

表 5-2　　　　　　　　　**青春期女生一日食谱举例**

餐次	食物	原　料
早餐	青菜肉包 2 个	小白菜 80g，猪肉（前肘）30g，小麦标准粉 80g，油 5g
	偏稀小米粥	小米 15g
	脱脂奶蒸蛋羹	脱脂奶 80g，鸡蛋 50g
上午点	香蕉 1 只	带皮香蕉 200g
午餐	红薯米饭	红薯 80g，胚芽米 60g
	玉米糁粥	玉米糁 5g
	青椒胡萝卜炒牛肉丝	甜椒 80g，胡萝卜 60g，牛里脊 50g，油 7g
	芝麻酱拌焯菠菜	芝麻酱 10g，菠菜 200g
	酸奶半杯	酸奶 100g
	大橙子 1 个	橙 200g
晚餐	全麦馒头 1 个	全麦粉 80g
	芹菜炒豆腐干	芹菜茎 150g，豆腐干 50g，油 6g
	凉拌双芽	黄豆芽 30g，绿豆芽 60g，油 2g
	排骨炖藕汤	猪小排 40g，藕 80g
零食	五香煮花生	鲜花生 30g

食谱评价：该食谱可提供能量 2019kcal，蛋白质 89g，脂肪 58g，碳水化合物 286g，各微量营养素均满足 14~16 岁轻体力活动女青少年的需求。

第三节　孕妇和乳母的营养膳食

一、孕中后期和哺乳期食谱营养要点

孕妇在孕早期往往食欲不振，而且由于胚胎较小，并不需要增加能量摄

入，维持正常营养平衡的饮食即可。如食欲不佳，需要优先保证碳水化合物食物的摄入，供给多样的主食、水果、酸奶等。

从孕中期开始，胎儿及附属组织生长加快，孕 4~6 月需要每日增加 300 千卡热量，孕 7~9 月需要每日增加 450 千卡热量。哺乳期每天需要增加 500 千卡的热量。同时，孕中后期和哺乳期的多种维生素和矿物质供应标准大幅度提升，特别是蛋白质、维生素 B$_1$、维生素 B$_2$、维生素 C、铁和钙的需求量大幅度增加。产褥期之后，铁需求量回到正常水平，但整个哺乳期的蛋白质、维生素和钙需求量持续处于高水平。

然而，部分孕妇孕前体重超重肥胖，或在孕期过程中增重过多，遵医嘱有控体重需求。此时需要降低能量摄入，但同时还要满足每天的营养素需求。哺乳母亲如孕期体重增加过多，或产后发胖，也需要控制体重，此时同样需要在降低能量摄入的情况下保证蛋白质和所有微量营养素的摄入量。

二、孕中后期和哺乳期食谱要点

孕中后期和哺乳期的食谱要点如下：

1. 供给足够的蛋白质。每一餐宜有 1~2 种优质蛋白质来源，包括鱼及水产品、肉、蛋、奶和豆制品。

2. 每周供应 2~3 次鱼类，以便获得足够的 DHA，对胎儿和婴儿的神经系统发育有益。如果是素食母亲需要供应亚麻籽等 ω-3 脂肪酸来源。

3. 供给足够的蔬菜，保证每天 200g 绿叶蔬菜，蔬菜总量不低于 500g。

4. 供给足够的奶类，以便保障钙的供应，最好能达到每日 500g。

5. 供给足够的维生素 B 族，特别是容易缺乏的维生素 B$_1$ 和维生素 B$_2$。为此需要供给足够的主食，而且主食要选择营养价值较高的食材。

6. 为了预防便秘，保证肠道菌群健康，以及控制体重，可降低精白米面比例，增加全谷杂粮和薯类。

7. 烹调时注意避免油炸、熏烤、碳烤，以免微量致癌物影响胎儿或婴儿的健康。

8. 禁用酒精饮品，但烹调仍可用一两勺黄酒，加热挥发之后不会产生不良影响。

9. 不用咖啡、浓茶和各类甜饮料。

10. 每日三餐之外，上下午各加餐一次。

三、孕中后期/哺乳期食谱一例

表 5-3 为孕中后期/哺乳期食谱一例。该食谱的能量值低于孕中后期和哺乳期的参考值，但略高于轻体力活动的孕前女性，可以用于需要控制体重的孕妇和哺乳母亲。不需要控制体重的则可不限食量，直接按该食谱的食材和烹调方法制作三餐即可。

表 5-3　　　　　　　　　　　　　孕期/哺乳期一日营养食谱举例

餐次	食物	原　料
早餐	全麦鸡蛋菜饼	全麦粉 60g，水发香菇 15g，小白菜 60g，鸡蛋 1 个，油 5g
	豆浆 1 碗	稀豆浆 300g
上午点	苹果 1 个	苹果 200g
	酸奶	酸奶 150g
午餐	金银饭	胚芽米 50g，小米 50g
	蛏子白菜炖豆腐	大白菜 200g，豆腐(北)60g，蛏子 20g，油 5g
	番茄烧菜花	番茄 100g，菜花 75g，油 5g
下午点	酸奶一杯	酸奶 150g
晚餐	金银饭	胚芽米 50g，小米 50g
	水油焖木耳油菜	油菜 200g，木耳(干)4g，油 5g
	清蒸鲳鱼	鲳鱼 75g，油 2g
	冬瓜排骨汤	小排 40g，冬瓜 150g

食谱评价：该食谱可提供能量 1891kcal，蛋白质 76g，脂肪 58g，碳水化合物 276g，钙 1013mg，铁 28.7mg。各微量营养素均满足孕 7~9 月轻体力活动孕妇的需求。

注：蛏子可以换成河蚌、牡蛎、虾、贻贝等富含微量元素的水产品。胚芽米可以换成糙米。

第四节　补铁营养膳食

铁是人体重要的必需微量元素之一，是微量元素中含量最多也最容易缺乏的一种。铁缺乏可导致缺铁性贫血，这是发展中国家最主要的公共营养问题之一, 也是我国部分人群的重要营养缺乏病。

一、缺铁性贫血的可能原因

在我国, 缺铁性贫血的高危人群是孕妇、婴幼儿和育龄妇女。出现缺铁性贫血问题的原因包括铁摄入不足, 膳食铁生物利用率低, 消化吸收障碍, 血液损失或生理需求量增加等。

(一) 膳食铁摄入不足

部分人因为口味、习惯、信仰等各种原因, 含铁丰富的肉类食品摄入量较低; 部分人存在挑食偏食等不良饮食习惯, 还有人因为饥饿减肥而大幅度降低食量、减少食物品种, 都可能会导致食物中摄入的铁不能满足人体需要。

(二) 膳食铁的生物利用率低

食物中的铁可分为血红素铁与非血红素铁, 而血红素铁的吸收利用率高于非血红素铁。

血红素铁主要存在于动物性食物中, 可与血红蛋白与肌红蛋白中的原卟啉结合, 不受植酸盐和草酸盐的影响, 直接被肠黏膜上皮细胞吸收。

植物性食物中仅有非血红素铁, 它们可能以二价铁或三价铁的形式存在, 其中一部分以络合物的形式存在。在胃酸的作用下, 铁被游离出来成为离子状态, 再被还原为二价铁离子后, 才能被人体吸收。非血红素铁吸收率较低, 如大豆为 3%~5%, 有些食物甚至更低。吸收过程常受多种膳食因素的影响。

血红素铁的生物利用率高, 几乎不受其他膳食因素的影响。但如果膳食中血红素铁的数量不足, 则因为各种因素的影响而发生贫血的风险较大。

影响非血红素铁吸收的因素有:

1. 植酸盐与草酸盐: 粮谷类与蔬菜中的植酸盐、草酸盐可与铁形成不溶性盐, 影响铁的吸收。

2. 膳食纤维摄入过多: 多种膳食纤维可与多种金属阳离子发生结合, 使其在小肠无法被利用, 从而干扰铁的吸收。

3. 酚类化合物: 茶、咖啡均含有可与铁和其他金属离子结合的多酚类物质, 其中部分物质如单宁等可抑制铁的吸收。

4. 胃酸缺乏或过多服用抗酸药的时候, 会妨碍非血红素铁的离子化, 从而降低铁离子吸收。

5. 蛋类中存在抑制卵黄高磷蛋白，干扰铁的吸收。蛋类铁吸收率仅为3%。

6. 膳食中的有机酸和维生素 C 可促进非血红素铁的吸收。

(三) 消化吸收系统疾病

胃肠道疾病如萎缩性胃炎，胃酸缺乏或过多服用抗酸药，慢性腹泻，胃大部切除等，都会影响到铁的吸收利用。

(四) 铁损失增加

由于铁是血红蛋白的关键成分，身体失血会导致铁损失增加。受伤失血、月经失血过多、痔疮失血、身体内出血等均会导致铁损失。此外，存在寄生虫感染时，身体中的一部分铁被虫体所利用，从而增加贫血风险。

(五) 生理需求增大

在一些特殊生理状况下，身体对铁的需求量会增加，比如儿童生长发育期、育龄女性月经期、妊娠期、哺乳期等。受伤失血后的恢复、献血后的恢复、疾病手术后恢复等情况也可能增加对铁的需求量。

特别值得注意的是，由于孕期血容量增大，孕前膳食营养不足导致体内铁储备量不足甚至血红蛋白水平偏低，孕前期食物摄入量不足，都可能增加孕期的缺铁性贫血危险。这种情况会影响到胎儿的生长甚至智力发育，产生终生无法弥补的不良影响。

二、补铁食谱的要点

补铁食谱的要点包括以下几项：

1. 适量增加优质蛋白质食物摄入，特别是增加红肉。

肉类的血红素铁含量与其颜色密切相关，深红色的动物内脏和血液含血红素铁最为丰富，如鸭肝、猪肾、鸡心、鸭血等；其次为红色的肉类，如牛肉、羊肉、瘦猪肉等；然后是浅色的肉类，如鸡肉、鸭肉、鱼肉等。

2. 多吃富含维生素 C 的食物。

维生素 C 可以还原三价铁，提高膳食中非血红素铁的利用率。因此要多吃新鲜的蔬菜水果。

3. 增加有机酸的摄入量。

有机酸的摄入有利于使植物性食品中的不溶性铁转为可溶性铁。对动物性食品摄入量较少的人来说，可以使用水果和番茄来提供有机酸，调味时可以增加醋、柠檬汁、番茄酱等调味品的用量，以便提升植物性铁的利用率。

4. 减少影响铁吸收的食物。

茶叶中的鞣酸，咖啡、可可中的多酚类物质等均会影响铁的吸收，应避免与含铁丰富的食物同时食用。贫血者不宜喝浓茶和浓咖啡，可以在两餐之间喝少量淡茶。

三、补铁膳食一日食谱举例

表 5-4 为正在备孕的贫血女性食谱一例。该食谱的能量值为轻体力活动的孕前女性标准(1800kcal)，也适合用于贫血的学龄儿童。男性和孕妇可在此食谱的基础上增加食量。

表 5-4　　　　　　　　　　**贫血女性的备孕食谱一例**

餐次	食物	原料及数量
早餐	白菜猪肉包子 2 个	猪肉 30g，大白菜 80g，小麦粉 80g，油 5g
	稀豆浆	豆浆 200g
	蒸蛋羹	鸡蛋 30g，少量生抽，香油 1g
上午点	红枣牛奶 1 杯	去核枣肉 20g，全脂牛奶 200g，打浆混匀
午餐	红小豆米饭	红小豆 20g，粳米 60g
	鸡血炖黄豆芽	鸡血 70g，黄豆芽 100g，油 3g，葱姜
	酱牛肉大拌菜	酱牛肉 30g，生菜 50g，黄瓜 50g，香油 3g
	焖四季豆	豆角 100g，油 3g
下午点	猕猴桃 1 个	120g
晚餐	胚芽米紫米饭	胚芽米 40g，紫红糯米 40g
	青椒炒鸡心	鸡心 40g，青椒 100g，油 6g
	虾仁豆腐蒸水蛋	虾仁 20，南豆腐 40，鸡蛋半个 30g，油 2g
	拌菠菜木耳	干木耳 2g(水发后焯熟)，焯菠菜 100g，油 5g

食谱评价：该食谱提供能量 1824kcal，蛋白质 87g，脂肪 58g，碳水化合物 253g，铁 40mg，VC 266mg。

第五节 补钙营养膳食

钙是人体含量最多的一种无机元素，其中 99% 集中在骨骼和牙齿中。钙是构成人体骨骼和牙齿的重要组成部分，也是维持细胞正常生理状态所必需的矿物质。我国几次营养调查显示，居民钙摄入普遍偏低，钙缺乏常见。

一、钙不足的可能原因

钙是我国居民最容易缺乏的膳食营养素，其缺乏的原因包括以下几个方面：

（一）膳食摄入量不足

调查发现，我国居民膳食营养素中，以钙摄入的不足最为普遍。膳食钙的平均日摄入量仅为不足 400mg，不及每日参考值（成年人为 800mg，青少年、孕妇、哺乳母亲和老年人为 1000mg）的一半。

（二）钙利用率不足

钙利用率受到促进吸收的因素和妨碍吸收的因素两方面的影响。

1. 体内维生素 D 缺乏可导致钙的吸收降低。我国膳食中维生素 D 摄入量很少，主要靠日照时皮下的维生素 D 前体转化为维生素 D。但很大部分居民室外活动不足，日照不足，或皮肤涂抹 SPF 值 8 以上的防晒霜，会严重阻碍维生素 D 的皮下合成。

2. 部分植物性食物中含有较多草酸、植酸和单宁，均可与钙形成难溶解的复合物，阻碍钙的吸收；多种膳食纤维可与钙结合形成难吸收利用的复合物，从而降低吸收率。

3. 未被消化的脂肪酸可与钙形成钙皂，也会影响钙的吸收，故高脂肪膳食不利于钙的利用。

4. 消化不良、腹泻等情况降低钙的吸收能力；老年人随着年龄的增长消化功能减退，胃肠道对钙的吸收降低。

（三）尿钙排出量增加

1. 膳食中钾、镁元素不足，钠过多，可能导致尿钙排泄增加。
2. 蛋白质过多，磷过多，可能导致尿钙排泄增加。
3. 因为病理因素，呕吐腹泻、酸中毒及甲状腺素肾上腺皮质激素使用等情况均可使钙排出增加。
4. 更年期的妇女由于雌激素水平突然减少，可使体内钙的排出增加。

（四）生理需求量增大

青春期骨骼生长速度加快，孕中后期有胎儿骨骼生长需求，哺乳期哺乳需要从乳汁排出钙，中老年人要预防骨质疏松，均需增加钙的摄入量。如膳食中没有增加摄入量则可能出现钙的负平衡。

二、补钙食谱的设计要点

设计补钙食谱时，应注意增加钙的膳食摄入量，选择易吸收利用的钙来源，必要时可以使用钙补充品或钙营养强化食品。同时宜配合对骨骼健康有帮助的其他营养成分如钾、镁、维生素 K、维生素 D 等。

1. 加入足够富含钙的乳类食物，鲜奶、酸奶、奶粉、奶酪等奶制品是钙的良好来源。每天至少要摄入 300ml 乳制品。
2. 加入富含钙和维生素 K 的豆制品，如卤水豆腐、豆腐干、豆腐千张等。
3. 绿色蔬菜含钙较高，特别是十字花科的绿叶菜如油菜（包括菜心、菜薹等）、小白菜、芥蓝、羽衣甘蓝等，均富含钙而且草酸含量较低。它们同时也是维生素 K 和镁的好来源。
4. 海产品（如虾皮、海带等）、坚果类（如花生、芝麻等）含钙量也很高。
5. 有涩味的蔬菜如菠菜、苋菜等宜先焯水去掉大部分草酸。
6. 发酵可以降解植酸，提升矿物质利用率，面食品可以采用发酵方式烹调。
7. 控制盐的摄入量，少喝含磷酸的可乐饮料，减少尿钙排出。

此外，经常晒太阳，补充维生素 D，对补钙健骨也十分重要。建议每周至少 3 次有裸露皮肤的户外活动，每次 20 分钟以上。

三、补钙膳食一日食谱举例

表 5-5 为适合骨质疏松中老年人的高钙食谱一例。其能量值和营养素标准按照 50 岁轻体力活动女性的 1750 千卡设计。

表 5-5   骨质疏松中老年人的高钙食谱一例

餐次	食物	原料及数量
早餐	牛奶燕麦片	牛奶 250g，纯燕麦片 50g
	枣肉	去核大枣 10g
	蛋羹	鸡蛋 1 个 60g，芝麻油 1g
上午点	苹果	苹果 1 个 200g
午餐	牛奶玉米发糕	全脂奶粉 15g，黄玉米面 25g，标准小麦面粉 50g
	青椒胡萝卜豆腐干炒肉丝	青椒 80g，胡萝卜 80g，豆腐干 50g，瘦猪肉丝 30g，烹调油 8g
	水油焖芥蓝	芥蓝段 150g，芝麻油 3g
下午点	酸奶 1 小杯	全脂酸奶 100g
晚餐	金银饭	胚芽米 40g，小米 40g
	水油焖油菜	油菜 200g，油 5g
	蘑菇烧豆腐	鲜蘑菇 50g，卤水豆腐 60g，油 5g
	虾皮紫菜汤	虾皮 1g，紫菜 2g

食谱评价：全天共摄入能量 1713kcal，蛋白质 74g，脂肪 58g，碳水化合物 234g，钙 1266mg。其他微量营养素均达到推荐标准。

注：水油焖做法：锅中放半碗水，烧开后加入芝麻油(或其他熟油)，立刻加入切段的蔬菜，翻匀，盖上盖子，中火焖 1 分钟左右，打开盖子翻匀，再加入调味品混匀，即可盛出食用。

第六节　控血糖营养膳食

随着生活水平的提高，我国 2 型糖尿病的发病率呈逐年上升趋势。空腹血糖达到 6.0mmol/L 或餐后血糖达到 7.8mmol/L 即应开始注意控制血糖，超过 7.0mmol/L 即诊断为糖尿病患者。饮食调理是糖尿病治疗控制的"五驾马车"（饮食、运动、药物、血糖自我监测与糖尿病教育）当中最基本也是最重要的措施。

此外，糖尿病前期、胰岛素抵抗、脂肪肝、多囊卵巢综合症患者、腹部肥胖者等人群也都适合使用控血糖饮食。

一、控血糖食谱的营养目标

为了达到控制疾病发展和预防并发症的目标，控血糖膳食应以植物性食物为主，食物品种应当多样化，各种微量营养素充足。食物总能量以维持健康体重为目标，体重过高者应适当减肥。在总能量确定的前提下，避免碳水化合物的摄入量过低，保证足够的蛋白质、维生素及其他微量营养素的供应，控制脂肪摄入量，特别是控制过多饱和脂肪摄入。同时，还要提供较多的抗氧化成分和膳食纤维。

有研究表明糖尿病人尿中丢失的水溶性维生素远超过健康人的数量。增加维生素 B 族和维生素 C 供应，有利于减少神经系统的损害并有利于改善脂代谢。同时，由于糖尿病人的钙排泄量往往高于健康人，应供应富含钾、钙、镁的食物，包括豆制品、豆类、蔬菜、水果、薯类等。丰富的蔬菜、低糖水果、薯类、豆类、全谷等食品有利于增加膳食纤维、矿物质和维生素的供应，并能充分供应抗氧化成分。

二、控血糖食谱的设计要点

控血糖食谱有以下设计要点：

1. 控制总能量。2 型糖尿病和脂肪肝患者大多有超重或肥胖问题，摄入能量应当比实际消耗水平略低，使其逐步回归正常体脂状态，特别是减少腹部脂肪。同时应配合运动处方，通过运动减少内脏脂肪并改善糖代谢和脂代谢。

2. 供给充足的碳水化合物，主食一定要吃，但要尽量选择血糖反应较低的低 GI 主食原料，降低白米、白面食材制作的主食。

3. 避免各种甜食和甜饮料，食物制作不加糖；避免黏性主食如糯米、黏小米等制作的食物。

4. 供给充足的蛋白质，与健康人数量相当。动物性食品宜选低脂品种如鱼贝类、低脂乳类、禽肉等。每日可食用半个到一个蛋。

5. 控制脂肪摄入量，不吃油腻食物，每日烹调油用量 25g 以下。含肥肉、动物油、氢化植物油的食品均应尽量避免。

6. 每日食用充足的蔬菜，特别是绿叶蔬菜。

7. 每日食用少量水果和坚果油籽。水果应选择血糖指数较低、糖含量不过多的品种，如苹果、梨、桃、蓝莓、草莓、桑葚、猕猴桃、橙子等。

8. 控制食盐数量，烹调清淡，多用少油少盐烹调方法，盐摄入量在每日6g以内。

9. 吃天然形态的食物，供给充足的膳食纤维。膳食纤维可帮助增大食物体积，延缓胃排空速度，降低血糖上升速度，改善糖耐量。

10. 烹调方法注意保持一定咀嚼性，有利于延缓消化速度，保持餐后血糖稳定。

11. 每一餐都要摄入蔬菜、蛋白质食物和主食。最好先吃一部分蔬菜和蛋白质食物再开始吃主食，有利稳定血糖。

12. 饮食定时定量。在总能量不变的前提下，各餐数量均匀、两餐间适当加餐，有利于控制血糖稳定。

三、糖尿病患者一日食谱举例

表5-6是控血糖食谱一例，适合用于肝肾功能正常的糖尿病患者和其他控血糖人群。如果肾功能已经受损，则需要去三甲医院营养科寻求饮食指导。

表5-6　　　　　　　　　　　　控血糖食谱一例

餐次	食物	原料及数量
早餐	牛奶燕麦粥	低脂奶250g，需煮纯燕麦片60g
	鸡蛋	煮蛋半个
	拌笋丝黄豆芽	冬笋丝50g，焯黄豆芽50g，芝麻油3g
上午点	蓝莓	100g
	巴旦木	10g
午餐	红小豆米饭	红小豆30g，胚芽米50g
	海米豆腐熬小白菜	小白菜150g，海米5g，卤水豆腐70g，油5g
	香菇蒸平鱼	干香菇5g(须水发)，平鱼75g，油3g
	凉拌紫甘蓝	紫甘蓝细丝60g，芝麻油2g

续表

餐次	食物	原料及数量
下午点	猕猴桃	猕猴桃 1 个 120g
晚餐	蔬菜拌莜面	莜麦面 80g 做的面条，焯油麦菜丝 100g，焯木耳丝 30g，香菜碎 10g，鸡胸肉丝 50g，调料汁(含烹调油 5g)
	麻酱拌蒸豆角	蒸芸豆角 100g，麻酱 8g

食谱评价：该食谱一日能量为 1633kcal，蛋白质 77 克，脂肪 58 克，碳水化合物 216 克。各微量营养素达到轻体力活动女性的供应标准。

配合食谱的运动建议：每日快走 45 分钟，广播体操 2 次或太极拳练习 20 分钟。抗阻增肌锻炼每周 3 次。

第七节　控血压营养膳食

高血压在我国是一个非常严重的慢性病，如今，每 4 个成年人中间，就有一个是高血压病人。除了正规治疗之外，日常饮食管理也是非常重要的方面。

一、控血压食谱的营养要求

研究已明确，除遗传因素外，超重和肥胖、过量饮酒、高钠摄入、低钾膳食、低钙摄入等是高血压的主要危险膳食营养因素。高血压患者的膳食应避免以上问题，严控酒类，摄入高钾低钠膳食，增加钙、镁和抗氧化物质的摄入，遵循 DASH 饮食(膳食措施控制血压的膳食模式)的基本原则。DASH 饮食模式强调摄入较多的蔬菜、水果、豆类、全谷、低脂奶等，少吃或不吃红肉、荤油，减少精白主食。

二、控血压食谱的设计要点

(一)超重肥胖者应控制体重，适度降低总能量

体重正常的高血压患者每天能量的摄入可按照每千克体重 25～30kcal 计算。超重和肥胖的高血压患者，需要适当增加身体活动，并适当减少每天的能

量摄入，以每天比实际能量消耗减少 300~500kcal 为宜。

（二）减少咸味、鲜味调味品和其他钠盐

世界卫生组织（WHO）推荐健康人每日钠盐总量不超过 6 克，糖尿病非高血压患者不超过 5 克；高血压患者不超过 3 克；糖尿病高血压患者不超过 2 克。因此，控血压食谱需要大力减少盐的摄入量。除了食盐、咸味调味品和咸菜之外，还要特别注意减少其他来自于食品的钠离子摄入，如鸡精、味精、小苏打、食用碱等。设计食谱时，要注意调味技巧，让盐少的菜肴也有较好的接受度。

此外，要避免含盐的主食和汤类，不喝含钠的饮料，少吃高钠的零食点心，如油条、烧饼、薯片、咸味点心、面包、各种类型的饼干曲奇、含电解质的运动饮料等。坚果瓜子等应吃原味。

（三）增加蔬果、薯类和杂粮

要注意增加钾的摄入，每日钾摄入量应达到 3500mg 以上。仅仅靠少数几种食物很难达到这个数量，因此应增加蔬菜、水果的供应量，同时提倡用全谷杂豆和薯类替代部分主食，可大幅度提高钾的摄入量。水果因为食用时无需加盐，是调整钾钠比例的重要食物，宜每天食用。

（四）增加奶类、绿叶菜和豆制品

钙是有利降低血压的营养成分，增加奶类及其制品、绿叶蔬菜和豆制品的摄入有利增加钙摄入量。每日饮用 250~500ml 低脂牛奶或酸奶对高血压患者有益。吃少盐的绿叶菜和豆腐也是非常好的补钙方式。

（五）把红肉换成白肉和豆制品

要尽量减少牛羊肉和深红色的动物内脏，猪肉也应减量。可以替换为鸡鸭肉、鱼和豆制品来供应优质蛋白质。蛋类可以正常摄入。

（六）控制油脂总量，减少饱和脂肪酸和反式脂肪酸

高血压患者每日烹调油限量为 25g。不能用动物油烹调，可优先选用橄榄油、茶籽油、高油酸花生油、低芥酸菜籽油等富含单不饱和脂肪酸的植物油。还要注意减少反式脂肪酸摄入，避免各类西式糕点、派、曲奇、油炸食品、植物奶油等。

（七）避免饮酒，严控甜饮料

高血压患者最好戒酒。有流行病学研究研究证明甜饮料摄入与高血压风险相关，且喝甜饮料对控制体重非常不利，故也应避免甜饮料，甜食改为新鲜水果。

三、控血压食谱一例

表 5-7 是一例控血压食谱。在食谱中使用了多种全谷杂粮食材，蔬菜水果较为丰富，同时注意了控盐调味。早餐没有任何咸味食品。中午和晚上的菜肴采用了少盐烹调的菜品。餐间零食全部为高钾低钠的食物。

表 5-7　　　　　　　　　　中老年人的控血压食谱一例

餐次	食物	原料及数量
早餐 （无盐）	烤全麦馒头片	全麦馒头切片（全麦面粉 70g），橄榄油 2g
	葡萄干	葡萄干 20g（配合烤香的全麦馒头吃）
	脱脂牛奶	脱脂奶 250g（配合烤香的全麦馒头吃）
	煮蛋	嫩煮鸡蛋 1 只 60g
上午点	大橙子 1 只	橙子 200g
	少糖酸奶 1 小杯	酸奶 100g（选碳水化合物低于 12% 的）
午餐	绿豆燕麦米饭 1 碗	胚芽米 30g，绿豆 20g，燕麦粒 20g
	木耳豌豆炒鸡片	嫩豌豆 30g，鸡胸肉 50g，水发木耳 20g，盐 1g
	香菇油菜	干香菇 5g（须水发），油菜 200g，鸡精 1g（相当于 0.5g 盐）
	玉米粒汤	甜玉米粒 20g，芡粉 2g，不放盐
下午点	少糖酸奶 1 小杯	酸奶 100g（同上午点）
	荸荠	带皮荸荠 100g
晚餐	绿豆燕麦米饭半碗	胚芽米 15g，绿豆 10g，燕麦粒 10g（同中午配方）
	蒸甜玉米半个	甜玉米粒 100g
	番茄炒虾仁	海虾仁 50g，番茄 150g，番茄酱 30g，盐 1g
	蒸拌芥蓝碎豆腐	芥蓝碎 100g，卤水豆腐 50g，芝麻酱 8g，盐 0.5g

食谱评价：一日共摄入能量 1634kcal，蛋白质 77g，脂肪 61g，碳水化合物 205g，钙 1137mg，钾 3579mg。全天用盐 3g。

配合食谱的运动建议：每日运动至少 60 分钟，其中中强度运动至少 30 分钟。

本章总结

本章中给出了家庭中幼儿、青少年、孕妇以及适合部分中老年慢性疾病患者的案例食谱。

幼儿食谱应注意照顾消化能力和吞咽能力，青少年食谱应供应足够的能量、蛋白质和其他营养素；孕妇食谱应增加蛋白质和各种微量营养素的供应。

缺铁性贫血患者要增加富含铁的食物并提升其生物利用率，骨质疏松患者要注意增加钙、镁、钾及与骨骼形成有关的维生素 D 和维生素 K。

控血糖的食谱中应考虑到通过食材选择和搭配延缓血糖反应并减少身体脂肪，特别是要选择低血糖反应的主食，控血压食谱中要注意低钠高钾的食物摄入。

本章思考题

1. 幼儿、12 岁以下学生和 12 岁以上学生的营养需要有什么不同？在食物的烹调和搭配上各应注意哪些问题？

2. 对于需要控制体重的孕妇和需要促进增重的孕妇，食谱制作时应分别采取什么措施？

3. 家人既患有骨质疏松，又有消化不良问题，应当在饮食中如何照顾呢？

4. 素食的家人患有糖尿病，应当如何设计合理的饮食呢？

5. 如果既患有糖尿病，又同时有高血压，应当怎样设计三餐饮食呢？

第六章 食品购物和食品标签

本章预习问题

1. 健康选购食品的基本要求有哪些?
2. 预包装食品的食品标签,你能看懂吗?
3. 食品标签上的营养成分表有什么意义?
4. 食品的各种品质认证标志是怎么回事?
5. 各种食物选购时,关键是看什么?

在食品极大丰富的时代,选购食品也需要相关的知识,才能更好地了解食物的健康属性。虽然相关法规要求食品包装上提供相关信息,但如果消费者不去细读这些信息或无法准确理解这些信息的时候,就很容易盲从广告宣传和概念营销,如"无蔗糖""零防腐剂""不含胆固醇""高钙""低盐"是否会带来更好的营养健康价值呢?食物的原料是什么呢?其中含有多少能量、多少脂肪呢?是否适合某类人群吃呢?不同产品之间,如何相互比较呢?这就需要了解食品标签的相关知识。

买错食品可不是一件小事情。因为,不会选购食物损失的不仅是我们的钱包,还有我们和家人的营养与健康。日积月累之后,买错的食品不但可能带来变胖的烦恼、病痛的折磨,甚至可能影响到生命的质量和疾病的风险。

本章的主要内容是选购健康食物相关的基本知识,包括如何看懂食品标签,如何解读食品营养标签,营养声称的意义,以及食品品质认证等方面的内容。这些知识可以帮助认清食物的健康内涵,从而理性地选择食品。

第一节 健康购物的基本要求

从营养、安全和性价比来说,选购食物需要注意以下几个方面。

一、按照膳食指南的建议，选购种类丰富的食物

食物多样化是膳食营养、健康的重要基础。

（一）食物类别全面多样

选购食物时要特别注意食材种类的丰富多样性，按照膳食宝塔上的各种食物类别来安排购物清单。全谷、杂豆、薯类、大豆、坚果、蔬菜、水果以及水产、肉类、蛋奶等食物类别都要经常购买。

（二）每一类中注意品种多样化

在每一类中，也要经常根据季节变换、食谱变换和家人的身体状况，经常调换食材品种。避免主食只有精米白面两种食材，蔬菜只有白菜萝卜茄子，肉类只有猪肉一种等不利于食物多样化的购物模式。

（三）购买营养价值高的单品

购买主食时，要注意购买糙米、燕麦片、山药、红豆、绿豆等全谷杂豆，以及红薯、山药、芋头等薯芋类食物；购买蔬菜时，要注意每天有菠菜、油菜、小白菜、胡萝卜等深色蔬菜，以及香菇、木耳等菌藻类食物；动物性食品要不时调换水产和肉类的品种；经常购买牛奶、酸奶等乳制品，以及豆制品和坚果油籽，使家庭餐桌上的食材丰富起来。

二、选购尽可能新鲜的食物

新鲜是食品营养、风味、口感保持的基础。无论是天然食物还是加工食品，判断食品是否新鲜，除了要观察食品色、香、味、质地是否新鲜外，还要注意食品的储存时间和储存条件。

（一）同样食品，冷藏有利于保存营养价值

相比于常温储存，低温储藏能有效减缓这些食品的营养和风味损耗，较好地保持食物的新鲜水平。可以优先选择冷柜储存的新鲜食物或短保质期食品。比如优先购买冷柜中储存的蔬菜、水果、奶类、鸡蛋、新鲜肉类等。购买回家

之后，也要及时冷藏。

　　购买食品前要阅读食品标签，了解食品贮藏条件。有些商家会将常温储存即可的产品放在冷柜中售卖，并抬高价格，造成"低温"即营养健康的假象。但反过来，如果活菌酸奶等需要低温冷藏食物被商家放在常温下，就会提前过期，不仅味道过酸影响口感，还可能造成食品安全风险。

　　(二)优先购买新鲜出厂的产品

　　对大部分短货架期产品来说，储存时间越短，营养和风味保持越好，有益健康的成分含量更有保障。例如，随着储藏时间的延长，冷藏酸奶中的活乳酸菌含量会逐渐下降。在价格相差不大的情况下，宜尽量选择接近进货的时间采买，选购接近生产日期或新鲜上架的食品。

　　(三)临界食品要尽快食用

　　商家经常会以"打折"、"买一送一"等促销手段清仓售卖不够新鲜的食品。例如，在晚上清仓售卖被摆放、挑选一天的蔬菜、鲜肉；或在常温货架售卖临近保质期、本应低温储藏的鸡蛋、酸奶等。从价格优惠角度考虑，这类产品可以购买，但一定要及时烹调食用，不要拿回家之后再继续储藏。

　　这里特别提示，临近保质期食品也是可以食用的。超市里有"临界食品专区"，专门售卖快到保质期的食品。购买这类食品时应注意，随着储藏时间的延长，虽然食物没有腐败变质，但其中的维生素含量也是会下降的。如果买了快过期的临界食品，一定要及时吃掉，不要让它在自己的家里储藏很长时间。否则就会吃到不新鲜的食品。即便不是临近保质期的食品，在家里放太久也会降低营养价值。

三、选购加工度低、口味清淡的食物

　　低加工度可使食品更充分地保留来自天然原料的营养和保健成分，而那些口感和状态与天然食材差异甚大的高度加工的食物中往往加入了很多精制糖、盐、精制淀粉、饱和脂肪等，营养价值较低。加工程度的高低通常可以通过阅读食品标签中的配料表来判断，具体详见本章后面的内容。

　　脂肪、盐(钠)和精制糖的摄入量与肥胖、糖尿病和心脑血管疾病等慢性病发病风险密切相关，而这些成分很大程度上来自高度加工食品，如甜饮料、饼干蛋糕、油炸食品、膨化食品和各种小零食。为了预防多种慢性疾病，要特别注意选购低脂肪、低糖、低钠的食品，避免那些单纯以味道和口感取胜的食物，优先选购自然口味的食物。

（一）小心食物中的隐形糖

世界卫生组织（WHO）强烈推荐人们终生限制添加糖的摄入量。无论成年人还是儿童，都建议把游离糖的摄入量限制在每天摄入总能量的10%以下（对成年人来说每日不超过50g），最好能进一步限制在5%以下（每日不超过25g）。

WHO所说的添加糖，并不包括新鲜完整水果中天然存在的糖，不包括奶类中的乳糖，也不包括粮食谷物和薯类中的淀粉，主要是指加工食品时所加入的蔗糖（白砂糖、绵白糖、冰糖、红糖）、葡萄糖和果糖等，也包括食品工业中常用的淀粉糖浆、麦芽糖浆、葡萄糖浆、果葡糖浆等甜味的淀粉水解产品。纯水果汁、浓缩水果汁和蜂蜜也需要限制，尽管它们都给人们以"天然"、"健康"的印象。

各种甜饮料、冰淇淋、雪糕、奶茶、果汁、加糖咖啡饮料、乳酸菌饮料、加糖牛奶、加糖酸奶、饼干蛋糕等各种焙烤食品、蜜饯果脯类、糖果、甜巧克力、甜味零食、甜味小吃等都是添加糖的食物来源。家庭烹调中常常添加白糖、红糖和冰糖，也要注意限量。

（二）提防加工食物中的添加脂肪

加工食品的香浓、香滑、酥脆等美味口感，很大程度上是由于添加了脂肪。饱和脂肪含量高的油脂可以带来"酥"的口感，配合添加的大量糖分，使饼干、曲奇、蛋挞、起酥面包等各种焙烤食品具有强烈的适口感。各种油炸食品的酥脆感也来自煎炸油中的高比例饱和脂肪。巧克力中的代可可脂和可可脂提供了丝滑口感，酸奶中添加的奶油使某些产品特别香滑浓郁。高饱和脂肪的氢化植物油配合乳化剂，还提供了咖啡伴侣和奶茶的乳白色细滑口感，以及"鲜奶"奶油的细腻状态。然而，饱和脂肪摄入过多不利于预防肥胖和多种慢性疾病。

（三）控制高钠加工食品

除了烹调菜肴时加入的食盐，增鲜调味品、加工肉制品、腌渍食品、面制品、干制海鲜、各种零食、各种快餐、方便食品甚至甜品中都隐藏了数量相当的钠盐，购买食品时，以上高钠食品类别要限制用量，特别是要仔细阅读食品标签，选择含钠量较低的品种。

四、选购包装合理、规格合适的食物

科学安全的食品包装和适量的包装规格是对食品营养安全的重要保障。食品包装可以防止食品在储运过程中受到损害，对保护食品质量稳定性具有重要作用。

(一)优先购买有包装的食品

购买食品时，一方面，要注意包装是否完好，避免购买胀气、胀包的真空包装食品；避免购买封口不严、漏包或包装破损的食品。另一方面，要优先购买有包装的粮油、坚果、鲜牛奶等食品。散装食物长期直接暴露于空气中，容易滋生细菌和霉菌，进入虫卵，同时因为受光、水汽、氧气的影响，部分营养物质容易氧化降解。同时，散装食物没有品牌和生产地址，没有生产日期和保质期标注，存在安全隐患。

(二)购买包装恰当的食品

要避免为了贪图便宜而购买大包装食品。包装打开后，由于接触空气，食品中容易受到氧化的营养成分会加速损失；由于不再隔绝外界微生物和水蒸气，安全性也会逐渐下降。在保质期内吃不完，还会造成食物浪费。因此，要提防商家"买得越多越便宜"的促销，根据家庭成员人数、在家用餐频次等挑选小包装或单包装规格小的食品。

包装只是为了保护食品的品质，而不必要为包装花费过多的资源和费用。因此，也要避免购买包装过度复杂的食物，既有利于环保，也有利于提升食品的性价比。

五、注意选购顺序和运输温度

食品品质会随着储运条件变化而变化。采购食品时，食品被放入购物车到放入家中这个过程仍然要给予重视。采购冷藏冷冻食品时，要注意在这个过程中控制温度。

　　尤其是在天气较热、较潮湿、光照充足的地区和季节，很多食品会在采买回家的路途中就可能品质下降。因此，可以选择在超市中最后购买冷藏冷冻食品，避免逛超市过程中因为环境温度变化影响食品品质。在网上购买食品时，要注意短货架期食品必须冷藏运输，以免受到货物时发生腐烂变质，或出现微生物超标的情况。

　　如果购买冷藏、冷冻食品后需要较长时间才能拿回家，为将食品品质变化控制到最低，可提前准备或购买便携保温包、保温袋来保持冷藏冷冻状态。此外，在盛装和运输食品的过程中，还要注意生熟分开、冷热分开，避免食品相互污染影响食品品质。

第二节　各类天然食物的选购要点

　　天然食物是相对于高度加工食品而言的，是指保持采收时自然状态的食品，或经简单包装或加工处理的天然食品。

　　例如，新鲜葡萄、小麦粒、完整鸡蛋属于天然食物，但经过干燥的葡萄干、经过粉碎的全麦粉、经过巴氏杀菌的牛奶也属于天然食物，原料中的营养成分基本得到保留。相比之下，果冻、饼干、奶糖、蛋卷等就属于高度加工食品了，它们的营养价值已经和原来的水果、面粉、牛奶、鸡蛋有极大的差异。

　　高度加工的食品不仅脱离了天然食物的本来形态，损失部分营养成分，增加了糖、盐、脂肪等配料，其营养价值大打折扣。其中添加的各种改善色、香、味、口感的食品添加剂，虽然会符合安全标准，但并不会带来营养价值。同时，食物经过高度加工后，如榨果汁用的水果、火腿肠中添加的猪肉、鸡肉、雪糕中的奶粉、面包中的面粉，原材料是否新鲜、产地是哪里是很难判断的。而考虑控制生产成本，工厂进货原材料的质量通常未必能达到日常采买新鲜食材的品质水平。

　　此外，有些高度加工食品还存在一些健康隐患。例如煎炸、熏烤食品含有苯并芘等多环芳烃类致癌物；再例如某些饮品中含有大量精制糖、咖啡因、酒精、反式脂肪酸，都是科学证明不利于健康的因素，不宜过多选择。

　　相对于加工食品、高度加工食品，天然食物保持了大自然赋予的营养成分和保健作用，因此优先选购天然食物能够获得更丰富更均衡的营养。

一、粮食类食物的选购要点

主食类食物一般包括谷类、薯类、杂豆三大类，主食是膳食的重要组成，提供淀粉、部分蛋白质、B 族维生素和多种矿物质。选购主食类食物时，可以注意以下要点：

（一）尽量选购适宜大小包装的粮食

不管是精白米面还是全谷杂粮，尽量买适宜包装的。这些食物"感觉"可以长期保存，但前提是不受潮、无虫卵。如果一次性买多了长期吃不完，要么口感变差，要么霉变生虫。所以建议最好买小包装、抽真空的粮食。

（二）优先选择营养价值高的主食产品

全谷物是指未经精细化加工或虽然是碾磨、粉碎、压片等处理仍保留了完整谷粒所具备的胚乳、胚芽、麸皮及其天然营养成分的谷物。如各种颜色的糙米、全麦粒、燕麦粒、莜麦面（莜麦即裸燕麦）、荞麦米等全谷物产品，营养价值远比白米白面高，有利于预防肥胖、糖尿病和肠癌。富含淀粉的豆类如红豆、绿豆、芸豆、花豆等也属于全粮（whole grains）。选购各种颜色的谷物、杂豆，可以混合在一起吃，也可以轮换着种类吃。

除了选购天然全谷和杂豆食材，还可以选购加工度较低或营养价值较高的粮食产品。如胚芽米（留胚米）、发芽糙米、蒸谷米、营养强化米等都是比普通精白米营养价值更高的米，而且烹调方便，可以和普通白米一样用电饭锅煮饭。精度较低的标准粉、全麦粉、营养强化面粉比普通精白面粉有更高的维生素、矿物质和膳食纤维含量。

（三）选择含有全谷杂豆的方便主食产品

此外，市面上还有用一种或多种全谷杂粮制作的各种半熟产品、快熟产品和即食产品。如速煮燕麦片、即食荞麦片、焙烤打粉的杂粮速冲粉、全谷早餐食品、速煮杂粮粥、半熟红小豆等。这些产品可以帮助人们更轻松地获得全谷杂粮的营养，免去了提前浸泡、压力烹调等程序，节约了烹调时间。不过需要了解的是，加工之后可能会提升消化速度，不及天然状态的杂粮烹调后有利于控制血糖。

目前很多家庭经常选购做熟的粮食产品或方便产品，可以选择全麦馒头、杂粮面煎饼、杂粮米饭、莜面卷、莜麦面条、荞麦面、黑麦面条、燕麦方便面等很多杂粮产品。

（四）薯类替代主食时，选择不加脂肪和糖的产品

富含淀粉的山药、甘薯（包括红薯、紫薯、白薯等）、芋头、土豆都可以用来替代一部分主食。购买这类食品时，要注意选择新鲜产品或速冻产品，避免用炸薯条、炸山药、芋头脆片（低温油炸产品）、糖渍甘薯条、加糖山药粉等来替代主食。

二、蔬菜水果的选购要点

蔬菜和水果是维生素、矿物质、膳食纤维和植物化合物的重要来源。提高蔬菜水果的摄入量，可维持机体健康，有效降低心血管、肺癌、糖尿病等慢性病的发病风险。以下是和健康有关的蔬果选购要点。

（一）蔬菜一定要新鲜

每一种蔬菜的储藏性质不一样，有的能储藏的时间久一些，比如土豆、洋葱等蔬菜，有的必须两三天内吃掉，比如各种叶类蔬菜。绿叶蔬菜对新鲜程度的要求尤其高，因为叶子表面没有很厚的角质层来保护，水分非常容易散失，并且叶片中的成分变化也很快，长时间放在室温下其维生素会不断分解，亚硝酸盐含量会升高，不仅营养损失，安全性也会降低。各种蘑菇等菌类蔬菜也容易褐变和软化，最好两三天就吃掉。

市场打烊之前往往会降价出售蔬菜，这时要仔细观察蔬菜的状态。不建议经常买那些已经萎蔫了的"特价蔬菜"，因为这样的蔬菜营养价值和口感价值都已经大大降低。

价格较高的有机蔬菜、绿色食品蔬菜主要是与食品安全有关，和营养价值没有直接关系。是否需要买，看个人需求而定。

（二）优先买完整的天然状态水果

市场上有完整水果，也有各种果汁、切块的果块，以及罐头水果、水果干、水果糖渍品和其他水果加工品。但从健康价值来说，果汁、罐头水果、水

果糖渍品都不能替代水果的健康价值，而水果干虽然保存了水果中的全部矿物质和膳食纤维，但维生素损失很大。

切开的水果容易被微生物所污染，但水果本身是不加热食用的，无法在进食之前杀菌。因此，胃肠功能较弱或抵抗力较差的人不适合选购切开的水果。特别是没有经过冷藏直接放在室温下的切块水果，室温下放几小时更值得担心。超市切块水果还可能是从已经有部分腐烂的水果上切下来，也未必能够避免含少量霉菌毒素的问题。

(三)选择多种颜色和类型的果蔬

蔬果的颜色与其中抗氧化物质的种类密切相关，而颜色的深浅和部分营养素的含量也有关系。因此，购买蔬果时应注意选择多种颜色的产品，特别是优先选择深色果蔬。

一般来说，叶类蔬菜的颜色越深营养价值越高，其中的维生素 B_2、叶酸、维生素 K、维生素 C、胡萝卜素、叶黄素、镁以及各种抗氧化成分含量都非常高，对预防糖尿病、心脑血管疾病和某些癌症有好处。所以，购物时要尽量保证每天的蔬菜中有一半的绿叶蔬菜(200 克以上)。

常见的深绿色叶菜包括：菠菜、小白菜、西兰花、芥菜、芥蓝、茴香菜、乌塌菜、木耳菜、茼蒿等，各种嫩芽蔬菜只要是深绿色，也可以算在绿叶蔬菜之内，比如豌豆苗、黑豆苗、香椿苗、豌豆尖、丝瓜尖等。

除绿叶蔬菜之外，其他各种颜色的蔬果也需要经常摄取，如橙黄色或橙红色的胡萝卜、南瓜、番茄，其中富含类胡萝卜素，有利于维护视力；蓝莓、桑葚、紫黑樱桃、紫皮茄子、紫甘蓝、紫薯等富含花青素，具有非常强的抗氧化能力，对降低炎症反应有益。

颜色较浅的各种蔬菜，虽然整体上营养成分和抗氧化成分不如深色蔬菜丰富，但作为食物多样化的一部分，仍可提供一定的钾、镁、维生素 C 等营养成分以及多种保健成分，比如萝卜和菜花等十字花科蔬菜中富含硫甙类物质，对预防癌症很有帮助。

选购水果也是一样的道理，尽量选购不同颜色和种类的水果。水果的含糖量和外观美丽度，与其营养价值没有关系，所以无需过度追求水果的"卖相"。

无论选购蔬菜还是水果，从经济、减少环境负担的角度来讲，可以优先选择本地附近所产的蔬果。本地附近所产的产品可以在最佳成熟度时采摘上市，其运输成本最低，也不用像一些进口水果那样使用保鲜剂处理并打蜡来避免运输途中的水分损失和腐烂风险，故而性价比较高。但是，对香蕉、芒果等只能在完全成熟之前采摘，否则极易腐烂无法长途运输的水果，也无需恐惧"催熟"或"保鲜"处理。只要是符合相关法规的做法，并不会引起安全风险。

(四)选择新鲜蔬果，但不必刻意拘泥于"应季"

目前随着农业生产的进步，以及交通的便利化，各地食物都能快速流通，温室种植和工厂化栽培也非常普遍。食物的成熟季节，已经不像几十年前那样一年只有一次，而是可以根据市场需求提前规划，做到蔬果周年供应充足。同时，果蔬保鲜技术也十分成熟，在气调冷库当中，苹果、梨等水果的保存期可以达到 12 个月，很多其他蔬果的保存期也可以达到一两个月乃至几个月。这是农业技术进步的成果，也是社会的进步。

正因为有这样的社会进步，冬天因为吃不到果蔬而引起的维生素 A 缺乏、维生素 C 缺乏、维生素 B_2 缺乏等几十年前常见的营养缺乏问题，现在已经很难看到了。因此，没有必要因为古人所说的"不时不食"而刻意拒绝冬季的绿叶蔬菜以及春天的新鲜水果，否则反而容易造成营养供应不足。

三、肉类水产的选购要点

肉类食品和水产品都含有丰富的各种营养素，是人类优质蛋白质、矿物质和维生素的重要来源之一。选购的时候，可以注意以下要点：

(一)注重肉类的品种和品牌

购买肉类的时候，建议优先购买超市中的品牌鲜肉，选择没有经过冻结的排酸冷鲜肉。经过排酸处理的肉类柔嫩多汁、味道鲜美，比冷冻的肉类口感更好。买回家后尽量不要冷冻保存，要马上烹调，最多放在零度保鲜盒中存放 1~2 天尽快吃掉，以免冷冻后肉的口感变差。

肉类的品质和动物的品种、饲养方式和饲料内容有密切的关系。要想获得最好的风味和口感，不妨在优先选择某些优质产品。如中国黑猪品种所产的猪肉风味口感优于引进国外白猪的肉；某些地方品种的鸡比普通白羽肉鸡更适合炖汤；某些地区的优质牛肉或羊肉具有更好的风味等。

(二)注重水产品的新鲜度

与肉类相比,水产品更容易变质,所以新鲜度是最重要的。比如,活鱼宰杀后鳃的颜色发红,鱼眼比较明净不浑浊,味道也是正常的鱼腥味。如果发现肉质变松散,弹性下降,颜色变暗或发黄甚至有离刺的情况,那么就属于不新鲜的鱼了。

(三)减少高度加工的肉制品和水产品

加工肉制品如香肠、火腿、咸肉、培根等,以及高度加工的水产品如咸鱼、熏鱼、油炸鱼、袋装鱼类零食等,往往是额外增加了大量脂肪和盐分,B族维生素也明显损失,甚至可能会经历高温产生多环芳烃类致癌物,故不建议经常食用。

但是,冷藏、冷冻的水产品是可以购买的,如速冻鱼片、速冻虾以及一些无需油炸的半成品。其中蛋白质、矿物质和大部分维生素营养成分可以得到保存。

购买这类产品,应尽量选购品牌预包装食品,因为正规厂家生产的产品在食品标签方面会更规范,可以更清楚地看到配料、营养成分等信息,更方便同类产品对比选购。同时,包装食品有生产日期和保质期,而散装产品不知道已经储藏了多久,新鲜度需要消费者自己判断。

(四)选购后正确保存和食用

肉类和水产品属于高蛋白食物,容易腐败变质,也容易污染致病菌。未冷冻产品购买后需要尽快食用。冷冻产品购买后应避免化冻,尽快放入冰箱冷冻室。大块肉可以先切成一次能够吃完的小份(最好切成扁平的片状,有利于尽快冻结和解冻),分别包装冷冻起来,每次取一份食用,避免反复化冻。

化冻时要注意,最好提前放在冷藏室中化冻一夜,既避免化冻过程中的微生物过度增殖,又能减少肉汁流失,保持鲜味和营养。不要用热水化冻。

除了极少数可生吃的新鲜深海鱼,绝大多数水产都要尽量彻底加热烹熟来吃,以避免寄生虫和致病菌造成的危险。

四、新鲜蛋类的选购要点

鸡蛋是优质蛋白质食物的代表,性价比高,适合每日食用。购买时有散装蛋和品牌蛋的选择，无论哪一种，都应注意新鲜度。

（一）散装蛋

散装蛋没有生产日期，故需要消费者自己判断新鲜度。建议尽量去客流量较大的市场购买，这些地方鸡蛋的销售速度比较快，不容易有储藏时间很久的鸡蛋。

判断鸡蛋新鲜度，有以下简单方法：（1）鸡蛋表面过于光滑，说明蛋壳最外边具有保护作用的蛋壳膜已经分解了，新鲜度已经明显下降了。（2）用手掂一掂分量，同样大小的鸡蛋，手感越重，说明水分蒸发得少，这样的鸡蛋就越新鲜。（3）拿起来晃一晃，鸡蛋内部的晃动感越强，就越不新鲜。（4）还可以用强光照一照，鸡蛋的钝头气室越小，鸡蛋越新鲜。

买回来鸡蛋后，在一个盘子中打开，还可以按如下方法检查鸡蛋的新鲜度：（1）摊开的面积越小，则鸡蛋越新鲜。（2）蛋黄部分向上鼓得越高，则鸡蛋越新鲜。（3）蛋清中有两根细细的白色带状物从两侧连着蛋黄，称为鸡蛋系带。鸡蛋系带越完整清晰，则鸡蛋新鲜度越高。（4）蛋黄大致居于蛋的中间，没有明显偏向一侧甚至居于边缘，则鸡蛋新鲜度高。（5）蛋白能分成清晰的三层，中间一层特别浓厚，则鸡蛋新鲜度高。

（二）包装品牌蛋

买包装鸡蛋时，要仔细看一下标注的日期。尽管这个日期是鸡蛋的包装日期，而不是鸡蛋出生的日期，但可以断定的是，日期越近的越新鲜。

品牌蛋中有各种类型，有的以无农药兽药残留为卖点，有的以表面经过清洁处理无沙门氏菌为卖点，有的以其中某种营养成分为卖点。消费者只要按自己的需求购买相应品种即可。至于鸡蛋蛋壳的颜色，并不是衡量营养价值的指标。红皮蛋蛋壳较厚，有耐储藏的优势，脂肪含量稍高于白皮蛋，但蛋白质和维生素 A 含量稍低于白皮蛋，营养价值大体相当。

不管是散装鸡蛋还是包装鸡蛋，都建议一次性不要买太多。买回来要用袋子或盒子包起来，放在冷藏室中，延长保鲜日期。尽管包装上的保质期是 45 天，但实际生活中，建议尽量不要储藏超过两周，否则鸡蛋的新鲜度会明显下降，口感也会变差。

五、奶类的选购要点

奶及奶制品的共同点就是钙含量丰富，并且非常容易被人体吸收。每天一杯奶（300g），可以提供人体所需钙（800～1000mg）的三分之一。奶类还是优质蛋白质和多种维生素的良好来源。《中国居民膳食指南》建议每人每天饮用300g 的奶及奶制品。

属于乳制品，且能够提供以上营养的主要产品是牛奶、酸奶、奶粉和奶酪，其中的奶酪在我国消费较少。含乳饮料、冰淇淋、奶油等不能起到有效补充奶类营养的作用。

（一）牛奶

在第二章中介绍过，日常所说的牛奶（牛乳）包括巴氏杀菌乳（简称巴氏奶）、灭菌乳（俗称常温奶或纯牛奶）和调制乳（俗称风味奶）。

1. 巴氏杀菌乳

巴氏杀菌乳杀菌温度低，不能杀灭细菌的芽孢，故需要在 4℃ 条件下冷藏，可保存 1～2 周的时间。它不允许添加任何牛奶以外的配料，具有新鲜牛奶的香气和口感，维生素保留率高，但需要冷藏保存，不便外出时携带。

选择时可以优先选蛋白质含量较高、新鲜度较高的产品。喜欢牛奶风味的可以选择全脂奶，其中精品奶会具有更高的脂肪含量。不喜欢牛奶风味的人，或医嘱需要控制饱和脂肪的消费者，可以选择脱脂奶或低脂奶。

如果发现超市未放在冷藏柜里，或冷藏柜温度不达标，就不要购买了。部分超市在收到巴氏杀菌乳之后不及时冷藏，而是在常温库中放几个小时再上架，在夏季极易导致产品提前过期，微生物风险增大。故而，选购时一定要选择在冷藏货架销售、生产日期尽量近的产品，回家后立刻冷藏，并在保质期结束之前食用。

2. 灭菌乳（纯牛奶）

这种牛奶与巴氏奶不同，纯牛奶中微生物及其芽孢全部被杀死，可常温保存 6 个月。国外进口灭菌乳产品延长了加热灭菌的时间，可常温保存 12 个月，适合外出时携带。

灭菌乳没有其他风味配料，主要作用是提供蛋白质和钙。故而选择时可以优先选蛋白质含量较高的产品。由于产品价格差距较大，也可以选择性价比较高的产品，即单位克重蛋白质最便宜的产品。

　　这类产品由于加热温度高，对风味的影响较大，B 族维生素损失也较多。在储藏过程中，还可能出现继续的风味变化和维生素损失。因此，虽说这类产品保质期长，也建议选择距离出厂日期较近的产品，最好在买来之后一个月内喝完，不要让产品在家里过期。

　　3. 调制乳

　　调制乳中牛奶配料不低于 80%，还可添加果汁、谷物、豆奶、坚果等各种配料，可以添加糖和蜂蜜，可以添加香精、增香剂、增稠剂、甜味剂等食品添加剂，可以添加钙、铁等营养强化剂，如高钙奶、低(无)乳糖奶、咖啡奶、可可奶、谷物奶、果味奶等，都属于品种繁多的调制乳。

　　调制乳的蛋白质含量只需达到 2.3%，而且其中不一定全是来自于牛奶。其他风味配料含量较低，如果味奶中原果汁含量仅为 10% 左右，风味主要来自于香精，起到的营养作用有限。选购时应注意选择蛋白质含量较高的产品。

　　如果有乳糖不耐受的问题，可以选择低乳糖或无乳糖的奶及奶制品。目前市面上有多种经过乳糖酶处理的低乳糖或无乳糖牛奶，将乳糖转化为葡萄糖和半乳糖，使牛奶含有淡淡的甜味。其中也有全脂、低脂和脱脂的产品。

　　风味奶中甜味产品占很大比例，也要纳入每天 25 克糖的限制当中。喝甜味奶不利于培养孩子远离甜饮料、喝奶不加糖的良好膳食习惯。但和各种类型的甜饮料相比，风味奶的营养价值较高，还可以提供蛋白质、钙和多种维生素，而且加入各种风味后，对喜欢甜饮料而不爱喝原味奶的人具有吸引力。

　　(二)酸奶

　　日常所说的酸奶产品包括了发酵乳和风味发酵乳。

　　1. 酸乳

　　严格意义上来说，酸乳(酸奶)是除了牛奶或奶粉不加入任何其他配料的产品，而且只是用保加利亚乳杆菌和嗜热链球菌发酵的经典款产品。因为没有加入其他配料，所以蛋白质含量达到 2.9%，营养价值和牛奶接近，只是大部分产品中加了糖，营养素略微稀释了一点。

　　酸奶的选购要点是直接看产品标签上营养成分表中的蛋白质含量、脂肪和碳水化合物含量。蛋白质含量高，则钙含量也比较高；脂肪含量高则口感滑腻，风味浓郁；碳水化合物含量高则其中加入了较多的糖。如果不额外添加糖，100g 酸奶中的碳水化合物含量应当不超过 5.0 克，超过的部分就是加入的糖。

需要注意的是，酸奶中含有活乳酸菌，因此需要全程冷藏。放在室温销售的产品，或冷藏温度不达标的产品，其保质期会缩短，有益菌会提前死亡，甚至增加食品安全风险，因此健康价值打了折扣。

2. 风味发酵乳

也叫风味酸奶，它只要求 80% 以上的原料是生乳或乳粉，允许加入其他原料，并且发酵前后也允许加入食品添加剂或营养强化剂。风味酸奶的蛋白质含量需要不低于 2.3%，但也有很多市售产品超过这个水平。

风味发酵乳有较好的感官享受性，能满足人们对口味的要求。建议给幼儿购买时选择没有果粒、没有椰果、没有谷粒豆粒的产品，以免在吸食时发生呛入气管的问题。需要控糖的人应注意选择碳水化合物含量较低的品种，需要控制饱和脂肪的人则要选择脂肪含量较低的品种。

如果确定对牛奶过敏，则尽量避免大量食用牛奶及其制品。

第三节　看懂食品标签

食品标签是向消费者传递信息、展示食品特征和性能的一种形式。根据我国《食品安全国家标准预包装食品标签通则》（GB7718—2011）中的定义，食品标签是指食品包装上的文字、图形、符号及一切说明物。一般应包括食品名称、配料表、净含量和规格、生产者和（或）经销者的名称、地址和联系方式、生产日期和保质期、贮存条件、食品生产许可证编号、产品标准代号及其他需要标示的内容。

随着市场经济的发展和商品的激烈竞争，食品标签在促进公平交易、引导消费等方面也起了重要作用。所有的预包装食品都应该有食品标签，就像人需要穿不同颜色、款式和品牌的衣服一样，不同的食品由于其原料、性质、营养价值不同，其食品标签差异也很大，也正因如此，市场上才能有丰富多彩的包装食品供消费者选择。

那么，哪些算是预包装食品呢？

《中华人民共和国食品安全法》中对预包装食品的定义为"预先定量包装或者制作在包装材料和容器中的食品"。我国《食品安全国家标准预包装食品标签通则》（GB7718—2011）中的定义为"预先定量包装或者制作在包装材料和容器中的食品，包括预先定量包装以及预先定量制作在包装材料和容器中并且在一定量限范围内具有统一的质量或体积标识的食品"。

从上述定义可以看出，预包装食品至少需要符合两个方面的要求，一是"预先包装或制作"，二是"定量"，即"具有统一的质量或体积标识"。通俗来讲就是预先包装好的，是定量的，这样的食品才叫预包装食品。一般我们在超市中看到的各类包装好的奶、饼干、肉制品、饮料等，如果满足上述两个条件，都属于预包装食品。

一、看懂食品名称，快速读懂食品本质

食品名称，也称产品种类、产品类型等，是指国家、行业或地方标准中规定的，能够反映食品真实属性的专用名称。企业自己"创新"的食品名称要用同样的颜色和字体，在食品包装旁边标注规范的名称。

在绚丽的包装和各种吸引眼球的产品名称中不知道如何选择时，查看食品标签上的"食品名称"或"产品种类"，可以帮助我们快速判断食品的本质，做出明智的决定。

例如看到"某某乳"时，优先选择标签上注明的食品名称是"纯牛奶"、"纯牛乳"的产品，因为如果注明的是"乳味饮料/饮品"等，说明该产品的真实属性是"饮料"，营养价值较低。

如果看到产品名称含有"果粒""果汁""果脆"等食品时，注意识别食品名称中否含有"饮料""饮品""糖果"等字样，如果有则说明该款产品中相对于水果，水、糖或食品添加剂等其他成分的占比更高，要优先选择产品食品名称为某种或某几种水果"果汁""果泥""干制品"的食品，水果占比更高或达100%，营养更为丰富。

二、看懂配料表，了解食品配料及其比例

（一）看懂食品原料

看懂配料表，首先要看懂配料。配料是指在制造或加工食品时使用的，并存在（包括以改性的形式存在，称为原料、原料与辅料）于产品中的任何物质，包括食品添加剂。

1. 了解食品组成

结合食品名称，看配料表中的配料，可以帮助进一步了解食品的成分。

例如，某精品火腿肠标注的产品种类为"肉灌肠类"，配料表中配料则包括：猪肉、鸡肉、水、液体浓缩大豆蛋白、食品添加剂等。这说明该火腿肠并非纯猪肉肠，还包括了鸡肉、大豆蛋白和水等，而配料中的水也不是肉中自带水分，而是生产加工时添加的水。

2. 了解食品过敏原

上述例子中的火腿肠包含大豆，对大豆过敏的人群是不宜选择的。这是阅读配料表另一重要作用，即识别食品中是否包含食物过敏原。在食品标签中不强制标注致敏物质，推荐标注的包括面筋蛋白（麸质）、甲壳类、鱼类、蛋类、花生、大豆、乳（包括乳糖）、坚果等。

(二) 看懂配料比例

看懂配料表，第二需要掌握的是看懂配料比例。配料表中的各种配料是按制造或加工食品时加入量的递减顺序逐次排列于配料表中的。

1. 了解配料含量多少

配料表中，排在第一位的配料含量最多，排在最后一位的配料含量最少。

例如上述火腿肠的配料表中列明的配料为：猪肉、鸡肉、水、液体浓缩大豆蛋白、食品添加剂等，那么说明该款产品中各类配料猪肉为主要配料，含量最多，其次为鸡肉等，食品添加剂含量最少。

再例如某款火锅蘸料配料表为：水、花生酱、韭菜花酱、芝麻酱、腐乳、白砂糖等，则说明该款产品中含量最多的为水，其次依次是花生酱>韭菜花酱>芝麻酱等。

2. 比较同类食品营养品质

掌握了配料表是按配料含量次序排列的这一要点后，更容易在同类食品中选择出营养质量更好的食品了。

例如比较三款麻酱：

A. 款麻酱配料表为：芝麻；

B. 款麻酱配料表为：芝麻（含量超过 50%）、花生；

C. 款麻酱配料表为：水、花生酱、韭菜花酱、芝麻酱、腐乳、白砂糖等。

很显然，A 款麻酱为纯芝麻酱产品；B 款麻酱中是芝麻和花生混合酱制品；C 款则是调味麻酱，宜优先选择 A 款产品，其次是 B，再次是 C。

这里需要注意的是 B 款产品提供了芝麻、花生两种健康原料，会给人吃一种产品能获得两份营养的错觉，但实际花生无论从营养，还是价格都低于芝麻，所以如果选择一款麻酱产品，纯芝麻酱的性价比更高。

再例如比较 2 款"无糖"芝麻糊：

A. 款芝麻糊配料表为：大米、黑芝麻、燕麦、单硬脂酸甘油酯、抗坏血酸；

B. 款芝麻糊配料表为：大米、麦芽糊精、葡萄糖、黑芝麻、黑米。

A. 款产品中，黑芝麻排在配料表第二位，B 款产品中黑芝麻排到了第 4 位，麦芽糊精、葡萄糖含量都多于黑芝麻。因此，宜优先选择 A 款芝麻糊。

这里需要注意的是，两款产品均声称"无糖"或"不添加蔗糖"，这说明两款产品均不含蔗糖，配料表也印证了这一说法。但这并不意味这类产品适合需要控制血糖的人群。除了蔗糖可以使血糖快速上升外，大米磨成粉后也比颗粒状态消化吸收速度更快，换句话说，这里的大米也比平时吃的米饭升糖速度更快。而精制淀粉的升糖速度也是很快的，如糊精、麦芽糊精、麦芽糖浆、葡萄糖浆、果葡糖浆等，更不用说葡萄糖这样的单糖。即两者比较还是 A 款产品优于 B 款产品，但需要控制血糖的人群仍需擦亮眼睛，慎重选择这类产品。

（三）看懂食品添加剂

食品添加剂是指为改善食品品质和色、香、味，以及为防腐、保鲜和加工工艺的需要而加入食品中的人工合成或者天然物质。按国家标准，食品中所使用的所有食品添加剂都必须注明在配料表中，通常标注字样为"食品添加剂："或"食品添加剂（）"，其中冒号后面或括号里面的内容为食品添加剂。由于配料加入量不超过 2% 的配料可以不按递减顺序排列，通常食品添加剂的使用量低于 2%，所以它们排名不分先后。

常见食品添加剂有几下几种：

1. 防腐剂

在防腐剂出现之前，人们主要通过糖渍、盐腌、晒干等方式保存食物。防腐剂的出现，解决了某些食品的保存和远距离运输的难题，既极大地避免了食物的浪费，也使人们可以享用来自其他国家和地区的食品。主要的防腐剂有：苯甲酸及其钠盐，丙酸及其钠、钙盐，二氧化硫、焦亚硫酸钠或钾、亚硫酸钠，山梨酸钠、钾，二氧化碳等。

2. 抗氧化剂

抗氧化剂可以防止因氧化引起的食品变质，常用于需要长期保存或食用周期较长的食品。食品被氧化后，不仅色、香、味等方面发生不良变化，还可能产生有毒、有害物质。抗氧化剂可以有效延长食品的保存时间。比如维生素E、维生素C、植酸、茶多酚都是常见的抗氧化剂

3. 甜味剂

甜味剂代谢后只产生很少的能量或几乎不产生能量，对血糖的影响也很小。许多低热量或无热量食品和饮料中都会使用甜味剂，如阿斯巴甜、安赛蜜、纽甜等，以甜味剂代替糖，可以在保证食物和饮料口感的同时，有效降低含糖量。

4. 着色剂

着色剂又称食用色素，主要目的是赋予和改善食品色泽。食用色素的使用历史悠久，被广泛用于食品生产和加工。常见的色素有红曲红、姜黄、以及β-胡萝卜素、焦糖色、柠檬黄、日落黄、高粱红等。

5. 增稠剂

增稠剂可以提高食品的粘稠度或形成凝胶，赋予食物各种形状和软、硬、粘等不同的口感，其原理和淀粉勾芡一样。在酸奶、果冻、酱料、冰激凌、果汁、肉制品等食品和饮料中常会用到增稠剂。常见的增稠剂有果胶、卡拉胶、黄原胶、瓜尔胶、糊精、海藻酸钠等。

需要注意的是，针对食品添加剂，有的产品会声称"不含"某种添加剂，需注意识别判断。

例如，有些产品声称"不含防腐剂"，一方面这不说明该产品不含其他食品添加剂，如抗氧化剂、着色剂等。另外，部分保质期很长的食品是不需要添加防腐剂的，例如罐头、常温牛奶，在制作时经过灭菌处理后密封，不再需要额外添加防腐剂；例如含盐、含糖极高的食品，如蜂蜜、腊肉等，再或者挂面等很干的食物，这几类食物含水量极低，细菌无法繁殖，无需再额外添加防腐剂。

当然，即便含有防腐剂，也不是不能买回家。只要是正规厂家生产的合格产品，所有食品添加剂一定是在允许添加范围内，也就是说在足够的安全范围内，也不必谈防腐剂而"色变"。

例如，有些产品声称"不含人工色素"、"不含人工抗氧化剂"，这不说明该产品没有添加色素或抗氧化剂，只不过添加物质为天然原材料中提取，而非

人工合成的。天然原材料中可以提取出类胡萝卜素提取物、红曲色素、胭脂虫红、叶绿素铜钠等天然色素，维生素 E、维生素 C、植酸、茶多酚等天然抗氧化剂。加入天然添加剂并不意味着食品更"纯天然"或更"安全"，例如一款纯果蔬汁和一款果蔬饮料相比，即便后者颜色、味道更好，但添加了"纯天然"但没有营养的色素和防腐剂，自然不如纯果蔬汁营养价值更好。

另外需要注意的是，部分食品添加剂有化学名称、常用名等多个名称，有些产品会将食品添加剂的多个名称替换使用，需要注意识别判断。

例如，有些产品声称"不含味精"，但配料表中有谷氨酸钠，或复配的鸡精（有时也包含谷氨酸钠或其他增鲜剂）。

例如，有些产品声称含有"维生素 C"，这里需要注意与水果蔬菜中"富含维生素 C"的概念进行区分。加工食品中维生素 C 通常被作为抗氧化剂添加，在产品储存过程中可能已经被降解氧化，以防止产品氧化；水果蔬菜中除了"富含维生素 C"还含有很多矿物质、膳食纤维等营养成分。

总之，购买食品时，注意不要被一些类似"声东击西"的广告所迷惑。

看懂净含量和规格，快速判断食品性价比。

（1）净含量

有些产品看起来很多、很实惠，但按照净含量和规格计算，可能性价比反而低于同类产品。也就是说，购买食品时要关注去除包装容器后内装食品实际的量，即净含量。

例如，两款价格相同的面包，体积相似。选择是关注净含量，一款净含量为 400g，另一款净含量为 420g，显然前者可能因为发酵更为蓬松，从获得营养总量的角度，宜选后者。

（2）规格

购买大包装产品时，如果同一包装内含多个小包装食品，要关注包装规格，即净含量和内含件数。

再例如，两款品质差不多的低温酸奶，包装规格不同，一款为小包装，规格为 125g＊8 盒，13.9 元；另一款为大包装，净含量为 1.8kg，25.5 元。小包装的反而性价比略高一些。

（3）固形物含量

有些产品中含有液体和固体两种形态混合的食品，会同时标注净含量和固形物含量两个指标。由于固体营养密度通常高于液体，选择时宜优先关注和比较固形物含量。

例如，两款价格差不多的青橄榄罐头：

A 款净含量 225g，固形物含量为 113g

B 款净含量 230g，固形物含量为 100g

如果只看净含量，B 款似乎性价比更高。但是青橄榄罐头中包含罐头汁（液体）和腌渍青橄榄（固体），显然我们更想获得的是青橄榄，青橄榄的营养密度也更高，所以这时还需关注固形物含量，比较发现 A 款的固形物含量反而更高，更宜选择。

看懂日期标识，吃更新鲜安全的食品。

（4）生产日期

生产日期，又称制造日期，是指食品成为最终产品的日期，也是食品包装或灌装完成的日期。保质期从生产日期计算，在保质期内，距离生产日期越近的产品越新鲜，营养成分或保健成分损失越少，越宜选择。

（5）保质期

保质期，是指在标签指明的贮存条件下，保持产品出厂时应具备品质的期限。

过保质期食品的品质会下降，但是并不一定变质，仍然能够安全食用。但如果食品过了"保存期"或"最后食用期限"的期限或最后日期，就可能会有一定的食用安全性风险了。尽量买保质期内的食品，并尽早吃掉。

（6）贮存条件

食品标签上除了标注保质期、保存期、最后使用期限等信息，还会标注贮存条件，需要特别关注。因为各种期限计算的前提是按标签注明的贮存条件储藏食品。

例如：买一瓶含乳酸菌的饮品，包装上注明贮存条件为 0~7℃冷藏，保质期 21 天。如果将该产品在室温下存放，可能不足 21 天该产品就变质了。这个贮存条件包括售卖过程和家庭自己储藏过程。

有些商家会在常温货架促销酸奶、乳酸菌饮品。虽然常温储藏产品不一定变质，但健康益处一定会大打折扣，购买后的储藏期限也随之大大缩短，很有可能提前变质。所以选购时，宜优先选购按贮存条件保存的食品，避免因"低价促销"损失了营养、白花了钱财。

同时，食品购买后也要注意按贮存条件携带和储藏。如果购买需要冷藏、冷冻的产品，一方面，建议在离家较近的商家购买，缩短路途时间；另一方面，建议使用保温包/保温袋携带低温食品，减少携带食品过程中的温差变化，避免因路途中个人贮存条件和设备有限，造成的低温产品快速变质损失。此外，建议每次采购数量不要太多，避免因为家庭储存空间有限，造成产品的损失。

最后，需要注意的是，无论是贮存条件、保质期还是最后食用期限，指的都是在没有破坏原有包装的状态下。如果包装开封，食品包装"营造"的安全环境会改变，食品接触到的氧气、水分、阳光、细菌数量等都会发生变化，会加速食品品质下降。因此，单次没有吃完的食品建议尽快食用，在其它条件允许的情况下，建议优先购买小包装食品。

此外，食品标签中还包含很多其他信息，比如产品的质量等级，产品的产地等，用于进一步判断产品的感官品质、安全性等信息；比如食用方法，用于更好发挥食品的感官品质。食品营养标签和品质认证标志也是食品标签的重要内容，具体详见本章第四、五节。

第四节　看懂营养标签

食品营养标签是食品标签的重要内容，用于显示食品的营养特性和相关营养学信息，帮助消费者了解食品组分和特征。食品营养标签既是选购食品的重要参考和比较依据，又是向消费者宣传普及营养知识的重要途径。为了进一步保障消费者的知情权和选择权，我国发布了《食品安全国家标准　预包装食品营养标签通则》（GB28050—2011），要求在预包装食品上标示营养标签，为消费者购买食品时提供更多的信息。

部分食物可以不标注营养标签，例如：

——包装的生鲜食品，如生肉、生鱼、生蔬菜和水果、禽蛋等；

——酒精含量≥0.5%的饮料酒类；

——包装的饮用水等；

——现制现售的食品，如餐饮店里的食品。

食品营养标签包括三个部分：营养成分表、营养声称和营养成分功能声称。

一、读懂营养成分表

营养成分表是包含食品营养成分名称、含量和占营养素参考值（nutrient reference value，NRV）百分比（以下简称为 NRV%）三部分营养信息的规范性表格，每一部分的信息都对选购健康食品非常重要。

（一）营养成分表的内容

营养成分表中会包含能量和 4 种核心营养素（蛋白质、脂肪、碳水化合物、钠）及其含量、NRV% 的信息。

凡是有营养声称、营养成分功能声称（详见本节第二、三部分）或添加营养强化剂的食品，还必须标注所涉及营养成分的含量，及其占 NRV 的百分比。例如，某产品声称含有维生素 C，那么它就必须在营养成分表中标注出维生素 C 的含量。

如果食品配料中加入了含氢化和（或）部分氢化油脂的配料，包括人造黄油、植物奶油、植物起酥油、植脂末、代可可脂等，或是在加工过程中应用了这些配料，那么在营养成分表中还必须标注反式脂肪（酸）的含量，因为这些配料中可能含有人造的反式脂肪酸。

（二）营养成分的含量

在营养成分表中，能量和营养成分的含量均以每 100 克（毫升）和/或每份食品中的含量数值来标示。当用"份"来标示时，产品会标明每份食品的量。

也就是说，营养成分表中注明的营养成分含量及 NRV% 并不一定是整个包装该食品营养成分的信息，而是 100 克（毫升）或每份食品的。根据食品特点不同，一份可能是 25g、30g，也有可能是 250g。所以，想要知道吃某一款食品摄入了多少各种营养成分，需要将上节提到的净含量/规格与营养成分含量一起读并计算，计算公式和步骤如下：

步骤 1：计算个人食品摄入量

个人食品摄入量 = 食用小包装数或食用整包装食物比例 × 净含量/100 克（毫升）或每份份量

步骤 2：计算个人营养成分摄入量

个人某营养成分摄入量 = 个人食品摄入量 × 营养成分表标注的该营养成分含量

【案例】小明上午饮用 A 款酸奶 2 杯，下午饮用 B 款酸奶半杯，想要计算从一日饮用酸奶中摄入的蛋白质总量。

A 款酸奶，规格为每杯 125g，营养成分表中，每 100 克的蛋白质含量为 3.0g。

　　B 款酸奶，规格为每杯 135g，营养成分表中，每 100 克的蛋白质含量为 4.2g。

　　计算：

　　A 酸奶的摄入总量 = 2×125g = 250g

　　A 酸奶摄入蛋白质量 = 250g×3.0g/100g = 7.5g

　　B 酸奶摄入量 = 0.5×135g = 67.5g

　　B 酸奶摄入蛋白质量 = 67.5g×2.9g/100g = 1.9g

　　则小明饮用酸奶摄入的蛋白质总量 = 7.5g+1.9g = 9.4g

　　阅读营养成分表时会发现，部分食品某营养成分含量可能被标示为"0"，但这并不一定说明该食品中不含此营养成分。这是因为，这种营养成分低于一定数值时，就可以标注为零。这个数值被称为营养成分的"界限值"。

　　按 GB28050 的规定，当某种食品营养成分含量低微，或其摄入量对人体营养健康的影响微不足道时，就允许标示"0"的数值。可标示的"0"的界限值如表 6-1。

表 6-1　　　　　　　　　　可标示为"0"的营养成分界限值

能量和营养成分	单位	"0"的界限值（＊＊每 100 克）
能量	kJ	≤17
蛋白质	g	≤0.5
脂肪	g	≤0.5
饱和脂肪酸	g	≤0.5
或能量来源于饱和脂肪酸	kcal	≤20
胆固醇	mg	≤5
碳水化合物	g	≤0.5
糖	g	≤0.5
膳食纤维	g	≤0.5
钠	mg	≤5
钙、钾	mg	≤1%NRV
维生素 A	mgRE	≤1%NRV
其他维生素矿物质	mg 或 μg	≤1%NRV

　　＊＊用份表示的时候，同时要符合每 100g"0"的界限值要求。

本章第三节中提到，在保质期内，产品的营养成分会随着贮存时间的延长有所损失或变化。同时，生产批次、原料不同，产品的营养素含量也会有略微的波动。国标对此作出规定，要求在产品保质期内，食品营养成分的标准值允许误差不能超过表6-2中所示的范围。

表 6-2　　　　　　　　　　标示值允许误差范围的判断原则

食品营养成分	标示值允许误差范围
食品的蛋白质、多不饱和及单不饱和脂肪（酸）、碳水化合物、淀粉，总的、可溶性或不溶性膳食纤维及其单体，维生素（不包括维生素 D，维生素 A），矿物质（不包括钠）	≥80%标示值
食品中的能量以及脂肪、饱和脂肪（酸）、反式脂肪（酸），胆固醇，钠，糖	≤120%标示值
强化食品中的营养素（除维生素 D 和维生素 A 之外）	≥标示值
食品中的维生素 D 和维生素 A	80%~180%标示值

【案例】

某果蔬饮料产品声称含有维生素 C，其标注维生素 C 含量为 100ml 中 30mg。

按表 6-2 中的规定，其维生素含量应≥80%标示值，则该产品维生素 C 的最低许可含量为 24mg。

然而，检测机构的实测值为 20mg，则该产品的含量低于标示值的 80%，超过允许误差，属于不合格产品。

（三）占营养素参考值（NRV）的百分比

营养成分表中还要标示所含营养成分占营养素参考值（NRV）的百分比。所谓营养素参考值是食品营养标签中用来比较食品营养素含量多少的参考标准，是消费者选择食品时的一种营养参照尺度。

NRV 的数值是依据我国居民膳食营养素推荐摄入量（RNI）和适宜摄入量（AI）而制定的，表示一天摄入 8400kJ 能量（2000kcal）时应满足的营养素需要量。这个量大致介于轻体力活动成年女性和男性的营养素参考值之间，能够代表多数人的营养素供应的合理数量。占 NRV 的百分比，能够说明 100g 食物中所含的某种营养，在人体一天中的合理营养摄入量当中能够发挥多大的作用。

各种营养素的 NRV 数值具体如表 6-3 所示。

表 6-3　　　　　　　　　营养成分参考值（NRV）

营养成分	NRV	营养成分	NRV
能量#	8400kJ	泛酸	5mg
蛋白质	60g	生物素	30μg
脂肪	<60g	胆碱	450mg
饱和脂肪酸	<20g	钙	800mg
胆固醇	<300mg	磷	700mg
碳水化合物	300g	钾	2000mg
膳食纤维	25g	钠	2000mg
维生素 A	800μgRE	镁	300mg
维生素 D	5μg	铁	15mg
维生素 E	14mgα-TE	锌	15mg
维生素 K	80μg	碘	150μg
维生素 B1	1.4mg	硒	50μg
维生素 B2	1.4mg	铜	1.5mg
维生素 B6	1.4mg	氟	1mg
维生素 B12	2.4μg	铬	50μg
维生素 C	100mg	锰	3mg
烟酸	14mg	钼	40μg
叶酸	400μgDFE		

#. 能量相当于 2000kcal；蛋白质、脂肪、碳水化合物供能分别占总能量的 13%、27% 与 60%。

因此，NRV% 代表了由食品提供的营养成分占一天需要量的大致水平，方便消费者快速比较食品的营养特征，指导全天饮食安排。比如说，100g 某种食物中，蛋白质这一项的 NRV% 为 25%，说明这种食物中所含的蛋白质大致相当于人体一天对蛋白质的基本需求量的 25%。

【案例】两款原味酸奶的营养成分表分别如下：

A 款酸奶营养成分表

项目	每 100g	NRV%
能量	364kJ	4%
蛋白质	3.0g	5%
脂肪	3.5g	6%
碳水化合物	10.8g	4%
钠	60mg	3%

B 款酸奶营养成分表

项目	每 100g	NRV%
能量	378kJ	4%
蛋白质	4.2g	7%
脂肪	3.3g	6%
碳水化合物	11.0g	4%
钠	70mg	4%

两款产品比较，脂肪和碳水化合物含量相差不大，B 款能量虽然高于 A 款，但蛋白质含量多一些，因此选 B 款从营养角度看是合理的。

按本节上一部分例子，小明饮用 2 个 A 酸奶，半个 B 酸奶，蛋白质的 NRV%约为 15%，那么小明还需选购并摄入其他食品，满足剩下约 85%的蛋白质摄入量。

根据表 6-3，蛋白质的 NRV 是 60g。小明再摄入 NRV%为 85%的蛋白质量，即 51g 蛋白质，是否这一天的蛋白质摄入量就一定达标了呢？并不一定。由于该参考值是根据每天摄入 8400kJ（2000kcal）的平均水平给出的，而每个人代谢水平不同，每天所需的能量水平和蛋白质供应量也不一样，要视情况而定。

如果小明是从事轻体力劳动的成年女性，如白领女性，在酸奶之外再摄入 51g 蛋白质，就可以满足营养需求；而如果小明是一位年轻的成年男性，或发育期中的青少年，每天的蛋白质需求量较大，再加上 51g 蛋白质后，仍然是摄入不足的。

因此，NRV%代表的是一天需要量的大致水平，如果想更加详细准确地为某个人计算各类营养成分的摄入量，还需使用营养成分表中营养成分含量的信息，参考各类人群营养素参考值标准（见附录2）。

二、读懂营养声称

营养声称是指对食物营养特性的描述和说明，如能量水平、蛋白质含量水平，包括含量声称和比较声称，是食品营养属性的说明和营养宣教的重要工具。通常可以帮助消费者在选购食品时快速了解营养成分水平高低。

（一）含量声称

含量声称是指描述食品中能量或营养成分含量水平的声称。声称用语包括"含有""高""低"或"无"等。常见食品包装上的含量声称有：牛奶是钙的来源、低钠盐、脱脂酸奶、强化铁酱油、高膳食纤维饼干等。含量声称必须满足表6-4中给出的能量或任意营养成分的含量要求。

例如，一款饮料号称为"低糖饮料"，则其100ml饮料中的糖含量应当≤5g。这个糖的数量包括了蔗糖、果糖、葡萄糖、麦芽糖等各种糖的来源。

（二）比较声称

比较声称是指品种产品与消费者熟知的同类食品的营养成分含量或能量值进行比较以后的声称。声称用语包括"增加"或"减少"等。所声称的能量或营养成分含量差异必须满足表6-4中的限制性条件。其中基准食品即消费者所选的同类食品。例如，"减糖"是一种营养声称，普通酸奶可以作为减糖酸奶的基准食品；"减盐"也是一种营养比较声称，普通酱油可以作减盐酱油的基准食品。

表6-4　　　　　　　　　含量声称和比较声称的要求和条件

项目	声称方式	要求和条件
能量	减少能量	与同类食品相比减少25%
	低能量	≤170kJ/100g 固体 ≤80kJ/100ml 液体
	无或零能量	≤17kJ/100g（固体）或 100ml（液体）

续表

项目	声称方式	要求和条件
蛋白质	低蛋白	来自蛋白质的能量≤总能量的5%
	蛋白质来源； 含有蛋白质； 提供蛋白质	每100g的含量≥10%营养素参考值 每100ml的含量≥5%营养素参考值或者 每420kJ的含量≥5%营养素参考值
	高或富含蛋白质； 或蛋白质丰富	"来源"的两倍以上
脂肪	低脂肪	≤3g/100g固体；≤1.5g/100ml液体
	减少脂肪	该产品中脂肪含量较同类产品至少减少25%
	无或不含脂肪	≤0.5g/100g(固体)或100ml(液体)
	低饱和脂肪	≤1.5g/100g(固体)，且提供的能量占食品总能量的10%以下 ≤0.75g/100mL(液体)，且提供的能量占食品总能量的10%以下
	无或不含饱和脂肪	≤0.1g/100g(固体)或100ml(液体)
胆固醇	减少	该产品中胆固醇含量较同类产品至少减少25%
	低	≤0.02g/100g固体；≤0.01g/100ml液体 同时要求固体食物饱和脂肪在1.5g/100g、液体食物在0.75g/100ml以下；且饱和脂肪的能量占总能量的比例不超过10%
	无、或不含、零	≤0.005g/100g(固体)或100ml(液体) 同时要求固体食物饱和脂肪在1.5g/100g、液体食物在0.75g/100ml以下；且饱和脂肪的能量占总能量的比例不超过10%。
糖	减少糖25%	该产品中糖含量较同类产品至少减少25%
	低糖	≤5g/100g(固体)或100ml(液体)
	无或不含糖	≤0.5g/100g(固体)或100ml(液体)
钠	低钠	≤120mg/100g或100ml
	非常低或极低钠	≤40mg/100g或100ml
	无或不含钠	≤5mg/100g或100ml
钙或其他矿物质	××来源 含有×× 提供××	每100g中≥15%营养素参考值 每100ml中≥7.5%营养素参考值或者 每420kJ中≥5%营养素参考值
	高或富含××	"来源"的两倍以上
	增加或减少××	该产品中一种或多种矿物质较同类产品至少增加或减少25%

续表

项目	声称方式	要求和条件
维生素	××来源 含有×× 提供××	每100g中≥15%营养素参考值 每100ml中≥7.5%营养素参考值或者 每420kJ中≥5%营养素参考值
	高或富含××	"来源"的两倍以上
	增加或减少××	该产品中一种或多种维生素较同类产品至少增加或减少25%
膳食纤维	膳食纤维来源 含有膳食纤维	≥3g/100g，≥1.5g/100ml， 或者≥1.5g/420kJ
	高或富含膳食纤维	"来源"的两倍以上
碳水化合物	增加或减少	该产品中碳水化合物含量较同类产品至少增加或减少25%
	减少乳糖	该产品中乳糖含量较同类产品至少减少25%，仅指乳品类
	低乳糖	乳糖含量≤2g/100g(ml)
	无乳糖	乳糖含量≤0.5g/100g(ml)

注：使用每份食品的含量时也必须符合100g(ml)的含量规定。

三、读懂营养成分功能声称

营养成分功能声称是指某营养成分可以维持人体正常生长、发育和正常生理功能等作用的声称，通常可以帮助消费者在选购食品时快速了解营养成分的健康作用。在食品的能量或营养素含量符合营养声称有关要求时，根据食品的营养特性，可选用国家规定的一条或多条功能声称的标准用语进行宣称，不得自行删改和添加。具体内容见表6-5所示。

脱离规定的标准营养功能声称，在食品标签上标注"维生素C可以美白"、"铁可以令人强壮"之类科学依据不足的说法，属于违法行为。

表6-5　　　　　GB28050—2011中部分微量营养素的营养功能声称

营养素	功能声称
维生素A	维生素A有助于维持暗视力。 维生素A有助于维持皮肤和黏膜健康。

续表

营养素	功能声称
维生素 D	维生素 D 可促进钙的吸收。 维生素 D 有助于骨骼和牙齿的健康。 维生素 D 有助于骨骼形成。
维生素 E	维生素 E 有抗氧化作用。
维生素 B_1	维生素 B_1 是能量代谢中不可缺少的成分。 维生素 B_1 有助于维持神经系统的正常生理功能。
维生素 B_2	维生素 B_2 有助于维持皮肤和黏膜健康。 维生素 B_2 是能量代谢中不可缺少的成分。
维生素 B_6	维生素 B_6 有助于蛋白质的代谢和利用。
维生素 B_{12}	维生素 B_{12} 有助于红细胞形成。
维生素 C	维生素 C 有助于维持皮肤和黏膜健康。 维生素 C 有助于维持骨骼、牙龈的健康。 维生素 C 可以促进铁的吸收。 维生素 C 有抗氧化作用。
烟酸	烟酸有助于维持皮肤和黏膜健康。 烟酸是能量代谢中不可缺少的成分。 烟酸有助于维持神经系统的健康。
叶酸	叶酸有助于胎儿大脑和神经系统的正常发育。 叶酸有助于红细胞形成。 叶酸有助于胎儿正常发育。
泛酸	泛酸是能量代谢和组织形成的重要成分。
钙	钙是人体骨骼和牙齿的主要组成成分，许多生理功能也需要钙的参与。 钙是骨骼和牙齿的主要成分，并维持骨密度。 钙有助于骨骼和牙齿的发育。 钙有助于骨骼和牙齿更坚固。
镁	镁是能量代谢、组织形成和骨骼发育的重要成分。
铁	铁是血红细胞形成的重要成分。 铁是血红细胞形成的必需元素。 铁对血红蛋白的产生是必需的。
锌	锌是儿童生长发育的必需元素。 锌有助于改善食欲。 锌有助于皮肤健康。
碘	碘是甲状腺发挥正常功能的元素。

第五节　看懂品质认证标签

很多食品的包装上有各种标志，如食品生产许可 SC 编号、有机食品标志、绿色食品标志、无公害食品标志、农产品地理标志、保健食品标志、原产地标志、ISO 认证标志等。它们有些是准入标志，有些是质量认证标志。

一、食品生产许可 SC 编号

食品生产许可 SC 编号是食品生产许可证编号，是所有食品的市场准入标志，没有这个标志和编号的食品，不许可在超市销售。"SC"是"生产"的汉语拼音字母缩写，后跟 14 个阿拉伯数字，从左至右依次为：3 位食品类别编码、2 位省（自治区、直辖市）代码、2 位市（地）代码、2 位县（区）代码、4 位顺序码、1 位校验码。这些数码一经确定就不能改变。消费者和管理者可以根据该编号对产品进行溯源，便于对食品安全的全过程持续监管。

二、有机食品标志

有机食品标志用以证明食品源于自然、环保安全的品质特征，它是圆形构图，包含"有机食品""CERTIFIED ORGANIC COFCC"字样，以及手掌和叶片的形象，意为人与自然需要和谐美好的生存关系。有机食品是指有机农业生产体系的食品，而有机农业是在生产过程中不使用人工合成的肥料、农药、生长调节剂和饲料添加剂，有利于可持续发展的农业生产方式，强调生态系统的良性循环和生物多样性保护。该标志在全世界通用。

根据我国《有机产品》国家标准（GB/T 19630—2011）的规定，获得有机认证的食品和农产品需满足以下条件：

（1）原料必须来自于已建立的有机农业生产体系，或采用有机方式采集的野生天然产品；

（2）在生产和加工过程中必须严格遵循有机食品生产、采集、加工、包装、贮藏、运输标准，禁止使用化学合成的农药、化肥、激素、抗生素、食品添加剂等，禁止使用基因工程技术及该技术的产物及其衍生物；

（3）生产和加工过程中必须建立严格的质量管理体系、生产过程控制体系和追踪体系。已经使用过农药或化肥的农场，要想转换成为有机农场，需按有机标准的要求建立有效的管理体系，并在停止使用化学合成农药和化肥后，还要经过2~3年的过渡期后才能正式成为有机农场。转换期的规定是为了保证有机产品的安全品质达到要求。在转换期间生产的产品被标注为"有机转换食品"；

（4）必须通过合法的有机产品认证机构认证。

有机产品的查询方法

为保证有机产品的可追溯性，认证机构在向获得有机产品认证的企业发放认证标志，或允许在产品标签上印制有机产品认证标志前，必须赋予每枚认证标志一个唯一编码。该编码由17位数字组成，其中认证机构代码3位、认证标志发放年份代码2位、认证标志发放随机码12位，并且要求在17位数字前加"有机码"三个字。每个有机标志的有机码都需要报给"中国食品农产品认证信息系统"（http：//food.cnca.cn/）。

输入有机食品认证标志上的编码，可以在中国食品农产品认证信息系统中查询该有机标志对应的有机产品名称、认证证书编号、获证企业等信息。消费者可以了解该产品是否经过认证，认证是否过期，产品生产单位是否与认证单位符合，所购产品和认证产品的种类等情况。

有机食品只是有机产品中的一类，有机产品还包括棉、麻、竹、服装、化妆品、饲料（有机标准包括动物饲料）等非食品类产品。目前我国有机产品主要是包括粮食、蔬菜、水果、奶制品、畜禽产品、水产品及调料等。

三、绿色食品标志

绿色食品标志用以证明食品出自良好生态环境，安全、优质、无污染的品质特征。该标志为绿色正圆形图案，上方为太阳，下方为叶片与蓓蕾，标志的寓意为保护。绿色食品是指产自优良生态环境、按照绿色食品标准生产、实行全程质量控制并获得绿色食品标志使用权的安全、优质食用农产品及相关产品。该标志为质量认证标志，由中国绿色食品协会认定颁发。获得该认证的产品需满足以下条件：

1. 产品或产品原料产地必须符合绿色食品生态环境质量标准；

2. 农作物种植、畜禽饲养、水产养殖及食品加工必须符合农业部绿色食品行业标准中的生产操作规程；

3. 产品的包装、贮运必须符合绿色食品包装贮运标准；

4. 产品必须符合绿色食品标准。

绿色食品分为 AA 级和 A 级两种，A 级标志为绿底白字，AA 级标志为白底绿字。其主要区别是，在生产过程中，AA 级不能使用任何农药、化肥和人工合成激素；A 级则允许限量使用限定的农药、化肥和植物生长调节剂，前提是无毒害、无残留、环境友好产品，对用量和残留量的规定通常比无公害标准要严格。

绿色食品和有机食品都有较为严格的农用化学品和污染残留管理要求，但具体要求有所不同。绿色食品更重视产地的生态环境质量，避免环境污染的影响，有机食品则更重视避免使用人工合成的化学物质。AA 级的严格程度超过有机食品的要求，不仅不能用合成农用化学品，甚至不许可用产生废气的机械进行产品收获。但 A 级绿色食品许可使用少量无毒、无残留、模拟植物天然成分的农用化学物质。

四、无公害农产品标志

无公害农产品标志是产品质量认证标志，用来证明食品为产地环境、生产过程和产品质量符合国家有关标准和规范的要求，经认证合格获得认证证书并允许使用无公害农产品标志的未经加工或者初加工的食用农产品。无公害食品生产过程中允许合理使用农药和化肥，但不能使用国家禁止使用的高毒、高残留农药。其污染残留水平有监测控制。

全国统一无公害农产品标志标准颜色由绿色和橙色组成。该标志主要由麦穗、对勾和无公害农产品字样组成，麦穗代表农产品，对勾表示合格，橙色寓意成熟和丰收，绿色象征环保和安全。

有机、绿色和无公害标志代表着产品的安全品质符合相关标准，特别是在农药残留方面有一定优势，但不代表营养品质更好。一些绿色食品的标准中有对营养成分含量的要求，而有机食品更注重有害物质的残留量，对营养素含量没有要求。目前国内外研究未证明有机食品比普通食品营养成分含量更高。

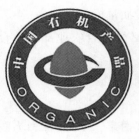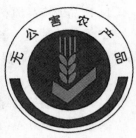

有机产品标志　　　　　　　　绿色食品标志　　　　　　　无公害农产品标志

五、农产品地理标志

农产品地理标志，是指标示农产品来源于特定地域，产品品质和相关特征主要取决于自然生态环境和历史人文因素，并以地域名称冠名的特有农产品（来源于农业的初级产品，即在农业活动中获得的植物、动物、微生物及其产品）标志。公共标志基本组成色彩为绿色和橙色，图案由中华人民共和国农业部中英文字样、农产品地理标志中英文字样和麦穗、地球、日月图案等元素构成。获得该认证的产品需满足以下条件：

（1）称谓由地理区域名称和农产品通用名称构成；

（2）产品有独特的品质特性或者特定的生产方式；

（3）产品品质和特色主要取决于独特的自然生态环境和人文历史因素；

（4）产品有限定的生产区域范围；

（5）产地环境、产品质量符合国家强制性技术规范要求。

国家质检总局制定的《原产地域产品保护规定》（1999年7月30日），对地理标志和原产地名称进行了一系列的保护性规定。农产品的地理标志着重于强调某个地理区域产品的独特性，因为往往是这种独特性决定了原产地产品的特定品质。例如"西湖龙井""兰州百合""库尔勒香梨"等。

六、保健食品标志

保健食品标志为天蓝色，呈帽形，又称蓝帽子、小蓝帽，用以证明该食品具有调节人体功能的作用，但不以治疗疾病为目的，适于特定人群食用。选购时一定要根据自身的身体状况选择。比如血糖高的可以选择血糖调节功能的产品，血脂高的可以选择血脂调节功能的产品。

正规保健食品会在蓝帽子标志下注明保健食品的批准文号、"国食健字【年号】××××号""卫食健字【年号】××××号"。每个保健食品批准文号只对应一个产品，消费者可以登录国家市场监督管理局网站"数据查询"栏目查询。

购买保健食品时一定要选择经管理部门许可的场所购买，并注意阅读食品标签，比如：包装上有无生产产地、厂商的真实信息，有没有"小蓝帽"的保健食品标识，获批的是哪一项保健功能，以及保健食品批号、适宜人群、食用量、食用方法等信息。

要注意的是，保健食品获批的功能必须和宣传、标注的功能相一致，而且不能宣传有治疗疾病、替代药物的作用。如果某产品获批的是"免疫调节"功能，却宣传"可以控制血糖"，就属于夸大宣传。如果某产品获批的是"血糖调节"功能，但宣传可以替代降糖药，可以彻底治疗糖尿病，那么肯定是违法宣传，可以向国家市场监督管理局或消费者保护协会等相关机构举报。

按 2016 年国家食品药品监督管理局的相关文件，可以申报的保健食品 27 个保健功能包括：增强免疫力、辅助降血脂、辅助降血糖、抗氧化、辅助改善记忆、缓解视疲劳、促进排铅、清咽、辅助降血压、改善睡眠、促进泌乳、缓解体力疲劳、提高缺氧耐受力、对辐射危害有辅助保护功能、减肥、改善生长发育、增加骨密度、改善营养性贫血、对化学性肝损伤的辅助保护作用、祛痤疮、祛黄褐斑、改善皮肤水份、改善皮肤油份、调节肠道菌群、促进消化、通便和对胃粘膜损伤有辅助保护功能。

营养素类也纳入保健食品的管理范畴，称为营养素补充剂（如维生素、矿物质为主要原料的产品），它们主要作用是为人体补充营养素，而不是发挥以上 27 种生理调节作用。

目前进口保健食品和营养素产品繁多。它们也需要纳入我国的管理规范。正规进口产品的食品包装上有"小蓝帽"保健食品标识，有保健食品批号，如"国食健进××号"。它们还需要有中外文对照的食品标签，且中文字体须大于外文字体。要标明产品的原产国家或地区、代理商在中国依法登记注册的名称和地址，提供出入境检验检疫局出具的有效卫生合格证书，并贴有防伪标志。此外，进口保健品和国产保健品一样，其标签上都需要有商标、产品名称、生产日期、安全使用期或有效日期等基本信息。

七、ISO 认证标志

ISO 是"国际标准化组织"(International Organization for Standardization)的英语简称。ISO9001、ISO14000、ISO22000 等食品企业常用的认证标志代表着企业的管理质量，表明对生产过程的控制和管理能力较强，有利于预防生产事故和不合格产品的出现，但与营养价值没有关系。具体认证标准和标志可以在网上查询。一般来说，在其他指标相同的情况下，最好能够优先选择有认证的产品。

本章小结

食品标签是指食品包装上的文字、图形、符号及一切说明物。食品营养标签是预包装食品标签的重要组成部分，是指预包装食品标签上向消费者提供食品营养信息和特性的说明，包括营养成分表、营养声称和营养成分功能声称。

GB7718—2011《食品安全国家标准预包装食品标签通则》规定：直接向消费者提供的预包装食品标签标示内容应包括食品名称、配料表、净含量和规格、生产者和(或)经销者的名称、地址和联系方式、生产日期和保质期、贮存条件、食品生产许可证编号、产品标准代号及其他需要标示的内容。

GB28050—2011《食品安全国家标准预包装食品营养标签通则》规定：预包装食品营养标签强制标示的内容包括能量、核心营养素的含量值及其占营养素参考值(NRV)的百分比，简单来说就是要标示一个包含上述内容的营养成分表。当标示其他成分时，应采取适当形式使能量和核心营养素的标示更加醒目。

合理安排膳食首先要学会选择食物。食物选购的基本原则包括：1. 优选新鲜天然的食物，尽量避免高度加工食品；2. 冷静看待广告、宣传语和促销员的推荐；3. 选购食物不能只关注价格，要比较其营养性价比；4. 认真阅读食品标签，充分发挥感官评价；5. 尽量选择超市和大型农贸市场，从正规来源购买食物。

本章思考题

1. 食品营养标签里有哪些重要的信息与食品品质相关？

2. 怎样通过营养成分表信息了解食物的营养价值？营养素参考值(NRV)

百分比是什么意义？

3. 营养声称和营养素功能声称有什么区别？

4. 如何判断某些食品是不是真正的"低糖"食品、"低脂"食品、"低盐"食品等？

5. 食品的认证标志有哪些？

参 考 文 献

[1]国家卫生计生委疾病预防控制局编：《中国居民营养与慢性病状况报告（2015年）》，人民卫生出版社2015年版。

[2]中国营养学会编著：《中国居民膳食指南（2016）》，人民卫生出版社2016年版。

[3]中国营养学会编著：《中国居民膳食营养素参考摄入量（2013）》，人民卫生出版社2014年版。

[4]杨月欣、葛可佑总主编：《中国食品科学全书（第二版）上册》，人民卫生出版社2019年版。

[5]杨月欣、葛可佑总主编：《中国食品科学全书（第二版）下册》，人民卫生出版社2019年版。

[6]杨月欣主编：《中国食物成分表标准版（第一册）》，北京大学医学出版社2018年版。

[7]杨月欣主编：《中国食物成分表标准版（第二册）》，北京大学医学出版社2019年版。

[8]中国营养学会编著：《食物与健康：科学证据共识》，人民卫生出版社2016年版。

[9]曾果主编：《公共营养学》，科学出版社2018年版。

[10]孙远明、柳春红主编：《食品营养学（第三版）》，中国农业大学出版社2019年版。

[11]范志红主编：《食物营养与配餐》，中国农业大学出版社2010年版。

[12]邓泽元主编：《食品营养学（第四版）》，中国农业出版社2016年版。

[13]顾景范、杜寿玢、郭长江主编：《现代临床营养学》，科学出版社2009年版。

[14]孙秀发主编：《临床营养学》，科学出版社2009年版。

[15]让蔚清、刘烈刚主编：《妇幼营养学》，人民卫生出版社2014年版。

［16］中国标准出版社第一编辑室编：《中国食品工业标准汇编（第一部分）》，
　　　中国标准出版社 2008 年版。

［17］卫生部：《食品安全国家标准预包装食品标签通则》，GB7718—2011，
　　　2011 年版。

［18］卫生部：《食品安全国家标准预包装食品营养标签通则》，GB28050—
　　　2011，2011 年版。

［19］中绿华夏有机食品认证中心编：《有机产品认证与管理》，中国标准出版
　　　社 2019 年版。

［20］石彦国主编：《食品原料学》，科学出版社 2018 年版。

［21］张和平、张佳程主编：《乳品工艺学》，中国轻工业出版社 2018 年版。

［22］马涛、肖志刚主编：《谷物加工工艺学》，科学出版社 2009 年版。

［23］周光宏主编：《畜产品加工学（第二版）》，中国农业出版社 2012 年版。

［24］赵晓丹编著：《食物抗营养因子》，中国农业大学出版社 2015 年版。

［25］范志红：《范志红详解孕产饮食营养全书》，化学工业出版社 2018 年版。

［26］葛声、张片红、马爱勤等：《中国糖尿病膳食指南及解读》，载《营养学
　　　报》2017 年第 6 期，第 521~529 页。

［27］中华医学会内分泌分会：《糖尿病患者血糖波动管理专家共识》，载《中华
　　　内分泌代谢杂志》2017 年第 8 期，第 633~636 页。

［28］张小倩：《中国 2 型糖尿病自我管理处方专家共识解读》，载《中国全科医
　　　学》2018 年第 18 期，第 2152~2155 页。

［29］中华医学会内分泌分会：《中国高尿酸血症与痛风诊疗指南（2019）》，载
　　　《中华内分泌代谢杂志》2020 年第 1 期，第 1~13 页。

［30］中国超重/肥胖医学营养治疗专家共识编写委员会：《中国超重/肥胖医学
　　　营养治疗专家共识（2016 年版）》，载《糖尿病天地（临床）》2016 年第 10
　　　期，第 451~455 页。

［31］孙宁玲：《肥胖相关性高血压管理的中国专家共识的关键点及亮点》，载
　　　《中华高血压杂志》2016 年第 12 期，第 1107~1109 页。

［32］中华医学会骨质疏松和骨矿盐疾病分会：《原发性骨质疏松症诊疗指南
　　　（2017）》，载《中华骨质疏松和骨矿盐疾病杂志》2017 年第 5 期，第 413~
　　　443 页。

［33］周建烈、刘忠厚：《补充钙和维生素 D 防治骨质疏松症的全球临床指南进
　　　展》，载《中国骨质疏松杂志》2016 年第 3 期，第 371~380 页。

[34]王璐、范志红、陈然：《烹调对深色蔬菜中类胡萝卜素的影响》，载《中国食物与营养》2013 年第 6 期，第 82~85 页。

[35]贾丽立、范志红、宋歆：《蔬菜烹调后油脂含量及消费者相关认知和选择的研究》，载《食品科技》2009 年第 11 期，第 270~275 页。

[36]林金雪娇、李爽、范志红：《杂粮饭与慢性疾病防控的研究进展》，载《中国食物与营养》2020 年第 3 期，第 81~85 页。

[37]卢家灿、范志红、朱瑞欣、叶婷：《杂豆与慢性疾病防控》，载《中国粮油学报》2020 年第 2 期，第 196~201 页。

[38]潘海坤、范志红：《蔬菜摄入与 2 型糖尿病防控研究进展》，载《中国食物与营养》2016 年第 1 期，第 70~74 页。

[39]韩悦、范志红、朱瑞欣：《蔬菜中硝酸盐对心血管健康的改善作用》，载《中国食物与营养》2020 年第 2 期，第 85~89 页。

[40]董洋、范志红：《乳类食物与痛风防控》，载《中国乳品工业》2015 年第 3 期，第 46~49 页。

[41]兰晓芳、范志红：《钙和乳制品对肾结石风险的影响》，载《中国食物与营养》2016 年第 3 期，第 59~63 页。

[42]李帼婧、范志红：《乳制品摄入与体质量控制》，载《中国乳品工业》2017 年第 2 期，第 22~25 页。

[43]朱瑞欣、范志红：《水果摄入与骨骼健康》，载《中国食物与营养》2018 年第 1 期，第 50~54 页。

[44]王琳琳、董洋、范志红：《水果干与慢性疾病防控》，载《中国食物与营养》2020 年第 6 期，第 63~67 页。

[45]Whitney. Eleanor Noss and Sharon Rady Rolfes. Understanding Nutrition (14th edition). Cengage Learning, 2015.

[46]Field M. Handbook of food and nutrition. Syrawood Publishing House, 2018.

[47]Karmas E. Nutritional Evaluation of Food Processing. Springer, 2012.

[48]Rechcigl M. Handbook of Nutritive Value of Processed Food：Volume 1：Food for Human Use (Routledge Revivals). CRC Press, 2019.

[49]Hui Y N. Handbook of meat and meat processing, 3rd Edition. CRC Press, 2012.

[50]Belitz H-D, Grosch W, Schieberle P. Food Chemistry, 4th edition, Springer, 2009.

［51］Ching LZ；Barakatun-Nisak，MY；Wan ZW，et al. Nutritional strategies in managing postmeal glucose for type 2 diabetes：A narrative review［J］. Diabetes Metab Syndr. 2019，13：2339-2345.

［52］Augustin L S A，Kendall a C W C，Jenkins D J A，et al. Glycemic index, glycemic load and glycemic response：An International Scientific Consensus Summit from the International Carbohydrate Quality Consortium（ICQC）［J］. Nutrition，Metabolism & Cardiovascular Diseases，2015，25：795-815.

［53］Taheri S，Zaghloul H，Chagouri O，et al. Effect of intensive lifestyle intervention on bodyweight and glycaemia in early type 2 diabetes（DIADEM-I）：an open-label，parallel-group，randomised controlled trial.［J］. Lancet Diabetes Endocrinol，2020，8：477-489.

［54］Jakubowicz D，Landau Z，Tsameret S，et al. Reduction in glycated hemoglobin and daily insulin dose alongside circadian clock upregulation in patients with type 2 diabetes consuming a three-meal diet：a randomized clinical trial［J］. Diabetes Care，2019，42：2171-2180.

［55］Frassetto L，Banerjee T，Powe N，et al. Acid Balance，Dietary Acid Load，and Bone Effects-A Controversial Subject［J］. Nutrients，2018，10（4）. pii：E517.

［56］Shivappa N，Steck SE，Hurley TG，Hussey JR，Hebert JR. Designing and developing a literature-derived，population-based dietary inflammatory index ［J］. Public Health Nutrition. 2014，17：1689-1696.

［57］Xu Y，Wan Q，Feng J，et al. Whole grain diet reduces systemic inflammation：A meta-analysis of 9 randomized trials. Medicine（Baltimore），2018，97（43）：e12995.

［58］Ricker M A and Haas W C. Anti-Inflammatory Diet in Clinical Practice：A Review. Nutrition in Clinical Practice，2017，32（3）：318-325.

［59］Grosso G，Yang J，Marventano S，et al. Nut consumption on all-cause, cardiovascular，and cancer mortality risk：a systematic review and meta-analysis of epidemiologic studies［J］. American Journal of Clinical Nutrition，2015，101：783-793.

［60］Miglio C，Chiavaro，E，Visconti，A，et al. Effects of different cooking methods on nutritional and physicochemical characteristics of selected vegetables［J］. Journal of Agricultural and Food Chemistry，2008，56（1）：139-147.

［61］Liu G, Zong G, Hu FB, Willett WC, Eisenberg DM, Sun Q. Cooking Methods for Red Meats and Risk of Type 2 Diabetes: A Prospective Study of U. S. Women［J］. Diabetes Care, 2017,40(8):1041.

［62］Thorning TK, Raben A, Tholstrup T, et al. Milk and dairy products: good or bad for human health? An assessment of the totality of scientific evidence. Food Nutr Res, 2016, 60: 32527.

［63］Qin C, Lv J, Guo Y, et al. Associations of egg consumption with cardiovascular disease in a cohort study of 0.5 million Chinese adults. Heart,2018, 104(21): 1756-1763.

［64］Zhong V W, Van Horn L, Cornelis M C, et al. Associations of dietary cholesterol or egg consumption with incident cardiovascular disease and mortality［J］. JAMA, 2019, 321(11): 1081-1095.

［65］Zhao LG, Sun JW, Yang Y, et al. Fish consumption and all-cause mortality: a meta-analysis of cohort studies［J］. Eur J Clin Nutr. 2016 Feb,70(2):155-161.

［66］Shishehbor F, Mansoori A, Shirani F. Vinegar consumption can attenuate postprandial glucose and insulin responses: a systematic review and meta-analysis of clinical trials. Diabetes Res Clin Pract,2017,127:1-9.

附录1 中国居民营养素参考摄入量

表1 中国1~6岁儿童膳食能量、蛋白质和脂类推荐/适宜摄入量(RNI/AI)

项目	标准	单位	1岁		2岁		3岁		4岁		5岁		6岁	
			男性	女性	男性	女性	男性	女性	男性	女性	男性	女性	男性	女性
中体力活动能量	RNI	(MJ/d)	3.77	3.35	4.60	4.18	5.23	5.02	5.44	5.23	5.86	5.44	6.69	6.07
		(Kcal/d)	900	800	1100	1000	1250	1200	1300	1250	1400	1300	1600	1450
蛋白质	RNI	(g/d)	25	25	25	25	30	30	30	30	30	30	35	35
亚油酸	AI	(%E)[1]	4.0	4.0	4.0	4.0	4.0	4.0	4.0	4.0	4.0	4.0	4.0	4.0
α-亚麻酸	AI	(%E)[1]	0.60	0.60	0.60	0.60	0.60	0.60	0.60	0.60	0.60	0.60	0.60	0.60

注1:"%E"意思是占一日总能量供应的百分比。来自脂肪的能量值除以9,即为应当摄入的脂肪数量。

表2 中国7~17岁儿童膳食能量、蛋白质和脂类推荐/适宜摄入量(RNI/AI)

项目	标准	单位	7岁		8岁		9岁		10岁		11~14岁		14~17岁	
			男性	女性	男性	女性	男性	女性	男性	女性	男性	女性	男性	女性
轻体力活动能量	RNI	(MJ/d)	6.28	5.65	6.90	6.07	7.32	6.49	7.53	6.90	8.58	7.53	10.46	8.37
		(Kcal/d)	1500	1300	1650	1450	1750	1550	1800	1650	2050	1800	2500	2000
中体力活动能量	RNI	(MJ/d)	7.11	6.49	7.74	7.11	8.37	7.53	8.58	7.95	9.83	8.58	11.92	9.62
		(Kcal/d)	1700	1550	1850	1700	2000	1800	2050	1900	2330	2050	2850	2300
蛋白质	RNI	(g/d)	40	40	40	40	45	45	50	50	60	55	75	60
亚油酸	AI	(%E)[1]	4.0	4.0	4.0	4.0	4.0	4.0	4.0	4.0	4.0	4.0	4.0	4.0
α-亚麻酸	AI	(%E)[1]	0.60	0.60	0.60	0.60	0.60	0.60	0.60	0.60	0.60	0.60	0.60	0.60

表 3 中国健康成年人膳食能量、蛋白质和脂类推荐/适宜摄入量(RNI/AI)

项目	标准	单位	18~49 岁		50~65 岁		66~80 岁		80 岁以上	
			男性	女性	男性	女性	男性	女性	男性	女性
轻体力活动 能量	RNI	(MJ/d)	9.41	7.53	8.79	7.32	8.58	7.11	7.95	6.28
		(Kcal/d)	2250	1800	2100	1750	2050	1700	1900	1500
中体力活动 能量	RNI	(MJ/d)	10.88	8.79	10.25	8.58	9.83	8.16	9.20	7.32
		(Kcal/d)	2600	2050	2450	2050	2350	1950	2200	1750
蛋白质	RNI	(g/d)	65	55	65	55	65	55	65	55
亚油酸	AI	(%E)[1]	4.0	4.0	4.0	4.0	4.0	4.0	4.0	4.0
α-亚麻酸	AI	(%E)[2]	0.60	0.60	0.60	0.60	0.60	0.60	0.60	0.60

注 1：孕前营养标准，即 18~49 岁健康女性的健康标准。孕后营养素的量用在此基础上增加的数量来表示。

注 2："%E"意思是占一日总能量供应的百分比。来自脂肪的能量值除以 9，即为应当摄入的脂肪数量。

表 4 中国孕育期健康女性膳食能量、蛋白质和脂类推荐/适宜摄入量(RNI/AI)

项目	标准	单位	孕前[1]	孕妇(早)[2]	孕妇(中)[2]	孕妇(晚)[2]	乳母[3]
轻体力活动 能量	RNI	(MJ/d)	7.53	+0	+1.26	+1.88	+2.09
		(Kcal/d)	1800	+0	+300	+450	+500
中体力活动 能量	RNI	(MJ/d)	8.79	+0	+1.26	+1.88	+2.09
		(Kcal/d)	2050	+0	+300	+450	+500
蛋白质	RNI	(g/d)	55	+0	+15	+30	+25
亚油酸	AI	(%E)[4]	4.0	4.0	4.0	4.0	4.0
α-亚麻酸	AI	(%E)[4]	0.60	0.60	0.60	0.60	0.60
EPA+DHA	AI	(%E)[4]	—	0.25(0.20[5])	0.25(0.20[5])	0.25(0.20[5])	0.25(0.20[5])

注 1：孕前营养标准，即 18~49 岁健康女性的健康标准。孕后营养素的量用在此基础上增加的数量来表示。

注 2：孕早期为怀孕 1~3 月，孕中期为怀孕 4~6 月，孕晚期为怀孕 7~9 月。

注 3："坐月子"即产后第一个月，其营养供应标准与乳母相同。

注 4："%E"意思是占一日总能量供应的百分比。来自脂肪的能量值除以 9，即为应当摄入的脂肪数量。

注 5：EPA 和 DHA 的总量为总能量的 0.25，但其中来自 DHA 的不低于 0.20。

表 5　　中国健康人膳食常量矿物质推荐摄入量/适宜摄入量（RNI/AI）

人群	钙 Ca（mg/d）	磷 P（mg/d）	钾 K（mg/d）	钠 Na（mg/d）	镁 Mg（mg/d）	氯 Cl（mg/d）
	RNI	RNI	AI	AI	RNI	AI
1~3 岁	600	300	900	700	140	1100
4~6 岁	800	350	1200	900	160	1400
7~10 岁	1000	470	1500	1200	220	1900
11~13 岁	1200	640	1900	1400	300	2200
14~17 岁	1000	7109	2200	1600	320	2500
18~49 岁	800	720	2000	1500	330	2200
50~65 岁	1000	720	2000	1400	330	2200
66~80 岁	1000	700	2000	1400	320	2200
80 岁以上	1000	670	2000	1300	310	2000
孕妇（早）	+0	+0	+0	+0	+40	+0
孕妇（中）	+200	+0	+0	+0	+40	+0
孕妇（晚）	+200	+0	+0	+0	+40	+0
乳母	+200	+0	+400	+0	+0	+0

表 6　　中国健康人膳食微量矿物质推荐摄入量/适宜摄入量（RNI/AI）

人群	铁 Fe （mg/d）		锌 Zn （mg/d）		碘 I （μg/d）	硒 Se （μg/d）	铜 Cu （mg/d）	氟 F （μg/d）	铬 Cr （μg/d）	锰 Mn （mg/d）	钼 Mo （μg/d）
	RNI 男	RNI 女	RNI 男	RNI 女	RNI	RNI	RNI	AI	AI	AI	RNI
1~3 岁	9	9	4.0	4.0	90	25	0.3	0.6	15	1.5	40
4~6 岁	10	10	5.5	5.5	90	30	0.4	0.7	20	2.0	50
7~10 岁	13	13	7.0	7.0	90	40	0.5	1.0	25	3.0	65
11~13 岁	15	18	10.0	9.0	110	55	0.7	1.3	30	4.0	90
14~17 岁	16	18	11.5	8.5	120	60	0.8	1.5	35	4.5	100
18~49 岁	12	20	12.5	7.5	120	60	0.8	1.5	30	4.5	100
50~65 岁	12	12	12.5	7.5	120	60	0.8	1.5	30	4.5	100
66~80 岁	12	12	12.5	7.5	120	60	0.8	1.5	30	4.5	100
80 岁以上	12	12	12.5	7.5	120	60	0.8	1.5	30	4.5	100

续表

人群	铁 Fe（mg/d）		锌 Zn（mg/d）		碘 I（μg/d）	硒 Se（μg/d）	铜 Cu（mg/d）	氟 F（μg/d）	铬 Cr（μg/d）	锰 Mn（mg/d）	钼 Mo（μg/d）
	RNI 男	RNI 女	RNI 男	RNI 女	RNI	RNI	RNI	AI	AI	AI	RNI
孕妇（早）		+0		+2.0	+110	+5	+0.1	+0	+1.0	+0.4	+10
孕妇（中）		+4		+2.0	+110	+5	+0.1	+0	+4.0	+0.4	+10
孕妇（晚）		+9		+2.0	+110	+5	+0.1	+0	+6.0	+0.4	+10
乳母		+4		+4.5	+120	+18	+0.6	+0	+7.0	+0.3	+3

表 7　　中国健康人膳食脂溶性维生素推荐摄入量/适宜摄入量（RNI/AI）

人群	维生素 A（μg RAE/d）[1]		维生素 D（μg/d）	维生素 E（mg α-TE/d）	维生素 K（μg/d）
	RNI 男	RNI 女	RNI	RNI	AI
1~3 岁	310	310	10	6	30
4~6 岁	360	360	10	7	40
7~10 岁	500	500	10	9	50
11~13 岁	670	670	10	13	70
14~17 岁	820	820	10	14	75
18~49 岁	800	700	10	14	80
50~65 岁	800	700	10	14	80
66~80 岁	800	700	15	14	80
80 岁以上	800	700	15	14	80
孕妇（早）		+0	+0	+0	+0
孕妇（中）		+70	+0	+0	+0
孕妇（晚）		+70	+0	+0	+0
乳母		+600	+0	+0	+5

注 1：视黄醇活性当量（RAE，μg）=膳食或补充剂来源全反式视黄醇（μg）+1/2 补充剂纯品全反式 β-胡萝卜素（μg）+1/24 其他膳食维生素 A 原类胡萝卜素（μg）。

注 2：α-生育酚当量（α-TE，mg），膳食中总 α-TE 当量（mg）=1×α-生育酚（mg）+0.5×β-生育酚（mg）+0.1×γ-生育酚（mg）+0.02×ζ-生育酚（mg）+0.3×α-三烯生育酚（mg）。

表8　中国健康人膳食水溶性维生素推荐摄入量/适宜摄入量（RNI/AI）

人群	维生素 B₁（mg/d）		维生素 B₂（mg/d）		维生素 B₆（mg/d）	维生素 B₁₂（μg/d）	泛酸（mg/d）	叶酸（μg DEF/d）[1]	烟酸（mg NE/d）[2]		胆碱（mg/d）	生物素（μg/d）	维生素 C（mg/d）
	RNI 男	RNI 女	RNI 男	RNI 女	RNI	RNI	AI	RNI	RNI 男	RNI 女	AI	AI	RNI
1~3 岁	0.6	0.6	0.6	0.6	0.6	1.0	2.1	160	6	6	120	17	40
4~6 岁	0.8	0.8	0.7	0.7	0.7	1.2	2.5	190	8	8	150	20	50
7~10 岁	1.0	1.0	1.0	1.0	1.0	1.6	3.5	250	11	10	200	25	65
11~13 岁	1.3	1.1	1.3	1.1	1.3	2.1	4.5	350	14	12	250	35	90
14~17 岁	1.6	1.3	1.5	1.2	1.4	2.4	5.0	400	16	13	300	40	100
18~49 岁	1.4	1.2	1.4	1.2	1.4	2.4	5.0	400	15	12	400	40	100
50~65 岁	1.4	1.2	1.4	1.2	1.6	2.4	5.0	400	14	12	400	40	100
66~80 岁	1.4	1.2	1.4	1.2	1.6	2.4	5.0	400	14	11	400	40	100
80 岁以上	1.4	1.2	1.4	1.2	1.6	2.4	5.0	400	13	10	400	40	100
孕妇（早）		+0		+0	+0.8	+0.5	+1.0	+200	+0	+0	+20	+0	+0
孕妇（中）	+0.2	+0.2	+0.2	+0.2	+0.8	+0.5	+1.0	+200	+0	+0	+20	+0	+15
孕妇（晚）	+0.3	+0.3	+0.3	+0.3	+0.8	+0.5	+1.0	+200	+0	+0	+20	+0	+15
乳母	+0.3	+0.3	+0.3	+0.3	+0.3	+0.8	+2.0	+150	+3	+3	+120	+10	+50

注 1：叶酸当量（DFE，μg）＝天然食物来源叶酸（μg）＋1.7×合成叶酸（μg）。

注 2：烟酸当量（NE，mg）＝烟酸（mg）＋1/60 色氨酸（mg）。

表9

中国健康人膳食矿物质可耐受最高摄入量（UL）

人群	钙 Ca (mg/d)	磷 P (mg/d)	铁 Fe (mg/d)	碘 I (μg/d)	锌 Zn (mg/d)	硒 Se (μg/d)	铜 Cu (mg/d)	氟 F (mg/d)	锰 Mn (mg/d)	钼 Mo (mg/d)
1~3 岁	1500	—	25	—	8	100	2	0.8	—	200
4~6 岁	2000	—	30	200	12	150	3	1.1	3.5	300
7~10 岁	2000	—	35	300	19	200	4	1.7	5.0	450
11~13 岁	2000	—	40	400	28	300	6	2.5	8.0	650
14~17 岁	2000	—	40	500	35	350	7	3.1	10.0	800
18~49 岁	2000	3500	42	600	40	400	8	3.5	11	900
50~65 岁	2000	3500	42	600	40	400	8	3.5	11	900
66~80 岁	2000	3000	42	600	40	400	8	3.5	11	900
80 岁以上	2000	3000	42	600	40	400	8	3.5	11	900
孕妇（早）	2000	3500	42	600	40	400	8	3.5	11	900
孕妇（中）	2000	3500	42	600	40	400	8	3.5	11	900
孕妇（晚）	2000	3500	42	600	40	400	8	3.5	11	900
乳母	2000	3500	42	600	40	400	8	3.5	11	900

表 10　中国健康人膳食维生素可耐受最高摄入量（UL）

人群	维生素 A（µg RAE/d）[1]	维生素 D（µg/d）	维生素 E（mg α-TE/d）[2]	维生素 B_6（mg/d）	叶酸[3]（µg/d）	烟酸（mg NE/d）[4]	烟酰胺（mg/d）	胆碱（mg/d）	维生素 C（mg/d）
1~3 岁	700	20	150	20	300	10	100	1000	400
4~6 岁	900	30	200	25	400	15	130	1000	600
7~10 岁	1500	45	350	35	600	20	180	1500	1000
11~13 岁	2100	50	500	45	800	25	240	2000	1400
14~17 岁	2700	50	600	55	900	30	280	2500	1800
18~49 岁	3000	50	700	60	1000	35	310	3000	2000
50~65 岁	3000	50	700	60	1000	35	310	3000	2000
66~80 岁	3000	50	700	60	1000	35	300	3000	2000
80 岁以上	3000	50	700	60	1000	30	280	3000	2000
孕妇（早）	3000	50	700	60	1000	35	310	3000	2000
孕妇（中）	3000	50	700	60	1000	35	310	3000	2000
孕妇（晚）	3000	50	700	60	1000	35	310	3000	2000
乳母	3000	50	700	60	1000	35	310	3000	2000

注 1：视黄醇活性当量（RAE，µg）＝膳食或补充剂来源全反式视黄醇（µg）＋1/2 补充剂源全反式视黄醇（µg）＋1/24 其他膳食维生素 A 原类胡萝卜素（µg）。

注 2：α-生育酚当量（α-TE，mg），膳食中总 α-TE 当量（mg）＝1×α-生育酚（mg）＋0.5×β-生育酚（mg）＋0.1×γ-生育酚（mg）＋0.02×ζ-生育酚（mg）＋0.3×α-三烯生育酚（mg）。

注 3：叶酸当量（DFE，µg）＝天然食物来源叶酸（µg）＋1.7×合成叶酸（µg）。

注 4：烟酸当量（NE，mg）＝烟酸（mg）＋1/60 色氨酸（mg）。

表 11　　　　　中国健康人膳食宏量营养素可接受范围（AMDR）

	总碳水化合物（%E）[1]	添加糖（%E）[1]	总脂肪（%E）[1]	饱和脂肪酸（%E）[1]	n-6 多不饱和脂肪酸（%E）[1]	n-3 多不饱和脂肪酸（%E）[1]	EPA+DHA（g/d）
1~3 岁	50~65	<10	35	—[2]	—[2]	—	—
4~6 岁	50~65	<10	20~30	<8	—	—	—
7~10 岁	50~65	<10	20~30	<8	—	—	—
11~13 岁	50~65	<10	20~30	<8	—	—	—
14~17 岁	50~65	<10	20~30	<8	—	—	—
18~49 岁	50~65	<10	20~30	<10	2.5~9.0	0.5~2.0	0.25~2.00
50~65 岁	50~65	<10	20~30	<10	2.5~9.0	0.5~2.0	0.25~2.00
66~80 岁	50~65	<10	20~30	<10	2.5~9.0	0.5~2.0	0.25~2.00
80 岁以上	50~65	<10	20~30	<10	2.5~9.0	0.5~2.0	0.25~2.00
孕妇（早）	50~65	<10	20~30	<10	2.5~9.0	0.5~2.0	—[2]
孕妇（中）	50~65	<10	20~30	<10	2.5~9.0	0.5~2.0	—
孕妇（晚）	50~65	<10	20~30	<10	2.5~9.0	0.5~2.0	—
乳母	50~65	<10	20~30	<10	2.5~9.0	0.5~2.0	—

注 1：%E 为占能量的百分比。

注 2：未制定参考值者用"—"表示。

表 12　　　　　中国健康人膳食营养素建议摄入量（PI）

人群	钾 K（mg/d）	钠 Na（mg/d）	维生素 C（mg/d）
1~3 岁	—	—	—
4~6 岁	2100	1200	—
7~10 岁	2800	1500	—
11~13 岁	3400	1900	—
14~17 岁	3900	2200	—
18~49 岁	3600	2000	200
50~65 岁	3600	2000	200
66~80 岁	3600	2000	200
80 岁以上	3600	2000	200
孕妇（早）	3600	2000	200
孕妇（中）	3600	2000	200
孕妇（晚）	3600	2000	200
乳母	3600	2000	200

表 13   **中国健康人膳食水适宜摄入量(AI)**

人群	饮水量[1](L/d)		总水摄入量[2](L/d)	
	男	女	男	女
1~3 岁	—[3]		1.3	
4~6 岁	0.8		1.6	
7~10 岁	1.0		1.8	
11~13 岁	1.3	1.1	2.3	2.0
14~17 岁	1.4	1.2	2.5	2.2
18~49 岁	1.7	1.5	3.0	2.7
50~65 岁	1.7	1.5	3.0	2.7
66~80 岁	1.7	1.5	3.0	2.7
80 岁以上	1.7	1.5	3.0	2.7
孕妇(早)	—	+0.2[4]	—	+0.3
孕妇(中)	—	+0.2	—	+0.3
孕妇(晚)	—	+0.2	—	+0.3
乳母	—	+0.6	—	+1.1

注1：温和气候条件下，轻体力活动水平。如果在高温或进行中等以上身体活动时，应适当增加水摄入量。

注2：总摄入量包括食物中的水以及饮水中的水。

注3：未制定参考值者用"—"表示。

注4："+"表示在同龄人群参考值基础上额外增加量。

表 14   **中国成人其他膳食成分特定建议值(SPL)和可耐受最高摄入量(UL)**

其他膳食成分 Dietary composition	SPL	UL
膳食纤维/(g/d)	25(AI)	—[1]
植物甾醇/(g/d)	0.9	2.4
植物甾醇脂/(g/d)	1.5	3.9
番茄红素/(mg/d)	18	70
叶黄素/(mg/d)	10	40
原花青素/(mg/d)	—	800

续表

其他膳食成分 Dietary composition	SPL	UL
大豆异黄酮[2]/（mg/d）	55	120
花色苷/（mg/d）	50	—
氨基葡萄糖/（mg/d）	1000	—
硫酸或盐酸氨基葡萄糖/（mg/d）	1500	—
姜黄素/（mg/d）	—	720

注 1：未制定参考值者用"—"表示。

注 2：指绝经后妇女。本标准数据不区分各年龄段成年人。

附录 2　部分营养素的食物来源

使用说明：

一、有关食物的可食部和营养素含量单位

天然食物往往不能全部被人食用，其中含有不可食用的部分，比如皮、核、骨、刺、老叶、根等部分，要在烹调食用之前去除，它们称为食物的"废弃部分"。余下可以直接食用的部分，称为"可食部分"。食物成分表中的数据，均指 100 克去除废弃部分的可食部中所含的营养素含量。比如说，鸡蛋壳不是食用部分，若一个鸡蛋的总重量是 60 克，它的蛋壳重 7 克，那么它的可食部重量就是 53 克，可食部比例是 88.3%。表格中所列出的 100 克鸡蛋可食部中的营养素，实际上是 1.88 个鸡蛋(1 只 60 克重)中所含的营养素。

各营养素的含量单位不一样。能量(热量)的单位是"千卡"或"千焦耳"，1 千卡 = 4.18 千焦耳。蛋白质、脂肪、碳水化合物等成分的单位是克，维生素和矿物质的含量单位是毫克或微克。1 克 = 1000 毫克，1 毫克 = 1000 微克。

二、有关营养素密度和能量密度

本书和其他提供营养素含量的书籍不同，在表中列出的营养素来源当中，不仅提供了 100 克可食部食品中的各种营养素含量，而且进行了营养素密度和能量密度的计算。这是因为在含有某种营养素的同时，食物还含有能量营养素。如果选择不当，可能会在补充营养素的同时，引入了过多的脂肪、淀粉和糖，可能不利于预防肥胖。

所谓营养素密度，意思是单位能量(热量，卡路里)中所含的某种微量营养素的数量。健康膳食的核心，就是在保证营养全面的同时切实提升营养素密度。正因如此，本表格的数据按照各类食物中"100kcal 中所含的营养素"进行

排序，而不是按照 100 克食物重量中的营养素含量进行排序。

如果读者需要控制体重，则应在表格中关注第三栏"100kcal 中所含的营养素"，选择能量密度较低、营养素密度较高的食物，这就意味着，在获得较多营养素的同时，不会引入过多的能量（热量、卡路里），在达到补充营养素效果的同时不会促进肥胖。如因为口味喜好而选择其中能量较高的食材，则应注意烹调时采用少油烹调方法，降低成品菜肴的能量，也有利预防发胖。

三、有关食物营养的摄入量和实际吸收利用率

选择补营养食物的时候，还要考虑这种食物能不能买到，能吃进去多少，在人体中的利用率有多高。比如说，野菜中的钙含量比较高，但其中含有妨碍钙吸收的草酸等成分，需要经过焯水之后再吃，否则对补钙没有意义，甚至是负面作用。比如说，按 100 克计算，干紫菜的含铁量比较高，但不可能每天吃大量紫菜，通常也就吃一两克而已，而且紫菜中的铁并不是血红素铁，还有大量可溶性膳食纤维阻碍铁的吸收，所以吃紫菜对日常补铁并不能起到很大作用。

四、有关加工食品的营养素含量

对加工食品来说，由于加工中进行各种处理以上添加各种成分会影响到食物的脂肪、蛋白质、碳水化合物等成分的含量，凡是超市销售的带包装食品，包装袋上都有"营养成分表"一项，其中说明了该产品的具体所含蛋白质和能量（热量）的数值，消费者可以直接获得相关信息，而无需查询食物成分表。

然而，按我国法规，营养成分表并未强制标出各种维生素的数量，以及除了钠之外的其他矿物质营养素含量，不标注不等于不存在这些营养素。例如，牛奶是富含钙的食物，即便产品包装上的营养成分表中没有注明钙的含量，也不代表这个产品不含有钙。实际上，奶制品中钙的含量与其蛋白质含量通常成正比，消费者直接选择蛋白质含量高的产品，即可获得较多的钙。

五、本书的食物营养数据来源

以下表格中列出了蛋白质、钙、铁、维生素 B_1、维生素 B_2 和叶酸等孕期

和哺乳期需要特别关注的营养素食物来源。其中绝大多数数据来自《中国食物成分表（第二版）》和《中国食物成分表 2004》，有星号标记的食物数据来自美国农业部食物营养数据库。

　　由于烹调加工处理会极大地影响到食物的营养素保存率，所以本书中所选食物绝大部分为食材原料的营养素含量，而不是经过烹调加工的食品。

表 1　　　　　　　　　　　蛋白质的各类食物来源

类别	食物名称	100g 可食部中含蛋白质（g）	100g 可食部中含能量（kcal）	100kcal 食物中含蛋白质（g）	100kcal 相当食物重量（g）
畜肉	牛里脊	22.2	107	20.7	93.5
	羊后腿肉	19.5	110	17.7	90.9
	猪肾（腰子）	15.4	96	16.0	104.2
	牛腩	18.6	123	15.1	81.3
	猪肝	19.3	129	15.0	77.5
	猪肉（纯瘦）	20.3	143	14.2	69.9
	肥瘦羊肉	19.0	203	9.4	49.3
	牛舌	17.0	196	8.7	51.0
	猪小排	16.7	278	6.0	36.0
禽肉	鹌鹑肉（整只）	20.2	110	18.4	90.9
	鸡胗	19.2	118	16.3	84.7
	鸡胸肉	19.4	133	14.6	75.2
	鸡肉（平均）	19.3	167	11.6	59.9
	鸭肝	14.5	128	11.3	78.1
	鸡翅	17.4	194	9.0	51.5
	鸡腿	16.0	181	8.8	55.2
	鹅肉（整只）	17.9	251	7.1	39.8
	鸭肉（平均）	15.5	240	6.5	41.7
蛋类	鸡蛋（平均）	13.3	144	9.2	69.4
	鹌鹑蛋	12.8	160	8.0	62.5

续表

类别	食物名称	100g 可食部中含蛋白质（g）	100g 可食部中含能量（kcal）	100kcal 食物中含蛋白质（g）	100kcal 相当食物重量（g）
蛋类	鸭蛋	12.6	180	7.0	55.6
	鹅蛋	11.1	196	5.7	51.0
奶类	全脂牛奶（脂肪3.1%，碳水化合物4.8%）	3.1	60	5.2	166.7
	全脂酸奶（脂肪3.0%，碳水化合物11.0%）	2.5	81	3.1	123.5
水产类	海米（干虾仁）	43.7	198	22.1	50.5
	干贝（扇贝干）	55.6	264	21.1	37.9
	黄鳝	18.0	89	20.2	112.4
	河蚌	10.9	54	20.2	185.2
	对虾	18.6	93	20.0	107.5
	河虾	16.4	87	18.9	114.9
	鲈鱼	18.6	105	17.7	95.2
	鲅鱼（马鲛鱼）	21.2	121	17.5	82.6
	河蟹	17.5	103	17.0	97.1
	蛤蜊（平均）	10.1	62	16.3	161.3
	蓝鳍金枪鱼 *	23.3	144	16.2	69.4
	鲫鱼	17.1	108	15.8	92.6
	鱼片干	46.1	303	15.2	33.0
	鲍鱼	12.6	84	15.0	119.0
	草鱼	16.6	113	14.7	88.5
	带鱼	17.7	127	13.9	78.7
	大西洋三文鱼（养殖） *	20.4	208	9.8	48.1
	牡蛎（海蛎子）	5.3	73	7.3	137.0

续表

类别	食物名称	100g 可食部中含蛋白质(g)	100g 可食部中含能量(kcal)	100kcal 食物中含蛋白质(g)	100kcal 相当食物重量(g)
大豆和豆制品	北豆腐(卤水豆腐)	12.2	99	**12.3**	101.0
	南豆腐(石膏豆腐)	6.2	57	**10.9**	175.4
	豆腐丝	21.5	203	**10.6**	49.3
	香豆腐干	15.8	152	**10.4**	65.8
	内酯豆腐	5.0	50	**10.0**	200.0
	腐竹	44.6	461	**9.7**	21.7
	豆腐千张(百页)	24.5	262	**9.4**	38.2
	黄大豆	35.0	390	**9.0**	25.6
	素鸡	16.5	194	**8.5**	51.5
坚果和油籽	南瓜子仁	33.2	576	**5.8**	17.4
	花生仁(生)	24.8	574	**4.3**	17.4
	葵花籽仁(生)	23.9	609	**3.9**	16.4
	杏仁	22.5	578	**3.9**	17.3
	*巴旦木	21.4	590	**3.6**	16.9
	榛子(干)	20.0	561	**3.6**	17.8
	白芝麻	18.4	536	**3.4**	18.7
	腰果	17.3	559	**3.1**	17.9
	核桃(干)	14.9	646	**2.3**	15.5
含淀粉食材	小麦胚粉	36.4	403	**9.0**	24.8
	干扁豆	25.3	339	**7.5**	29.5
	花芸豆	22.5	341	**6.6**	29.3
	绿豆	21.6	329	**6.6**	30.4

续表

类别	食物名称	100g 可食部中含蛋白质(g)	100g 可食部中含能量(kcal)	100kcal 食物中含蛋白质(g)	100kcal 相当食物重量(g)
含淀粉食材	红小豆	20.2	324	**6.2**	30.9
	莲子(干)	17.2	350	**4.9**	28.6
	老菱角	4.5	101	**4.5**	99.0
	小麦	11.9	339	**3.5**	29.5
	薏米	12.8	361	**3.5**	27.7
	莜麦面	12.2	376	**3.2**	26.6
	苦荞麦粉	9.7	316	**3.1**	31.6
	山药干	9.4	327	**2.9**	30.6
	马铃薯	2.0	77	**2.6**	129.9
	稻米	7.4	347	**2.1**	28.8

注1：膳食中的优质蛋白质来源于蛋类、奶类、肉类、水产和大豆制品。

注2：坚果、油籽和粮食类虽然含有蛋白质，但蛋白质的质量不够理想，不属于优质蛋白质。尽管如此，因为我国居民主食摄入量大，粮食类的蛋白质仍然在膳食中占到一半左右的供应量，起到重要作用。

注3："100kcal 食物中含蛋白质(g)"表示吃同样多的 100 卡能量时，能得到多少蛋白质。这一栏的数值越大，说明这种食物供应蛋白质的效果好，而所含能量又不太高。

注4："100kcal 相当食物重量(g)"表示要吃到 100 千卡的能量，需要吃多少这种食物。这一栏的数值越小，说明食物的能量密度越高，稍不小心多吃几口就可能带来过多的能量，多吃不利于预防肥胖。

表 2　　　　　　　　　　　　　　钙的各类食物来源

食物类别	食物名称	100g 可食部中的钙含量(mg)	100g 可食部中的热量	100kcal 食物中含钙(mg)	100kcal 相当食物重量(g)
奶类	脱脂牛奶	75	33	**227**	303
	硬质奶酪	731	411	**178**	24
	全脂牛奶	104	60	**173**	167

续表

食物类别	食物名称	100g 可食部中的钙含量(mg)	100g 可食部中的热量	100kcal 食物中含钙(mg)	100kcal 相当食物重量(g)
奶　类	全脂奶粉	750	504	**149**	20
	全脂甜炼乳	334	380	**88**	26
	果粒酸奶	61	97	**63**	103
蛋类	毛蛋(未孵出的鸡胚)	204	176	**116**	57
豆制品	豆奶粉(维维)	635	419	**152**	24
	南豆腐(石膏豆腐)	113	84	**135**	119
	豆腐千张(百页)	313	262	**119**	38
	豆腐丝	204	203	**100**	49
	北豆腐(卤水豆腐)	105	111	**95**	90
	豆腐干	352	414	**85**	24
	鹰嘴豆	150	316	**47**	32
	内酯豆腐	17	50	**34**	200
蔬菜类	油菜	148	10	**1480**	1000
	番杏(野菠菜)	136	10	**1360**	1000
	小白菜	117	10	**1170**	1000
	空心菜	115	11	**1045**	909
	芥蓝*	121	16	**756**	625
	乌菜(塌棵菜)	186	28	**664**	357
	苜蓿尖(金花菜)	112	39	**287**	256
水产类	海参(水浸)	240	25	**960**	400
	虾皮	991	153	**648**	65
	河蚌	248	54	**459**	185
	草虾(塘水虾)	403	96	**420**	104
	河虾	325	87	**374**	115
	蟹肉	231	62	**373**	161
	蛏子	134	40	**335**	250

续表

食物类别	食物名称	100g 可食部中的钙含量（mg）	100g 可食部中的热量	100kcal 食物中含钙（mg）	100kcal 相当食物重量（g）
水产类	杂色蛤	177	53	**334**	189
	鲍鱼（杂色鲍）	266	84	**317**	119
	泥鳅	299	96	**311**	104
	丁香鱼干	590	196	**301**	51
	海米（干虾仁）	555	198	**280**	51
	沙丁鱼	184	89	**207**	112
	黑鱼（乌鳢）	152	85	**179**	118
	黑鲷鱼	186	106	**175**	94
	鲈鱼	138	105	**131**	95
坚果和油籽类	白芝麻	620	536	**116**	19
调味品	芝麻酱	1170	630	**186**	16

注 1：含能量 100kcal（418kJ）的食物中所含的钙元素数量，代表这种食物的钙营养素密度。营养素密度较高，意味着摄入同样多的钙元素时，一同摄入的能量较少，在补充这种营养素的同时，不会吃进去过多的卡路里，从而有利预防肥胖。下同。

注 2：钙的主要来源是奶类、豆制品和绿叶蔬菜，以及部分水产品。肉类、水果类和谷类含钙较低，不是钙的主要食物来源，故未列入。

注 3：植物性食品中的钙利用率还与其中所含的草酸和植酸含量，以及维生素 C 和维生素 K 的含量有关。

表 3　　　　　　　　铁的各类食物来源

食物类别	食物名称	100g 可食部中的铁含量（mg）	100g 可食部中的热量	100kcal 食物中含铁（mg）	100kcal 相当食物重量（g）
肉类	猪血	8.7	55	**15.8**	181.8
	猪肝	22.6	129	**17.5**	77.5
	猪脾	11.3	94	**12.0**	106.4
	猪肾（腰子）	6.1	96	**6.4**	104.2

续表

食物类别	食物名称	100g 可食部中的铁含量（mg）	100g 可食部中的热量	100kcal 食物中含铁（mg）	100kcal 相当食物重量（g）
肉类	猪心	4.3	76	5.7	131.6
	猪肉（瘦）	3.0	143	2.1	69.9
	牛心	5.9	106	5.6	94.3
	牛后腱肉	4.2	98	4.3	102.0
	牛腩（腑肋）	2.7	123	2.2	81.3
	牛舌	3.1	196	1.6	51.0
	羊肾	5.8	96	6.0	104.2
	羊肝	7.5	134	5.6	74.6
	羊肉（瘦）	3.9	118	3.3	84.7
	驴肉（瘦）	4.3	116	3.7	86.2
	鸡血	25.0	49	51.0	204.1
	鸡肝	12.0	121	9.9	82.6
	鸡胗	4.4	118	3.7	84.7
	鸡心	4.7	172	2.7	58.1
	乌鸡	2.3	111	2.1	90.1
	鸭血	30.5	108	28.2	92.6
	鸭肝	23.1	128	18.0	78.1
	鸭肉（平均）	4.1	90	4.6	111.1
	鹅肝	7.8	129	6.0	77.5
	鹅肉（平均）	3.8	251	1.5	39.8
	鹌鹑肉	2.3	110	2.1	90.9
	鸽肉	3.8	201	1.9	49.8
水产类	蛏子	33.6	40	84.0	250.0
	河蚌	26.6	54	49.3	185.2
	田螺	19.7	60	32.8	166.7
	河蚬（蚬子）	11.4	47	24.3	212.8

续表

食物类别	食物名称	100g 可食部中的铁含量(mg)	100g 可食部中的热量	100kcal 食物中含铁(mg)	100kcal 相当食物重量(g)
水产类	蛤蜊(平均)	10.9	62	17.6	161.3
	江虾(沼虾)	8.8	87	10.1	114.9
	扇贝(鲜)	7.2	77	9.4	129.9
	海蜇头	5.1	74	6.9	135.1
	海米(虾仁)	11.0	198	5.6	50.5
	河虾	4.0	87	4.6	114.9
	黄颡鱼	6.4	124	5.2	80.6
	海虾	3.0	79	3.8	126.6
	泥鳅	2.9	96	3.0	104.2
	河蟹	2.9	103	2.8	97.1
	黄鳝	2.5	89	2.8	112.4
	丁香鱼干	4.3	196	2.2	51.0
蛋类	鸡蛋黄	6.5	328	2.0	30.5
	乌鸡蛋(绿皮)	3.8	170	2.2	58.8
	鹌鹑蛋	3.2	160	2.0	62.5
	鸡蛋(红皮)	2.3	156	1.5	64.1
	鸭蛋黄	4.9	378	1.3	26.5
大豆和豆制品	豆腐丝	9.1	203	4.5	49.3
	豆腐干(酱油干)	5.9	157	3.8	63.7
	腐竹	16.5	461	3.6	21.7
	豆腐皮	13.9	410	3.4	24.4
	北豆腐	2.5	99	2.5	101.0
	黄大豆	8.2	390	2.1	25.6
	黑大豆	7.0	401	1.7	24.9
淀粉类食物	扁豆	19.2	339	5.7	29.5

续表

食物类别	食物名称	100g可食部中的铁含量（mg）	100g可食部中的热量	100kcal食物中含铁（mg）	100kcal相当食物重量（g）
淀粉类食物	莜麦面	13.6	376	3.6	26.6
	红小豆	7.4	324	2.3	30.9
	绿豆	6.5	329	2.0	30.4
	荞麦	6.2	337	1.8	29.7
	百合干	5.9	346	1.7	28.9
	大黄米	5.7	356	1.6	28.1
	红芸豆	5.4	331	1.6	30.2
	小米	5.1	361	1.4	27.7
坚果和油籽	胡麻子	19.7	450	4.4	22.2
	黑芝麻	22.7	559	4.1	17.9
	白芝麻	14.1	536	2.6	18.7
	炒南瓜子	6.5	582	1.1	17.2
	榛子（干）	6.4	561	1.1	17.8
	松子仁（生）	5.9	665	0.9	15.0
	葵花籽仁（生）	5.7	609	0.9	16.4
水果和水果干	桑葚干	42.5	298	14.3	33.6
	沙棘（鲜）	8.8	120	7.3	83.3
	草莓	1.8	32	5.6	312.5
	刺梨	2.9	63	4.6	158.7
	杨梅	1.0	30	3.3	333.3
	金橘	1.0	35	2.9	285.7
	葡萄干	9.1	344	2.6	29.1
	黑加仑（黑醋栗）	1.5	63	2.4	158.7
	酸枣（干）	6.6	300	2.2	33.3
	黑枣（有核）	3.7	247	1.5	40.5
	桂圆肉（干）	3.9	317	1.2	31.5

续表

食物类别	食物名称	100g 可食部中的铁含量(mg)	100g 可食部中的热量	100kcal 食物中含铁(mg)	100kcal 相当食物重量(g)
水果和水果干	柿饼	2.7	255	**1.1**	39.2
	枣(鲜)	1.2	125	**1.0**	80.0
蔬菜类	小油菜	3.9	12	**32.5**	833.3
	紫菜(干)	54.9	250	**22.0**	40.0
	木耳(水发)	5.5	27	**20.4**	370.4
	绿苋菜	5.4	30	**18.0**	333.3
	荠菜	5.4	31	**17.4**	322.6
	苜蓿芽	9.7	64	**15.2**	156.3
	榛蘑(水发)	7.4	53	**14.0**	188.7
	芥菜(雪里蕻)	3.2	27	**11.9**	370.4
	油菜薹(菜心)	2.8	24	**11.7**	416.7
	莼菜	2.4	21	**11.4**	476.2
	小白菜	1.9	17	**11.2**	588.2
	豌豆苗	4.2	38	**11.1**	263.2
	乌塌菜(塌棵菜)	3.0	28	**10.7**	357.1
	茼蒿	2.5	24	**10.4**	416.7
	菠菜	2.9	28	**10.4**	357.1
	蕨菜(鲜)	4.2	42	**10.0**	238.1
	芥蓝	2.0	22	**9.1**	454.5
	香椿芽	3.9	50	**7.8**	200.0
	芦笋	1.4	22	**6.4**	454.5
	红菜薹	2.5	43	**5.8**	232.6
	甘薯叶	3.4	60	**5.7**	166.7
	韭菜	1.6	29	**5.5**	344.8
	四季豆(豆角)	1.5	31	**4.8**	322.6
	扁豆	1.9	41	**4.6**	243.9

续表

食物类别	食物名称	100g 可食部中的铁含量（mg）	100g 可食部中的热量	100kcal 食物中含铁（mg）	100kcal 相当食物重量（g）
蔬菜类	黄花菜	8.1	214	**3.8**	46.7
	嫩蚕豆	3.5	111	**3.2**	90.1
	毛豆	3.5	131	**2.7**	76.3

注 1：血红素铁是指从肉类或动物内脏中获得的铁，和人体所需的铁元素状态一样，吸收利用率远远高于非血红素铁，而且其生物利用率不会受到草酸、植酸、单宁之类膳食因素的影响。

注 2：所有肉类都含有血红素铁，表中未列出的肉类品种并非不含有血红素铁，只是其数据不详，或在同类食物中排名较为靠后。

注 3：野生水果普遍铁含量高于栽培水果，但因其产量较小，口味酸涩，食用量受到限制，实际在日常生活中的作用不及栽培水果。

注 4：植物性食品中铁的利用率不仅取决于铁的含量，还与草酸、植酸、单宁等妨碍铁吸收利用的物质以及维生素 C、有机酸等促进铁利用的物质含量密切相关。同时，还和人体的消化吸收能力关系很大。所以，铁含量最高的食物不等于一定有最大的补铁作用。如果以植物性食物为主，那么膳食中铁的供应总量必须明显超过推荐数量，而且要保证消化吸收功能正常，才能有效预防缺铁性贫血。

表 4　　　　　　　　　　　**维生素 B$_1$ 的各类食物来源**

食物类别	食物名称	100g 可食部中的 VB$_1$ 含量（mg）	100g 可食部中的热量	100kcal 食物中含 VB$_1$（mg）	100kcal 相当食物重量（g）
淀粉类食物	小麦胚粉	3.50	403	**0.87**	24.8
	芡实（鲜）	0.40	145	**0.28**	69.0
	燕麦 *	0.76	389	**0.20**	25.7
	全小麦粉 *	0.50	340	**0.15**	29.4
	干豌豆	0.49	334	**0.15**	29.9
	大麦	0.43	327	**0.13**	30.6
	马铃薯（生）	0.10	79	**0.13**	126.6
	花芸豆	0.37	341	**0.11**	29.3

续表

食物类别	食物名称	100g 可食部中的 VB₁ 含量(mg)	100g 可食部中的热量	100kcal 食物中含 VB₁ (mg)	100kcal 相当食物重量(g)
淀粉类食物	藜麦	0.36	368	**0.10**	27.2
	莜麦面	0.39	376	**0.10**	26.6
	黑米	0.33	341	**0.10**	29.3
	苦荞麦粉	0.32	316	**0.10**	31.6
	小米	0.33	361	**0.09**	27.7
	血糯米	0.31	346	**0.09**	28.9
大豆和豆制品	黄大豆	0.41	390	**0.11**	25.6
	纳豆 *	0.16	211	**0.08**	47.4
蔬菜类	芦笋(紫)	0.10	18	**0.56**	555.6
	甜脆荷兰豆	0.08	17	**0.47**	588.2
	豌豆苗	0.11	26	**0.42**	384.6
	嫩豌豆	0.43	111	**0.39**	90.1
	嫩蚕豆	0.37	111	**0.33**	90.1
	鲜蘑	0.08	24	**0.33**	416.7
	油菜薹	0.08	24	**0.33**	416.7
	莴苣叶	0.06	20	**0.30**	500.0
	蒜苗	0.11	40	**0.28**	250.0
	西蓝花	0.09	36	**0.25**	277.8
	发芽豆(豆嘴)	0.30	131	**0.23**	76.3
	甘薯叶	0.13	60	**0.22**	166.7
	茴香菜	0.06	27	**0.22**	370.4
	紫皮大蒜	0.29	139	**0.21**	71.9
	菱角	0.19	101	**0.19**	99.0
	苜蓿芽(草头,金花菜)	0.10	64	**0.16**	156.3
	藕	0.09	73	**0.12**	137.0
	毛豆	0.15	131	**0.11**	76.3

续表

食物类别	食物名称	100g 可食部中的 VB$_1$ 含量(mg)	100g 可食部中的热量	100kcal 食物中含 VB$_1$ (mg)	100kcal 相当食物重量(g)
水果	小叶橘	0.25	40	**0.63**	250.0
	黄皮果	0.13	39	**0.33**	256.4
	冬枣	0.08	105	**0.08**	95.2
坚果油籽类	葵花籽(生)	1.89	615	**0.31**	16.3
	葵花籽(熟)	0.94	567	**0.17**	17.6
	花生仁(生)	0.72	574	**0.13**	17.4
	黑芝麻	0.66	559	**0.12**	17.9
	榛子(干)	0.62	561	**0.11**	17.8
	开心果(熟)	0.45	614	**0.07**	16.3
肉类	猪肉(瘦)	0.54	143	**0.38**	69.9
	猪肾	0.31	96	**0.32**	104.2
	猪肝	0.21	129	**0.16**	77.5
	猪心	0.19	119	**0.16**	84.0
	牛肾	0.24	94	**0.26**	106.4
	瘦牛肉	0.07	106	**0.07**	94.3
	牛舌	0.10	196	**0.05**	51.0
	瘦羊肉	0.15	118	**0.13**	84.7
	鸡肝	0.33	121	**0.27**	82.6
	鸡心	0.46	172	**0.27**	58.1
	鸭肝	0.26	128	**0.20**	78.1
	鸭心	0.14	143	**0.10**	69.9
	鹅肝	0.27	129	**0.21**	77.5
水产类	蓝鳍金枪鱼＊	0.24	144	**0.16**	69.4
	养殖三文鱼＊	0.21	208	**0.10**	48.1
	贻贝	0.12	80	**0.15**	125.0
	河蚬	0.08	47	**0.17**	212.8

续表

食物类别	食物名称	100g 可食部中的 VB$_1$ 含量(mg)	100g 可食部中的热量	100kcal 食物中含 VB$_1$ (mg)	100kcal 相当食物重量(g)
水产类	海蜇头	0.07	74	**0.09**	135.1
	章鱼	0.07	52	**0.13**	192.3
蛋类	鸡蛋黄	0.33	328	**0.10**	30.5
	鸭蛋黄	0.28	378	**0.07**	26.5
	酱油	0.09	55	**0.16**	181.8
	醋	0.11	114	**0.10**	87.7
	酵母(鲜)	0.09	106	**0.08**	94.3

注 1：维生素 B$_1$ 的最重要膳食来源是粮食、豆类和肉类。其中未列入表格的不等于不含有维生素 B$_1$，只是在同类食物当中排名比较靠后。

注 2：动物内脏是各种维生素含量较高的食物，但它们也同时含有较多的胆固醇和嘌呤。患有高血脂症和高尿酸血症的人应当注意控制摄入量。

表 5　　　　　　　　　　　**维生素 B$_2$ 的各类食物来源**

食物类别	食物名称	100g 可食部中的 VB$_2$ 含量(mg)	100g 可食部中的热量	100kcal 食物中含 VB$_2$ (mg)	100kcal 相当食物重量(g)
奶类	干酪	0.91	328	**0.28**	30.5
	牛奶(平均)	0.14	54	**0.26**	185.2
	奶豆腐(鲜，无糖)	0.69	305	**0.23**	32.8
	酸奶(平均)	0.15	72	**0.21**	138.9
	全脂甜炼乳	0.41	380	**0.11**	26.3
蛋类	毛蛋	0.65	176	**0.37**	56.8
	鹌鹑蛋	0.49	160	**0.31**	62.5
	鸡蛋	0.31	158	**0.20**	63.3
	鸭蛋	0.35	180	**0.19**	55.6
	鹅蛋	0.30	196	**0.15**	51.0
肉类	猪肝	2.02	126	**1.60**	79.4

续表

食物类别	食物名称	100g 可食部中的 VB₂ 含量（mg）	100g 可食部中的热量	100kcal 食物中含 VB₂（mg）	100kcal 相当食物重量（g）
肉类	猪肾（腰子）	1.18	82	**1.44**	122.0
	猪心	0.48	119	**0.40**	84.0
	猪口条	0.41	184	**0.22**	54.3
	猪肚	0.22	97	**0.23**	103.1
	猪里脊	0.20	150	**0.13**	66.7
	猪小排	0.32	351	**0.09**	28.5
	牛肝	1.30	139	**0.94**	71.9
	牛肾	0.85	94	**0.90**	106.4
	牛百叶	0.15	70	**0.21**	142.9
	牛腱子	0.13	122	**0.11**	82.0
	羊肾	2.01	96	**2.09**	104.2
	羊肝	1.75	134	**1.31**	74.6
	羊肉（上脑）	0.14	94	**0.15**	106.4
	鸡肝	1.10	121	**0.91**	82.6
	鸡心	0.26	172	**0.15**	58.1
	鸡腿	0.10	118	**0.08**	84.7
	鸭肝	1.05	128	**0.82**	78.1
	鸭心	0.87	143	**0.61**	69.9
	鸭肫	0.15	92	**0.16**	108.7
	火鸡腿	0.14	100	**0.14**	100.0
	乳鸽（整）	0.36	352	**0.10**	28.4
水产类	鳝鱼（黄鳝）	0.98	89	**1.10**	112.4
	泥鳅	0.33	96	**0.34**	104.2
	蓝鳍金枪鱼 *	0.25	144	**0.17**	69.4
	罗非鱼	0.17	98	**0.17**	102.0
	鲈鱼	0.17	105	**0.16**	95.2
	黑鱼	0.14	85	**0.16**	117.6

续表

食物类别	食物名称	100g可食部中的VB₂含量(mg)	100g可食部中的热量	100kcal食物中含VB₂(mg)	100kcal相当食物重量(g)
水产类	鲭鱼	0.47	417	**0.11**	24.0
	三文鱼	0.16	208	**0.08**	48.1
淀粉类食物	小麦胚粉	0.79	403	**0.20**	24.8
	扁豆	0.45	339	**0.13**	29.5
	藜麦*	0.32	368	**0.09**	27.2
	栗子(鲜)	0.17	189	**0.09**	52.9
	花芸豆	0.28	341	**0.08**	29.3
	带皮蚕豆	0.23	326	**0.07**	30.7
	全小麦粉*	0.16	340	**0.05**	29.4
	荞麦	0.16	337	**0.05**	29.7
	眉豆(饭豇豆)	0.18	334	**0.05**	29.9
	大麦	0.14	327	**0.04**	30.6
	薏米	0.15	361	**0.04**	27.7
	燕麦*	0.14	389	**0.04**	25.7
	紫红糯米	0.12	346	**0.03**	28.9
蔬菜类	鲜蘑	0.35	24	**1.46**	416.7
	鲜草菇	0.34	27	**1.26**	370.4
	苜蓿芽(草头,金花菜)	0.73	64	**1.14**	156.3
	乌塌菜	0.09	8	**1.13**	1250.0
	双孢蘑菇	0.27	26	**1.04**	384.6
	番杏	0.09	10	**0.90**	1000.0
	芥蓝	0.12	16	**0.75**	625.0
	平菇	0.16	24	**0.67**	416.7
	鸡毛菜	0.09	15	**0.60**	666.7
	莴笋叶	0.10	20	**0.50**	500.0
	甘薯叶	0.28	60	**0.47**	166.7
	香菇(干)	1.26	274	**0.46**	36.5

续表

食物类别	食物名称	100g 可食部中的 VB₂ 含量（mg）	100g 可食部中的热量	100kcal 食物中含 VB₂（mg）	100kcal 相当食物重量（g）
蔬菜类	小茴香	0.09	27	**0.33**	370.4
	红苋菜	0.10	35	**0.29**	285.7
	香椿	0.12	50	**0.24**	200.0
水果	人参果	0.25	87	**0.29**	114.9
	桂圆	0.14	71	**0.20**	140.8
	鳄梨	0.11	161	**0.07**	62.1
坚果和油籽类	巴旦木*	0.71	590	**0.12**	16.9
	杏仁	0.56	578	**0.10**	17.3
	胡麻子	0.28	450	**0.06**	22.2
	芝麻（白）	0.26	536	**0.05**	18.7
	葵花籽仁（生）	0.20	609	**0.03**	16.4
调味品	酵母（干）	3.35	372	**0.90**	26.9
	酱油（一级）	0.25	66	**0.38**	151.5
	辣椒粉	0.82	290	**0.28**	34.5
	豆瓣酱	0.46	181	**0.25**	55.2
	黄豆酱（大酱）	0.28	138	**0.20**	72.5
	香醋	0.13	68	**0.19**	147.1
	红腐乳	0.21	153	**0.14**	65.4
	芝麻酱	0.24	687	**0.03**	14.6

　　注 1：维生素 B₂ 广泛存在于各类食物当中，绿叶蔬菜、菌类（鲜品）、奶类、蛋类、肉类和全谷类食物是维生素 B₂ 的重要来源。表中未列出的食物亦含有维生素 B₂，只是含量较低或在同类食物中排名靠后。

　　注 2：动物内脏是各种维生素 B₂ 含量较高的食物，但它们也同时含有较多的胆固醇和嘌呤。患有高血脂症和高尿酸血症的人应当注意控制摄入量。

　　注 3：发酵调味品虽然含有较多的维生素 B₂，但它们在每日膳食中的用量较少。不能为了增加维生素而多吃咸味调味品，但可以考虑按照同样的含钠量，用发酵调味品来替换盐，这样既不会增加钠摄入，又可以得到更多的维生素。

表 6 　　　　　　　　　　　　　　叶酸的各类食物来源

类型	食物名称	100g 可食部中的叶酸含量(μg)	100g 可食部中的热量	100kcal 食物中含叶酸(μg)	100kcal 相当食物重量(g)
蔬菜	樱桃萝卜樱	122.2	9	1357.8	1111.1
	番杏(野菠菜)	116.7	10	1167.0	1000.0
	芥菜(盖菜)	101.0	9	1122.2	1111.1
	芦笋(绿)	145.5	13	1119.2	769.2
	鸡毛菜	165.8	15	1105.3	666.7
	油菜	103.9	10	1039.0	1000.0
	菠菜*	194.0	23	843.5	434.8
	奶白菜	116.8	17	687.1	588.2
	芥蓝(盖蓝)	98.7	16	616.9	625.0
	秋葵	90.9	16	568.1	625.0
	黑豆苗	140.7	25	562.8	400.0
	羽衣甘蓝	113.4	32	354.4	312.5
	豌豆苗	99.5	26	382.7	384.6
	黄豆芽#	86.0	47	183.0	212.8
豆类	黄大豆	181.1	389	46.6	25.7
油籽	熟葵花籽	304.5	567	53.7	17.6
	西瓜子	223.4	532	42.0	18.8
	南瓜子	143.8	597	24.1	16.8
动物食品	鸡肝	588.0	119	494.1	84.0
	猪肝	425.1	126	337.4	79.4
	乌鸡蛋	118.9	170	69.9	58.8
	咸鸭蛋	88.2	177	49.8	56.5
	鸡蛋(红皮)	70.7	143	49.4	69.9

　　注 1：标 * 的数据来自美国食物成分数据库，标#的数据来自研究文献，其余来自中国食物成分表 2004。注 2：绿叶蔬菜和各种动物肝脏是叶酸的最好来源，大豆、油籽和蛋类中含少量叶酸，水果、内脏以外的鱼肉类、未强化的粮食、未强化的奶类等不是叶酸的重要来源。

后 记

虽然在微信朋友圈中经常会看到有关饮食健康的内容，但是，大部分非专业人员由于缺乏相关基础知识，在让人眼花缭乱而且似是而非的健康信息面前无从辨别真伪；同时，即便了解了一些碎片化的知识，也仅限于什么能吃，什么不能吃，不知道应当如何把健康知识真正落实到餐桌上。

这本教材所包括的内容，就是家庭成员应当具备的基础营养知识，健康膳食的核心要求，以及家庭饮食中最实用的健康饮食实操方法。

第一章讲述了食物中主要营养素的生理功能，它们的作用是什么，缺乏时会出现什么问题，在哪些食物中存在，等等。由范志红、王淑颖编写。学习这一章之后，就能明白哪些营养素必须吃够，什么情况可能是缺乏什么营养成分。

第二章讲述了各类天然食物的营养价值，包括谷类、薯类、豆类和豆制品、坚果油籽、蔬菜、水果、奶类、蛋类、肉类、水产类等。由范志红、赵文祺编写。学习这一章之后，就能明白每一大类食物提供什么营养素，食物之间应当如何搭配。

第三章讲述人体生命周期的营养需要，包括健康成年人、备孕和孕期、哺乳期、婴幼儿期、学龄儿童和老年人的营养要点。由陈彩霞、李萌编写，范志红修改补充。学习这一部分之后，就能了解如何在饮食上照顾好家里的各个成员。

第四章讲授营养膳食的基本框架，介绍中国居民膳食指南的内容以及家庭营养饮食的基本原则。这一部分由赵亚楠和李萌编写，范志红修改补充。学习这一部分之后，就可以对家人的饮食进行分析，了解和健康饮食之间有什么样的差距，如何改进。

第五章是各类人群营养食谱示例，给读者展示专业人员制作出来的营养食谱，由吴佳、范志红编写。可以此为模板，经过小的修改之后，直接给有需要的家人使用。

　　第六章是健康食物选购指导，帮助读者了解如何通过看食品标签来选择更健康的食品，由李萌和郑飞飞编写，范志红修改补充。学习这部分之后，就可以知道各类食物的选购原则，避免在食品购物时买错产品，或被广告夸大宣传所忽悠误导。

　　在本书的附录中，还提供了中国居民营养素参考摄入量表（2013 版）和部分营养素的食物来源表，供读者参考使用。

　　在学习过程中，希望读者能够结合自己和家人的情况，带着问题来学习，并积极把学习到的知识用在日常生活当中，讲解给家人和亲友。

　　总之，读懂这本书之后，女性就可以初步成为自己和家人的营养管理师，能够解决大部分常见的三餐营养问题。在此基础上，如果还有较为复杂的问题，可以咨询社区的营养指导人员，社会上的注册营养师以及三甲医院营养科的营养医生。因为有了这门课程的基础，对专业人员的指导也能更好地理解和操作。

　　编者和教师们都期待着，这门课程会成为千千万万个家庭中健康饮食的开始！

范志红

2020 年 8 月